KB023146

민속한방의학으로 암치료에 쓰이는 토종 약재들

흰 오골계

보양효과가 좋으며 오골계란과 고백반을 이용하여
난반을 만들어서 각종 암과 염증 치료제로 쓰입니다.

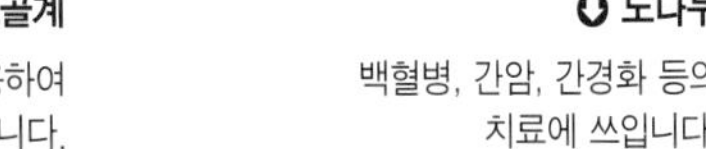

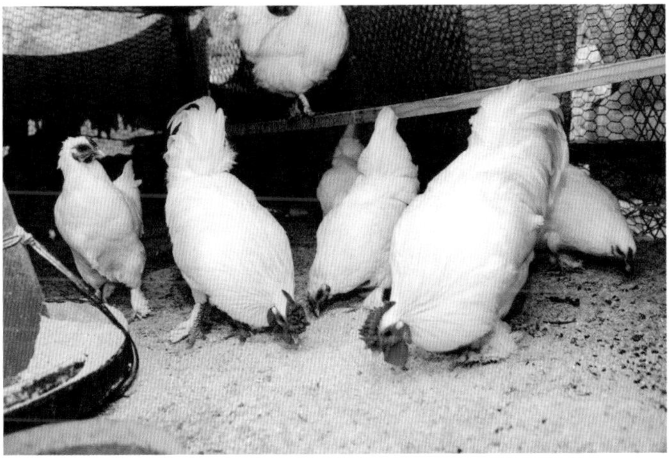

노나무

백혈병, 간암, 간경화 등의
치료에 쓰입니다.

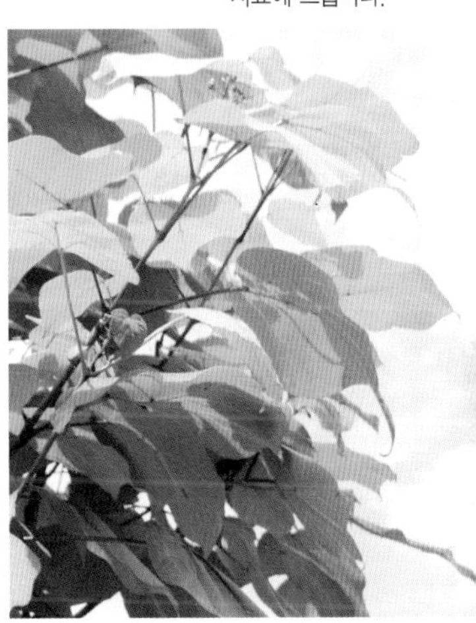

유황약오리

오리에 유황과 옻나무 껍질을 비롯한 한약재를 먹여 키운 것으로 해독기능과 보양효과가 좋습니다.

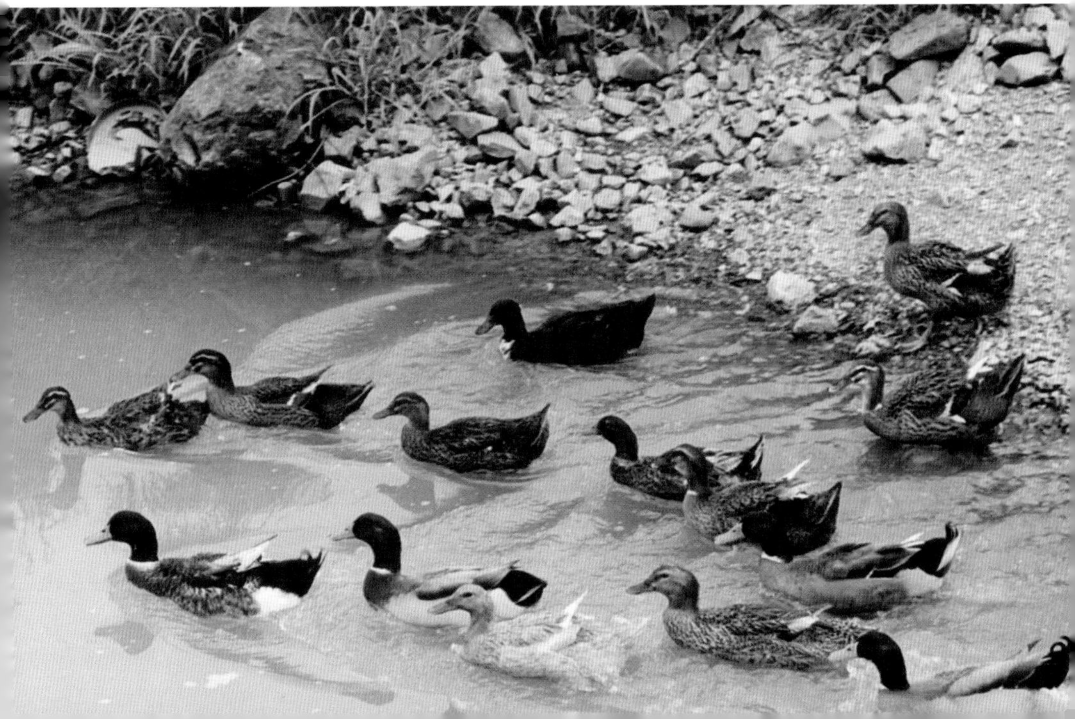

오골계란

각종 암에 치료제로 쓰이는 난반을 만드는 데 없어서는 안 될, 중요한 재료입니다.

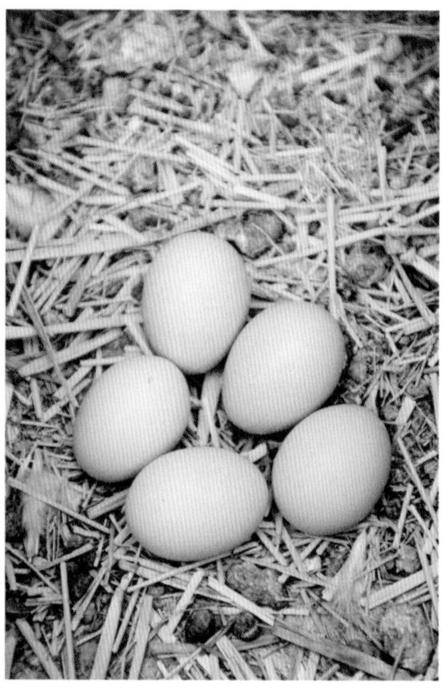

석룡자

뛰어난 보양제로 폐와 신을 보하며 암환자의 건강 회복에 효과적이고 디스크, 관절염에 좋은 약재입니다.

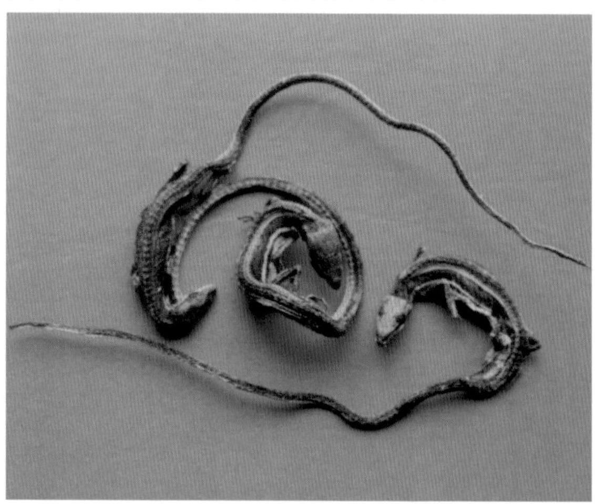

일엽초

주로 바위나 나무 위에서 자라며 독을 풀어주고, 염증을 삭이며 오줌을 잘 누게 하고 출혈을 멎게 하는 작용을 합니다.

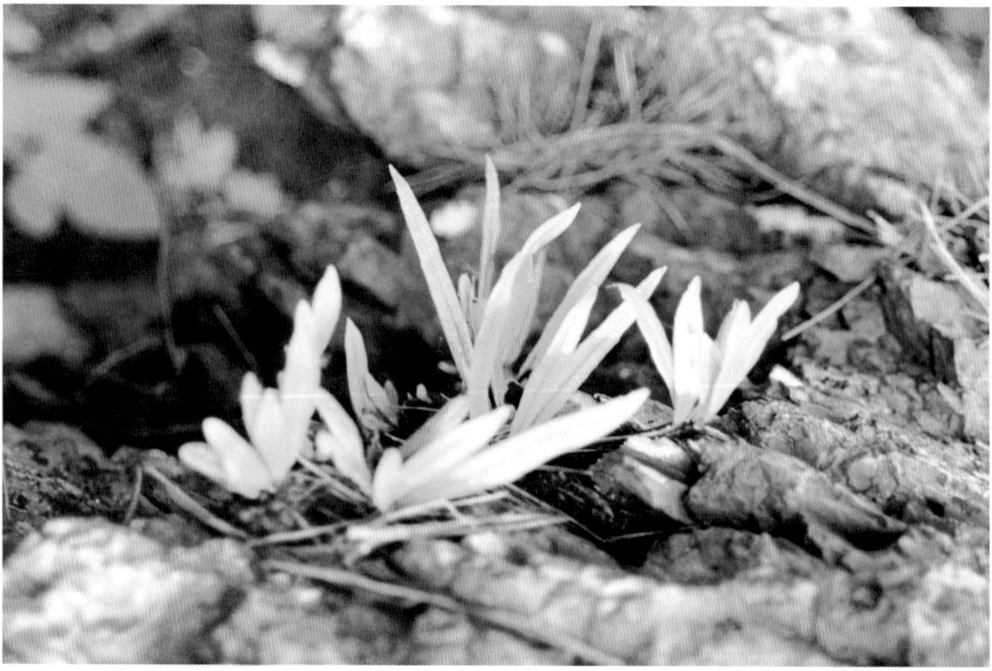

토종오이

해독력이 뛰어나 특히 화상을 입었을 때 즙을 내어 마시고 바르면 화독이 풀리며 회복이 빠릅니다.

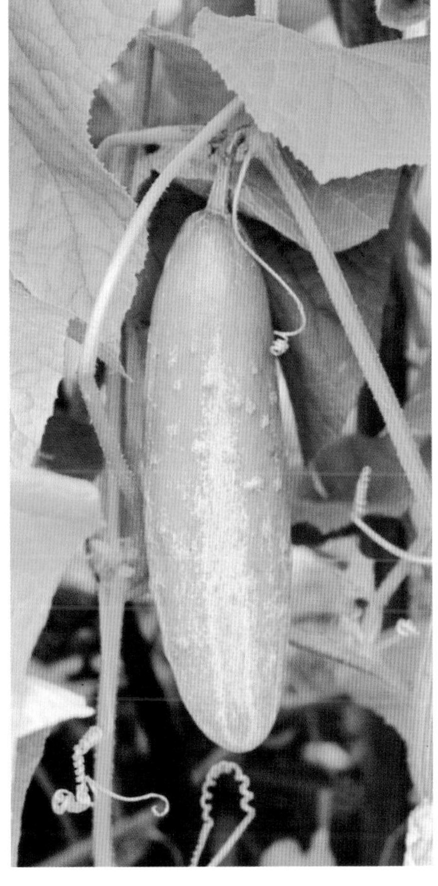

하수오

흰머리가 검어진다는 보양제로 각종 암과 중풍에 소중한 약재로 사용됩니다.

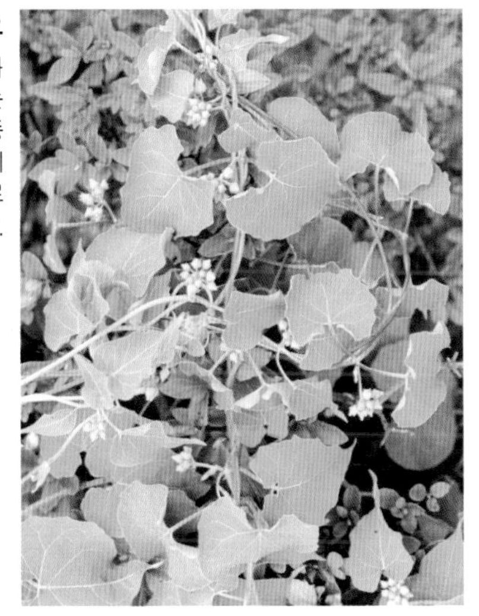

밭마늘

보양효과가 뛰어나며 항염, 항암효과가 있어서 적절히 활용하면 각종 환자의 건강회복은 물론, 일반인의 건강유지에도 효과적입니다.

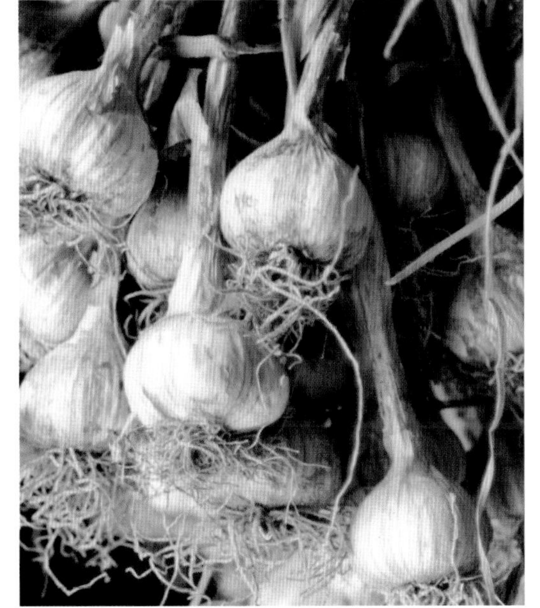

복분자

7월 중순부터 8월 초까지 열매가 익으며 보양효과가 좋습니다.

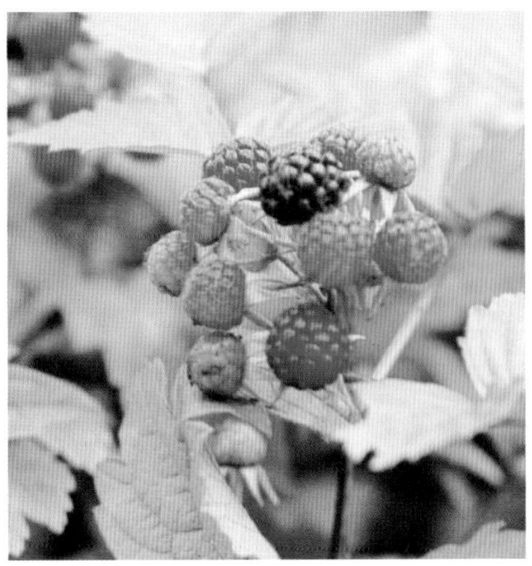

연

주로 뿌리를 식용으로 활용하며 체질을 개선하는 데 효과적입니다. 특히 피가 잘 멎지 않는 데 연뿌리 즙을 내어 마시면 좋습니다.

두릅나물

체질을 개선하고 보양효과가 있으며 주로 삶아서 활용합니다.

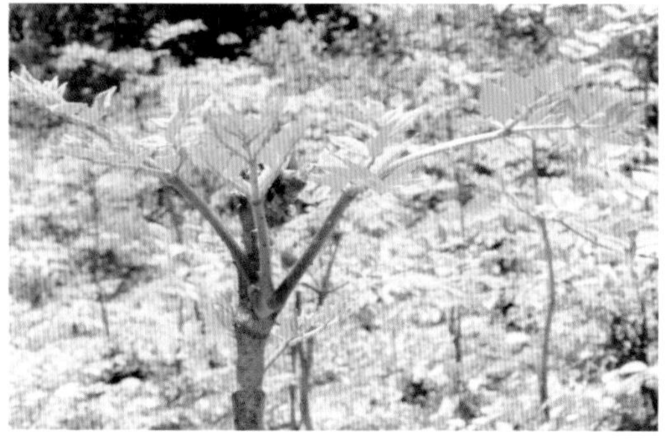

백봉숭아

주로 백봉숭아 씨앗이 약용으로 쓰이며 단단한 것을 무르게 하는 효능이 있는 것으로 알려져 있습니다. 신장결석, 요도결석 소화기 계통 종양에 사용합니다.

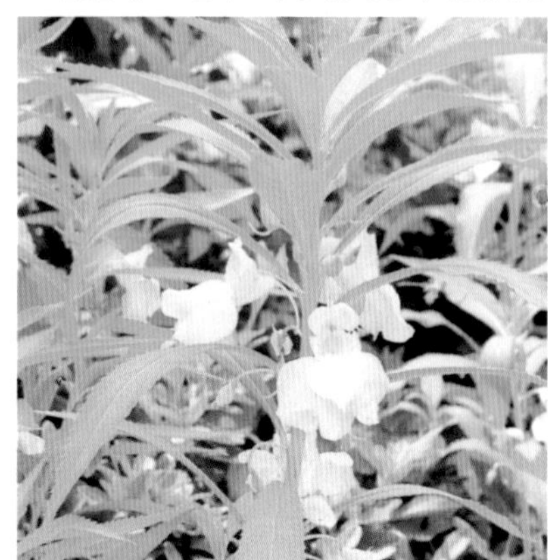

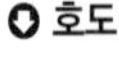

호도

쌀물에 삶아서 기름을 내어 사용하며 폐암으로 인한 기침, 폐렴, 천식 등에 효과가 좋습니다.

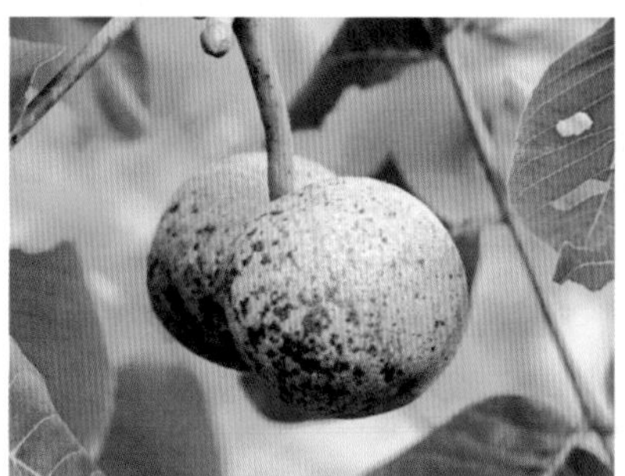

길경(도라지)

사포닌 성분이 많아서 가래를 삭이고 염증을 없애는 작용을 합니다.

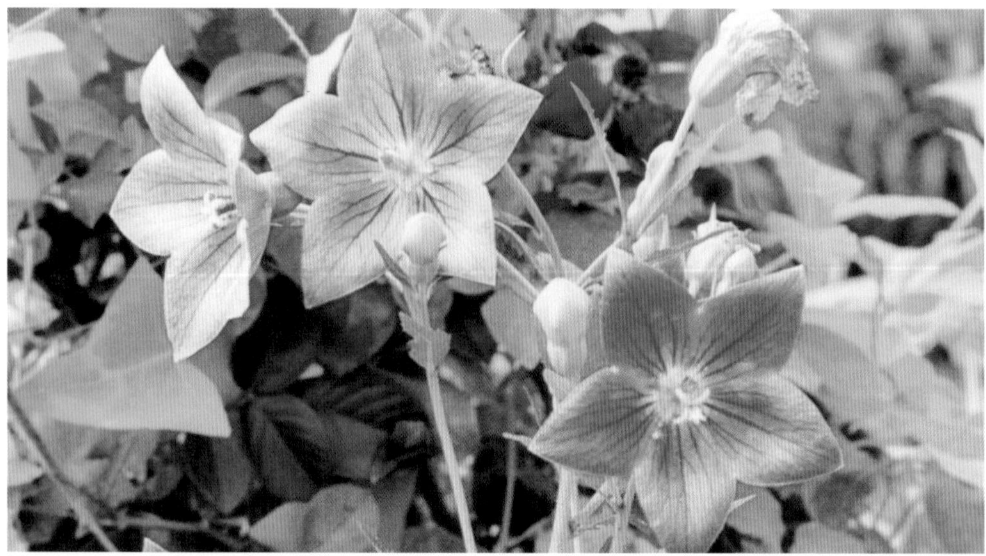

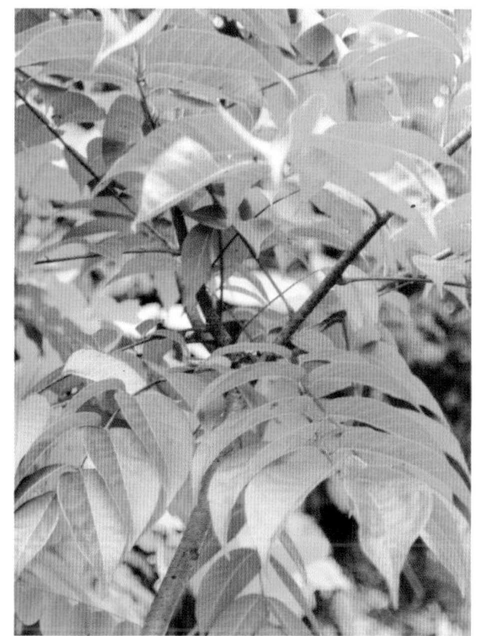

참 옻나무

뱃속이 냉한 사람에게 효과적이며 주로 옻껍질을 닭에 넣고 삶아서 먹으며 옻을 많이 타는 사람은 옻껍질을 분말하여 오리에게 먹여서 오리를 이용하면 효과적입니다.

인동꽃

면역부활작용, 억균작용, 염증없애기작용, 항암작용 등을 하는 것으로 알려져 있습니다.

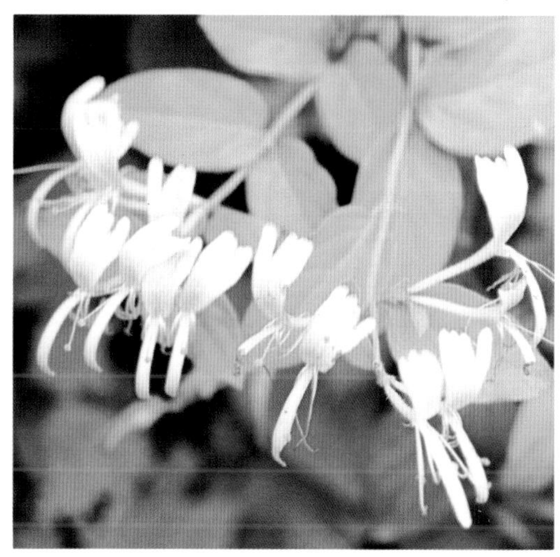

참마(산약)

신장과 방광기능 회복에 효과적이며 몸이 허약한 데 쓰입니다.

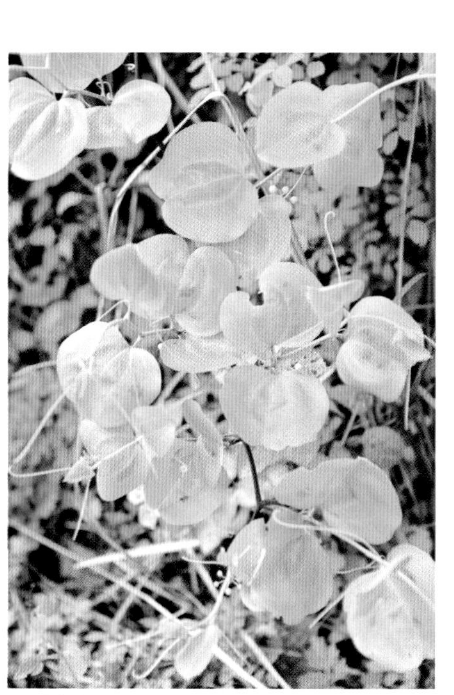

청미래덩굴

주로 뿌리를 약재로 사용합니다. 각종 독을 푸는 데 효과가 있으며 특히 간장질환에 효과가 좋습니다.

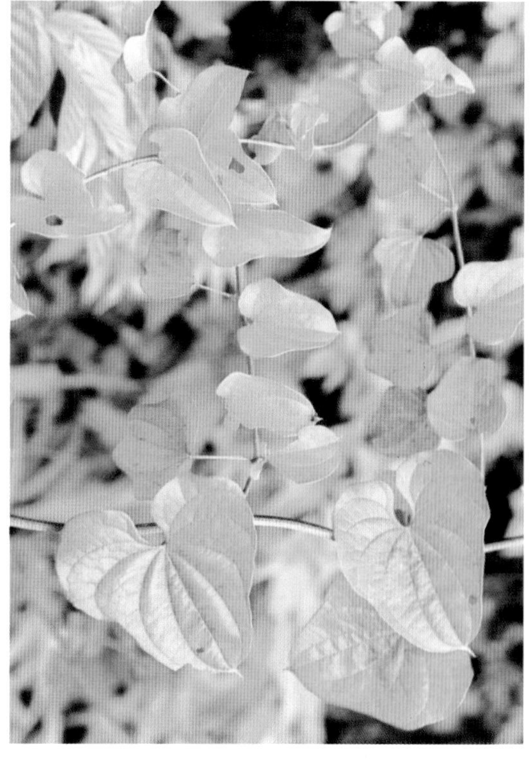

질경이

길가에서 주로 자생하며 간염, 신장염, 기침, 가래, 설사, 변비, 구토에도 쓰입니다. 씨앗은 신장, 방광계 질환에 유용하게 사용됩니다.

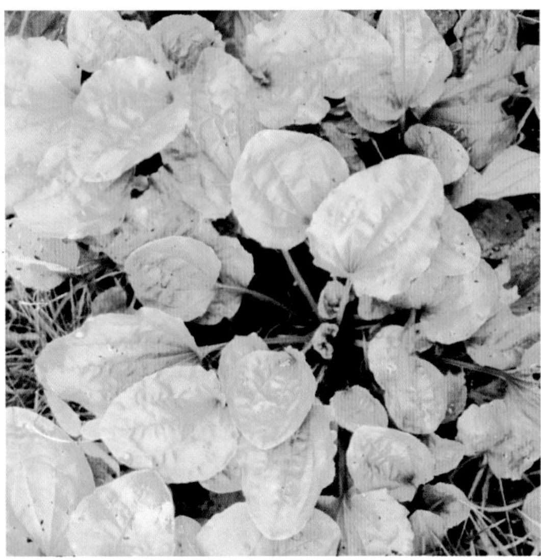

백강잠

억균작용, 항암작용을 하며 각종 암과 중풍, 관절염, 디스크 등에 쓰입니다.

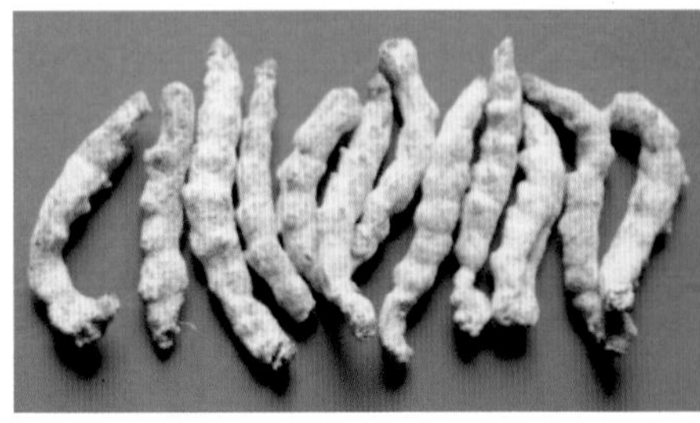

홍화씨

홍화씨는 뼈의 골절, 골다공증 등에 쓰이며 국산이 외국산에 비해 효과가 좋습니다.

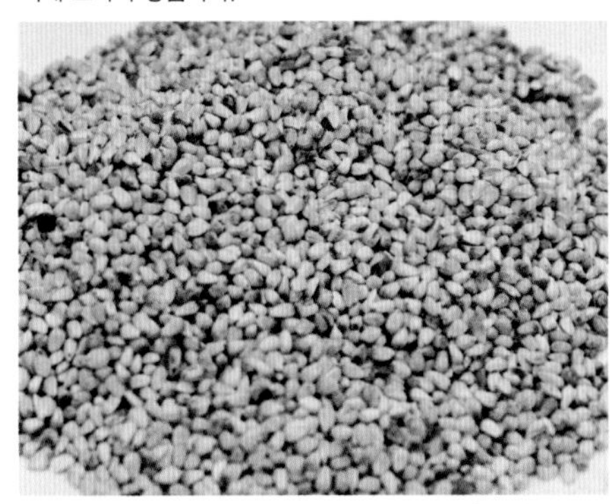

솔뿌리

어혈을 풀어주는 효능과 신경계 질환에 효과적입니다.

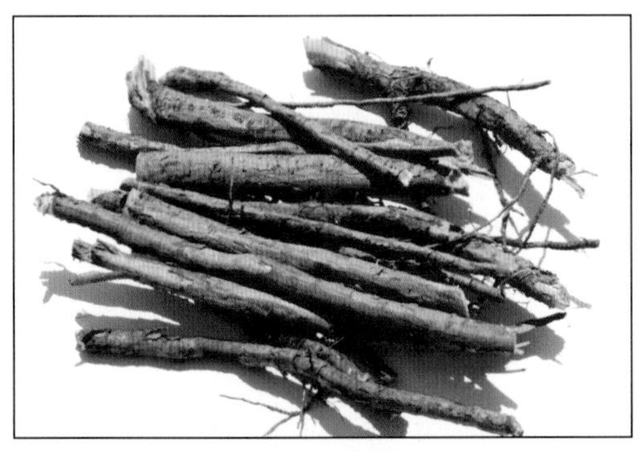

차조기

잎은 향이 좋아서 식욕을 돋우는 채소로도 사용하며 염증없애기작용과 혈액순환을 좋게 하고 소화기능을 높여줍니다.

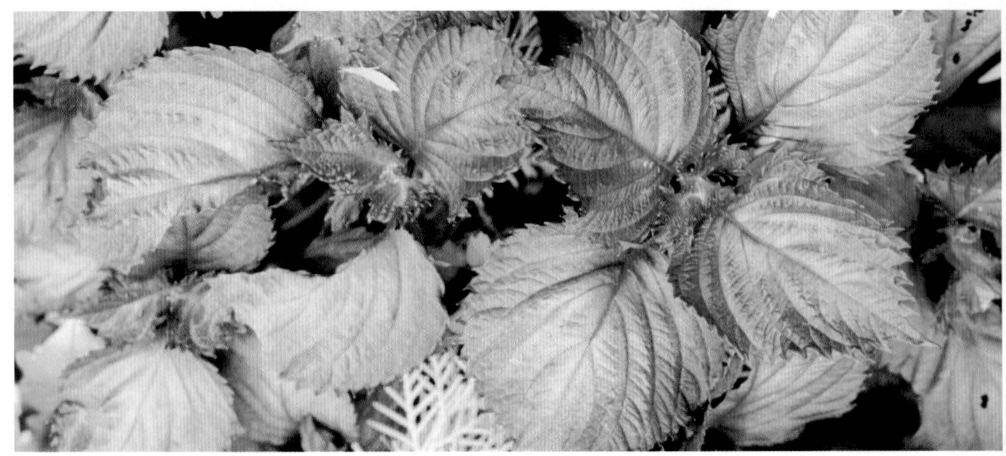

간접뜸을 뜨는 재료들

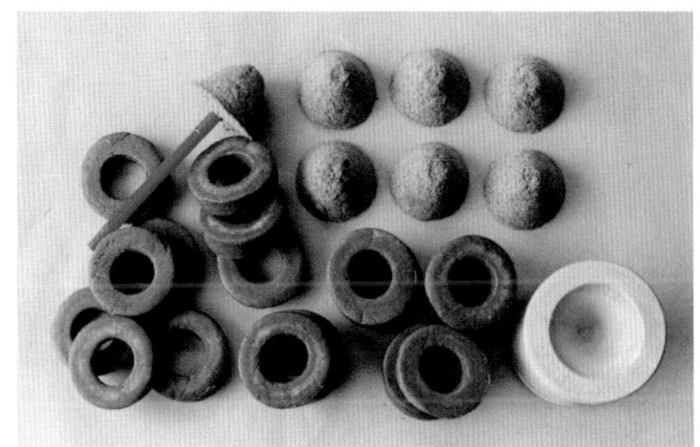

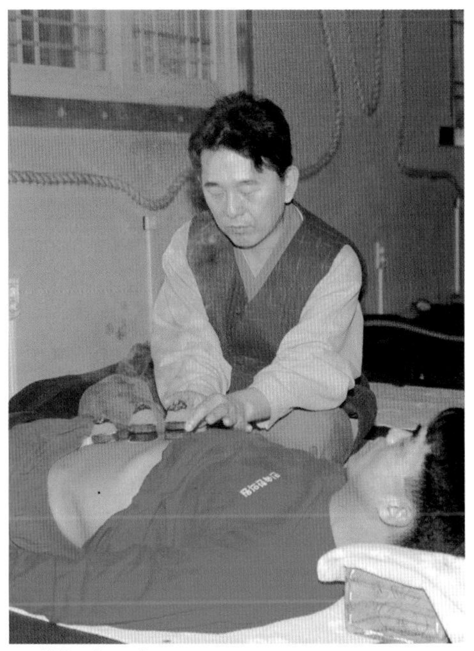

쑥뜸 뜨는 모습

쑥뜸은 몸을 따뜻하게 하고 혈액 순환을 촉진시키고
소화력을 향상시키며 체내 면역력을 높여줍니다.

전주 민속한의원

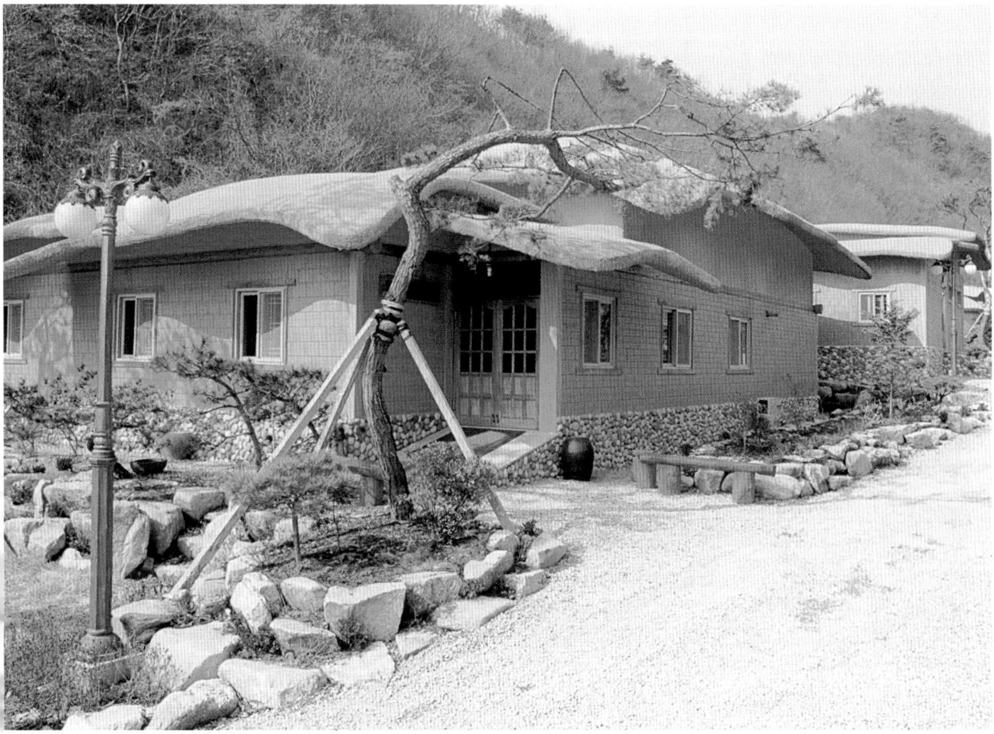

종양환자의 건강 회복 사례

35세 여자 위암 환자의 상태 비교

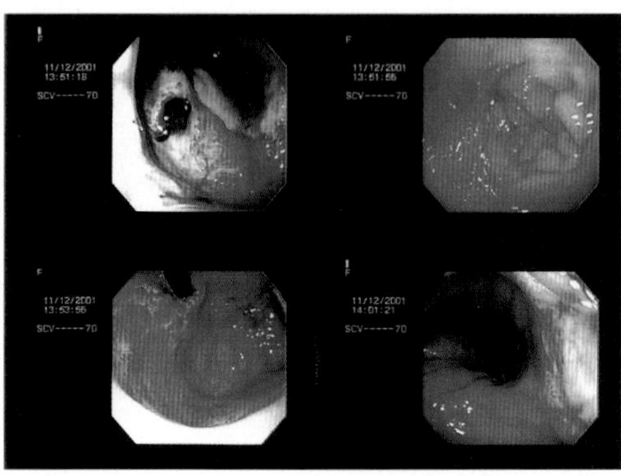

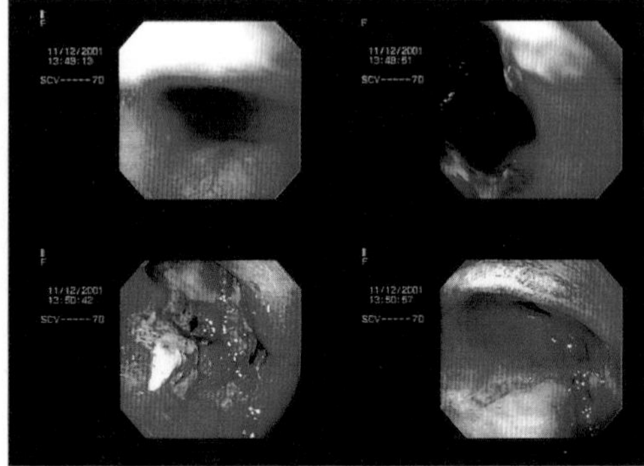

처음 위암으로 진단받았을 때(2001년 11월 12일 촬영)

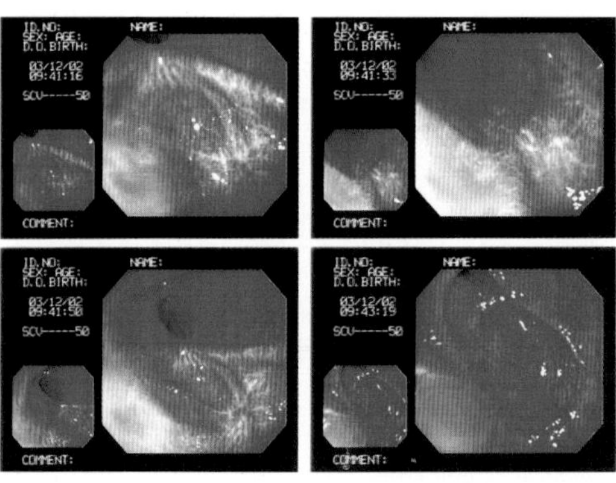

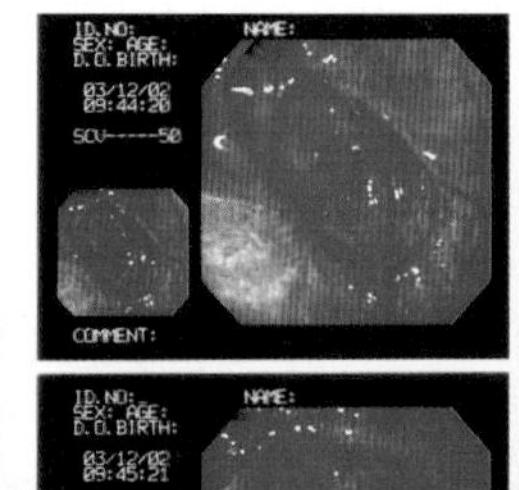

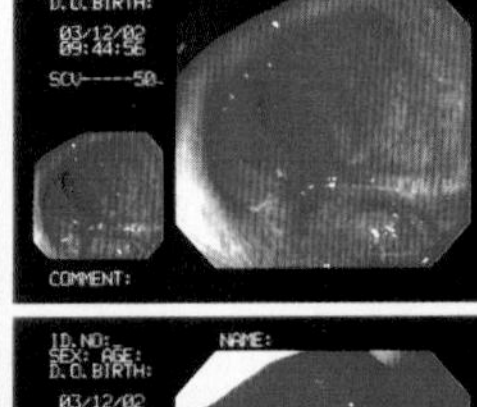

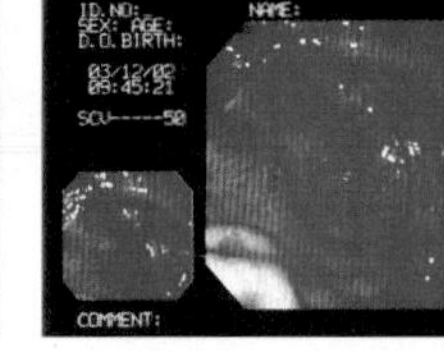

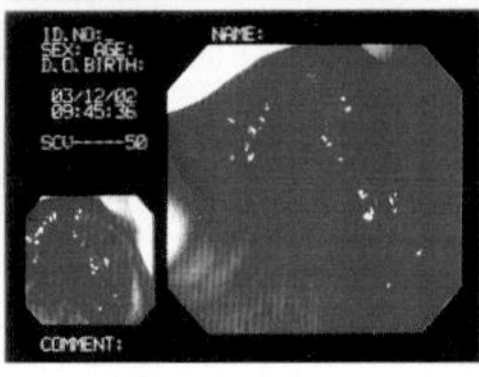

민속한방으로 치료하고 나서(2002년 3월 12일 촬영)

51세 간암 환자의 상태 비교

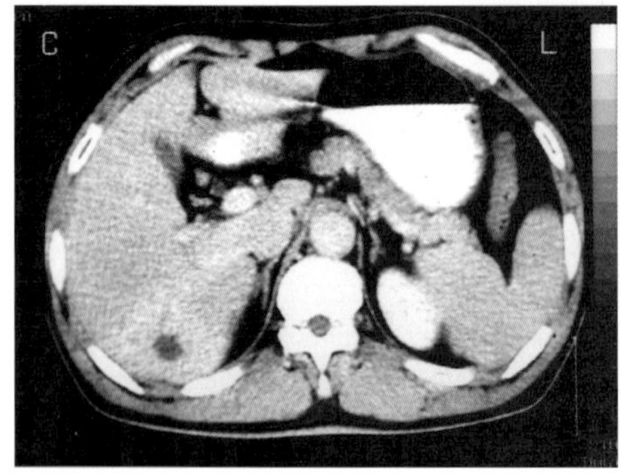

처음 간암으로 진단받았을 때(1997년 11월 17일 촬영)

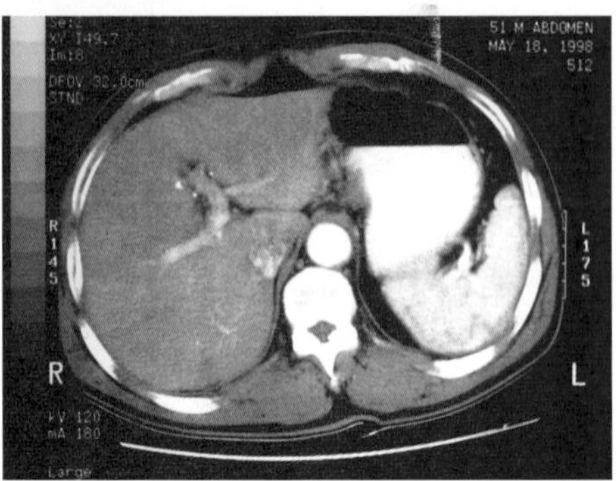

민속한방으로 치료하고 나서(1998년 5월 18일 촬영)

민속한방의학으로

암을 이겨내는 방법

민속한방의학으로

암을 이겨내는 방법

펴낸날 | 2000년 10월 10일 초판 1쇄
2002년 10월 15일 개정판 1쇄
지은이 | 박천수 · 김태헌
펴낸이 | 이태권
펴낸곳 | 태일출판사
서울시 성북구 성북동 178-2 (우)136-020
전화 | 745-8566~7 팩스 | 747-3238
e-mail | taeil@dreamsodam.co.kr
등록번호 | 제6-58호
기 획 | 박지근, 이장선
편 집 | 김효진, 가정실, 구경진, 마현숙
미 술 | 김미란 이종훈 이성희
본부장 | 홍순형
영 업 | 박종천, 박성건, 이도림
관 리 | 유지윤, 안찬숙, 장명자

ISBN 89-8151-136-5 03510
● 책 가격은 뒤표지에 있습니다.

민속한방의학으로

암을 이겨내는 방법

박천수 · 김태헌 지음

태일출판사

머리말

그동안 보여 주신 많은 독자들의 성원에 감사드리며, 부족했던 부분을 보완하고 고쳐 『민속한방의학으로 암을 이겨내는 방법』의 개정판을 다시 출간하게 되었습니다.

부족하나마 저희가 발행한 책자를 읽으시고 암환자분, 또는 가족들로부터 진술한 내용이다, 효과를 보았다는 등의 격려를 받았을 때는 정말 무엇이라 말할 수 없는 기쁨을 느꼈습니다. 책 출간 후 독자들께서 조언해 주신 내용과 그동안 저희가 한의원에서 암환자들을 치료하면서 느꼈던 부족한 부분을 보완하여 암환자라면 누구라도 부분적이나마 도움이 될 수 있고, 또한 건강한 사람이라 하더라도 암에 걸리지 않고 살아갈 수 있는 방법을 저희가 아는 대로 최선을 다해서 수록하려고 노력하였습니다.

암이라는 병은 불치병은 아니지만 그렇다고 쉽게 고칠 수 있는 질환 또한 아닙니다. 어떤 약재가 좋다고 하면 그 한 가지 약재에만 매달리는 경우가 있습니다만, 여러 가지 요법을 가지고 충실하게 노력할 때 비로소 암이라는 병을 극복할 수 있다고 생각합니다. 단 이 책은 선인들의 지혜와 나름대로 저희 분야에 대해서 알고 있는 지식을 가감 없이 독자들에게 전달하여 환자의 투병생활은 물론 가족들의 건강보전에도 도움이 될 수 있도록 노력하였습니다. 그동안 암환자를 치료하면서 아쉬웠던 점은 환자들이 현대의학과 전통의학(한방) 사이에서 갈등을 겪는 경우가 많았다는 것입니다. 현대의학을 전공하신 의료인께서는 전통의학(한방)에 대해서는 문외한일 수밖에 없고 반대로 전통의학(한방)을 전공하신 의료인 역시 현대의학의 깊이를 헤아릴 수가 없는 것입니다. 암과 같이 전세계적으로 치료가 어려운 난치병 환자를 구료함에 있어서 각자의 분야에서 최선을 다하고 환자들의 투병생활에 도움이 될 수 있도록 노력하는 것이 참된 의료인의 길이라 생각됩니다.

우리 인간은 지구에 존재하는 어떠한 동물보다도 지능이 높습니다. 그러나 아직도 자연의 이치나 순리에 대해 우리 스스로가 역행하며 살아가기 때문에 병도 많아지고 치료 또한 어렵다고 생각합니다. 산야에 자라는 풀 한 포기 나무 한 그루, 또는 옛 선인들이 삶에 활용하셨던 간단한 방법도 어려운 난치병을 극복하고 건강한 생활을 유지하는 데 많은 도움이 될 수 있습니다. 이 책을 읽으시면서 궁금하신 점은 저희에게 연락을 주시면 성실히

답변해 드리겠습니다. 저희가 제시해 드리는 치료방법은 어떠한 암환자라도 증상에 맞게 활용하시면 부작용이 거의 없고 병이 깊지 않고 체력과 소화력이 좋으신 환자분에게는 더욱더 효과적임을 알려드립니다. 약물이 흡수되고 여러 가지 요법을 통해 몇 개월 정도 지나면서 병이 자랄 수 없는 체질로 변화하여 점진적으로 효과가 나타나는 것입니다.

그러나 병이 깊고 체력과 소화력이 약해진 상태에서는 병의 진행속도가 빠르고 약물을 비롯한 기타 요법이 몸의 적응력을 떨어뜨릴 수밖에 없기 때문에 많은 효과를 기대할 수 없는 경우가 많습니다. 지금까지 많은 환자분들을 치료해 오면서 식욕과 기력이 병을 따라잡을 수 있는 척도가 된다는 것을 알았습니다. 그동안 저희 방법을 통해서 많은 환자분들이 건강을 되찾거나 투병생활에 도움이 되었음에도 불구하고 병증이 너무 깊고 식욕과 기력이 극도로 쇠약하여 환자를 포함한 가족분들의 기대에 부응하지 못한 아쉬움도 많았습니다.

이 책은 암환자를 위한 것이며, 또한 암을 예방하는 데도 도움이 됩니다. 암으로 고통받는 분들이 이 책을 통해서 투병생활에 조금이라도 도움이 되고 건강한 사람도 예방법을 익혀서 암에 걸리지 않는 삶이 된다면 더없는 영광이겠습니다. 지은이는 이 땅에 자라는 모든 동식물에 관심을 갖고 그 속의 약성과 선인들의 지혜를 발전시켜 나름대로 조그만 성과를 거두고 있다고 생각합니다. 그렇다고 저희 방법만이 암치료 및 예방법의 최선은 아니며 단지 암이라는 병 자체가 전세계적으로 어려운 난치병인

만큼 전통한방 분야에서 선인들의 지혜와 저희의 노력을 통해 정성을 기울인 방법 정도로 이해해 주시면 고맙겠습니다. 앞으로도 많은 분들의 관심과 조언을 부탁드립니다. 끝으로 지난번에 이어 이번 책을 발행하기까지 노고가 많으신 태일출판사 이태권 사장님과 직원 여러분께 감사드립니다.

2002년 10월

전주 모악산 민속한의원에서

지은이 박천수, 김태헌

차례

둘째 마당

암을 다스리는 종합요법

셋째 마당

각종 암의 증상 및 처방

넷째 마당

항암약차, 산야초, 버섯류 및 다슬기의 종류와 효능

특별부록

종양환자 건강 회복 사례

첫째 마당

자연의 순리에 역행하면 암이 온다

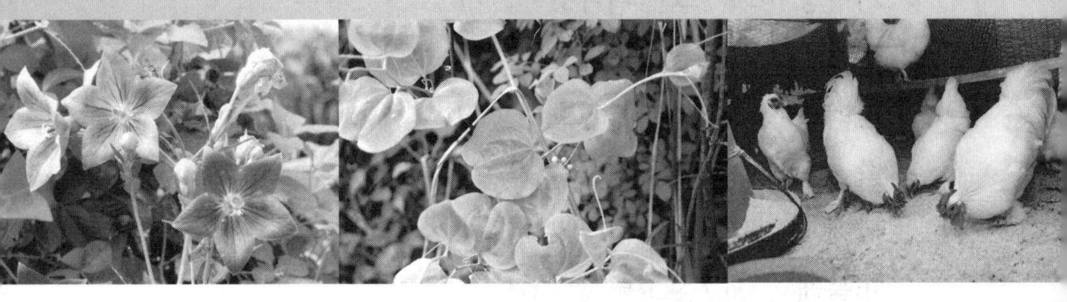

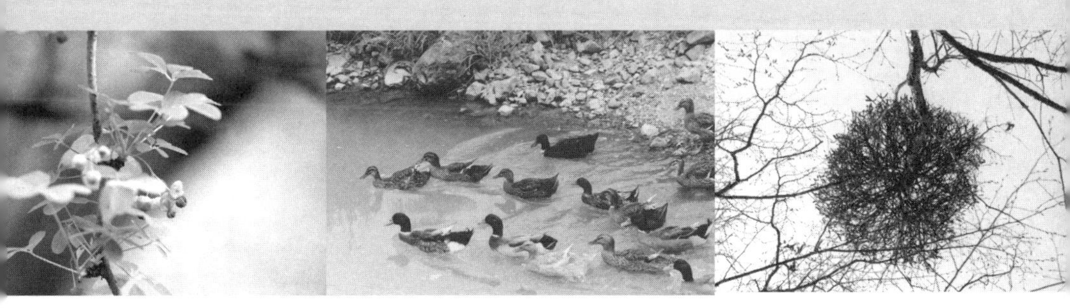

암의 발병원인—농약의 체내 축적 / 물의 오염 / 공기의 오염 / 흡연 / 과음 / 가공식품 속의 색소와 방부제 / 항생제 · 성장제를 먹인 고기류의 과다 섭취 / 경쟁사회의 과도한 스트레스 / 수맥의 영향 / 체질(유전)적 요인 / 전자파 · 방사능 · 자외선

암의 발병원인

사람은 자연의 일부분입니다. 모든 생명체는 주어진 자연환경에 적응하여 자라고 번식하며 생명을 유지하다가 수명이 다하면 다시 자연으로 돌아가게 되어 있습니다. 이것은 어떤 생명체도 거역할 수 없는 자연계의 한 법칙입니다. 자라고 번식하며 생명을 유지해 가는 것, 곧 정상적인 삶은 생명체가 자연조건에 맞추어서 신진대사가 올바르게 이루어지고 있을 때에만 가능합니다.

그러나 정상적인 삶을 살던 생명체가 어떤 비자연적인 원인으로 인하여 신진대사에 탈이 나면 정상적인 기능을 잃고 질병에 걸립니다. 질병은 자연의 순리를 벗어난 것에 대한 필연적인 결과입니다. 모든 생물은 자연의 순리를 역행하면 병이 오게 되어 있습니다.

한 그루의 나무가 번식하고 성장하는 데는 오염되지 않은 자연 그대로의 환경이 필요합니다. 곧 맑은 물과 기름진 흙, 깨끗한 공기와 따뜻한 햇빛 같은 것들이 나무가 자라는 데 반드시 필요한 조건입니다. 또 산야에서 자라는 한 마리의 초식동물도 병 없이 잘 자라는 데는 농약 등 독성이 가해지지 않은 깨끗한 산야초와 오염되지 않은 맑은 물이 필수조건입니다. 나무나 동물뿐 아니라 자연과 더불어 살아가는 우리 인간을 비롯한 모든 생명체는 나름대로 생존에 필요한 조건이 있고 이 조건이 자연계의 순리가 아닌 다른 어떤 힘으로 인해 파괴되었을 때는 병이 들어 잘 자라지 못하고 더 나아가 목숨까지 잃는 것입니다.

암을 비롯한 각종 난치병은 자연의 이치대로 살지 않고 무리한 욕심을 부리는 등 순리에 역행하는 삶을 살기에 뒤따르는 업보라 생각됩니다.

암을 비롯한 각종 난치병의 요인으로 생각되는 것은 각종 곡식이나 과일, 채소 생산에 많이 사용되는 농약독의 체내 축적, 물의 오염에서 오는 영향, 공기오염으로 인한 영향, 과다한 흡연과 과음, 항생제 · 성장제를 먹인 고기류의 과다 섭취, 경쟁사회의 과도한 스트레스, 수맥의 영향, 유전적 요인, 전자파 · 방사능 · 자외선 등입니다. 이와 같은 요인에 의해 체질이 변하고 암을 비롯한 각종 질환이 자라기 좋은 환경이 조성되었을 때 그 질환이 발생하고 성장하는 것입니다.

그렇다면 병을 고치기 위해서는 그와 같은 병이 성장하기에 좋은 체질을 개선하여 병이 자라기에 적절치 않은 순수하고 깨끗한 체질로 바꾸어 주는 것이 급선무라 하겠습니다.

그러기 위해서는 우선 위에서 언급한 여러 가지 요인 등에 의해 체내에 쌓여 있는 암을 비롯한 각종 질환들이 좋아하는 독성물질을 해독하여 체외로 배출하려는 노력이 필요합니다. 또 암은 소모성 질환이므로 체력이 급격히 저하되는 특성을 가지고 있습니다. 체력이 떨어지면 병과 싸워 이길 수 있는 힘이 약해지므로 몸을 보원하여 병과 싸울 수 있는 강한 힘을 길러 주어야 합니다. 즉 병증에 알맞는 약물 및 병을 치료하는 데 도움이 되는 적절한 요법을 이용하여 암을 이겨내 해암시키는 것입니다.

이와 같은 방법으로 꾸준히 노력할 때 암을 비롯한 난치병은 스스로 자생력을 잃고 사라질 것입니다.

농약의 체내 축적

지금의 농산물은 수십 년 전에 비해 생산성과 상품성이 많이 향상되어 있습니다. 이는 일부를 제외하고 대부분이 농약과 화학비료를 대량 사용함으로써 얻어지는 결과입니다. 이렇게 생산된 농산물을 장기간 먹으면 면역력이 떨어지는 체질로 변하는 것은 당연한 현상입니다.

언젠가 서울 가락동 농산물 시장의 일부 채소류에서 농약성분이 허용기준치의 100배가 넘었다는 보도가 있었습니다. 또 시중에 유통되는 콩나물에 썩는 병을 막기 위해 농약을 많이 사용했다는 내용이 보도되기도 했습니다.

특히 농산물에 남아 있는 농약성분이 체내에 조금씩 장기간에 걸쳐 쌓이게 되면 농약독으로 인해 몸이 더욱더 각종 질환에 면역력이 약해질 수밖에 없는 것입니다. 건강의 균형을 갖추기 위해 될 수 있는 대로 농약과 화학비료를 덜 사용한 곡식으로 잡곡밥을 먹는 것이 좋으며, 식탁에 올리는 채소나 과일 등도 유기농법이나 저농약으로 기른 것이 우리 모두의 건강을 보살피는 데 많은 도움이 됩니다.

물의 오염

물은 우리 인체의 70퍼센트를 차지하고 있으며 하루라도 먹지 않으면 안되는 소중한 생명수입니다.

장수촌마다 수질이 좋다는 것은 물이 우리 건강에 얼마나 중요한 요소인가를 단적으로 보여 주는 예라 하겠습니다.

그런데 지금의 물은 무분별한 지하수 개발, 공장폐수, 축산폐수, 생활하수, 공중의 매연, 핵실험 등 각종 공해가 빗물과 강물, 또는 수맥을 따라 결국은 만나게 되므로 시간이 갈수록 오염이 심해지고 있는 실정입니다. 오염된 물을 장기간 마시면 우리의 건강이 나날이 악화되며 몸에 있는 각종 질환에 좋아하는 먹이를 주어 병의 성장을 도와주는 결과를 가져온다고 해도 무리가 없을 것입니다.

가능하면 우리의 몸에 흡수되는 물(밥물, 국물, 식수)은 오염되지 않은 깨끗한 물을 사용하는 것이 투병중인 환자는 물론 건강한 사람에게도 필수적이라 하겠습니다.

공기의 오염

우리는 단 하루도 산소 없이는 생명을 유지할 수가 없으며 공기 중의 21퍼센트에 달하는 산소를 매일 마시며 살아가고 있습니다.

그런데 최근 산업화가 가속화되면서 공장 및 차량 증가로 인한 매연과 핵실험, 또 산소를 생산하는 산림의 무분별한 벌목, 화재 등 각종 요인으로 우리의 허파는 자꾸 숨이 가빠져 가고 있습니다.

대도시의 경우 하루만 입어도 흰 옷에 새까만 먼지가 묻는 것을 보면 우리 주변의 대기오염도가 얼마나 심한지 짐작이 갈 것입니다. 전세계인이 환경오염에 대한 인식을 같이하여 원래의 순수한 자연환경을 찾도록 해야 합니다. 또한 암을 비롯한 난치병 환자들은 깨끗한 공기를 접할 수 있는 환경에서 투병생활을 하는 것이 건강회복에 중요하며, 직장생활 등으로 평소 시간여유가 없는 사람도 휴일이면 가족과 함께 가까운 산야를 찾아 피로에 지친 심신에 활력을 넣어 주는 것이 필요합니다.

흡연

담배를 많이 피우면 암을 비롯한 각종 난치병에 걸릴 확률이 높아진다는 것은 이미 전세계적으로 수차에 걸쳐 공표되고 매스컴에서도 충분히 보도를 해서 모르는 사람은 없을 줄 압니다. 특히 각종 암의 경우 담배를 피우는 사람과 그렇지 않은 사람과의 차이가 많게는 10배 이상 나는 것으로 밝혀졌습니다.

처음부터 잘못 만들어진 담배를 호기심 때문에 피우기 시작했다가 점점 습관성으로 중독이 되어 담배를 피우지 않고는 견딜 수 없는 괴로움을 겪는 것입니다.

흡연자들 대부분이 담배가 건강에 해로운 것을 알지만 끊기가 어렵고, 또 어떤 사람은 하루에 담배를 두 갑씩 태우면서도 백 살 넘게 살고 있다느니 하면서 자신을 위로합니다. 이는 사람의 체질에 따라 다른 것이지 누구에게나 적용되는 것은 아닙니다. 한마디로 담배는 백해무익한 존재이므로 환자의 건강회복을 위해서는 필연적이고 건강한 사람도 건강보전을 위해 담배를 멀리 하는 것이 중요합니다.

과음

술은 우리 인간사에 있어서 아주 중요한 부분을 차지합니다. 적당히 마시면 약이 되고 대인관계에서도 중요한 몫을 하지만 지나치면 독이 됩니다. 과음을 하면 위장기능의 저하, 간장기능의 약화 등 오장육부에 악영향을 미치며, 이것이 계속되면 마시지 않고는 견딜 수 없는 중독증으로 정신이 황폐해져 본인은 물론 가족들의 경제적 정신적 고통이 이루 말할 수 없는 경우가 많습니다.

계속된 과음은 심신을 점점 약하게 만들어 결국 암을 비롯한 각종 질환의 원인이 되므로 적당히 마실 수 있는 자제와 의지가 필요합니다.

가공식품 속의 색소와 방부제

요즈음은 각종 식품산업의 발달과 저장고의 보급 등으로 가공식품들이 많이 나와 있습니다. 그런데 문제는 가공식품들을 오래 보관하고 상품성을 향상시키기 위해 보존제와 색소를 첨가한다는 사실입니다.

시중에 유통되는 일부 가공식품에 포함된 보존제나 색소 등은 사람이 먹었을 때 큰 지장이 없는 범위(허용기준치) 내에서 첨가하도록 되어 있습니다. 그러나 이를 계속해서 먹으면 건강을 해칠 수 있습니다. 예를 들면 방앗간에서 밀을 빻아 밀가루를 만들어 집에서 보존하면 1년도 못되어 벌레가 생깁니다. 그러나 수입 밀가루에는 이러한 벌레들이 자라지 않습니다. 작은 벌레가 생존하지 못하는 식품이라면 우리 인간에게도 결코 이롭지 않습니다. 각종 가공식품을 많이 먹고 체질이 약화되면 어떠한 질환에도 잘 걸릴 수 있다는 것은 누구나 다 아는 현실입니다.

수고스럽더라도 보존제 등 인체에 유익하지 못한 성분이 추가되지 않은 재료를 이용하여 정성스럽게 음식을 직접 만들어 먹는 것이 온가족의 건강보전에 유익하리라고 봅니다.

또 흰 쌀, 흰 소금, 흰 설탕, 흰 밀가루와 같이 보기 좋게 가공해 놓은 식품류도 체질을 약화시키는 원인이 될 수 있습니다. 원래 모든 곡식류는 그 곡식이 싹이 나서 자라는 데 필요한 영양물질을 갖추고 있습니다. 그런데 보기 좋고 먹기 편하게 하기 위하여 우리 몸에 유익한 각종 영양소는 깎아 버리고 먹는 것이 현실입니다. 흰 설탕과 흰 소금도 마찬가지로 본래의 순수성을 변형시켜 먹고 있습니다.

이처럼 사람의 손이나 기계를 여러번 거친 가공식품들은 대부분 많은 영양소가 결핍되고 일부 영양소만 편중되는 결과를 가져올 수 있으며 이를 사람이 장복할 경우 체력이 약화되어 암을 비롯한 각종 질환에 노출될 수밖에 없는 것입니다.

항생제 · 성장제를 먹인 고기류의 과다 섭취

수십 년 전만 해도 명절 때나 생일 등 어떤 행사가 있어야 고기맛을 볼 수 있는 경우가 대부분이었지만 요즘은 각 분야가 발전하면서 가축을 기르는 기술도 발달하여 식탁에 빠짐없이 고기가 오르고 있는 실정입니다.

그런데 일부에서는 대량으로 가축을 기르다 보니 병이 많아지고 이를 예방하기 위해 항생물질 등을 사용할 수밖에 없는 현실입니다. 또 빨리 자라게 하기 위해 성장 호르몬제를 사용하는 경우도 있다고 합니다. 또 자연상태에서 자란 고기류보다 인위적으로 기르는 고기류는 살이 찌고 빨리 자라지만 각종 병에 대한 저항력이 떨어질 수밖에 없으며 사람 또한 그 고기를 많이 섭취하게 되면 몸은 비대해지고 질병에 대한 저항력은 약해질 수밖에 없는 것입니다. 세계적인 장수촌의 식생활을 살펴보면, 곡식, 과일, 채소가 주식이고 고기는 조금밖에 먹지 않습니다. 고기를 너무 많이 섭취하게 되면 비만과 콜레스테롤 증가, 혈압 증가 등의 원인이 되며 체질이 약화되어 암을 비롯한 각종 질환에 걸릴 수가 있습니다. 또 육류를 먹었을 때와 그렇지 않았을 때를 비교해 보면 육류를 먹었을 때가 훨씬 소화가 더디게 되는 것을 느낄 수 있습니다. 또 동양인은 서양인에 비해 대장 길이가 길기 때문에 과다한 육류 섭취는 바람직하지 않습니다. 고기류를 먹을 때는 반드시 채소를 같이 먹도록 하고 적절히 먹는 지혜가 필요합니다.

경쟁사회의 과도한 스트레스

농경사회에서는 의식주가 제일 중요한 부분을 차지했지만 요즘 우리 사회는 너무나도 경쟁이 치열하여 하루하루의 생활 자체가 스트레스의 원인이 되고 있습니다. 돈이 없는 사람은 돈을 벌기 위해서 돈이 많은 사람은 더 많이 벌기 위해서 고민합니다. 또한 직장생활에서는 주어진 목표에 대한 중압감과 승진욕구로, 가정에서는 자녀교육 등으로 이루 말할 수 없이 뇌를 혹사시킵니다. 또 일부에서는 부모의 재산을 놓고 다투는 경우도 있지요.

이 모든 것이 너무나 앞만 보고 살아가는 인간의 욕심 때문입니다. 이 세상의 모든 땅을 차지한들 나 자신이 떠나갈 때 그 많은 땅이 필요치 않으며 수많은 금은보화 또한 수의 한 벌에 만족해야 합니다. 욕심을 버리고 나보다 어려운 형제, 자매, 내 이웃을 먼저 생각하며 더불어 사는 삶을 살아갈 때 건강은 따라오는 것입니다.

과도한 스트레스는 식욕 저하, 신경 쇠약, 의욕 상실, 우울증, 성기능 저하 등을 일으키며 더 나아가 암을 비롯한 난치병의 원인을 제공합니다. 나 스스로 만족할 줄 아는 생활, 감사하는 생활, 종교적인 생활, 단전호흡 수련, 적절한 운동 등을 통해 스트레스를 몸에 쌓지 않고 건강을 지킬 줄 아는 지혜가 필요합니다.

수맥의 영향

수맥이 생명체에 미치는 영향에 대해서는 누구나 한번쯤은 들어 보았겠지만 이를 실생활에 활용하는 경우는 극히 일부에 지나지 않습니다.

수맥 위에서 잠을 자거나 사무를 보는 등 장시간 있게 되면 우리 몸은 수맥파의 영향으로 피로가 쌓이는 등 각종 증상이 나타납니다. 수맥 위에서 잠을 자면 깊은 잠이 오지 않고 꿈을 많이 꾸고 늘 피곤한 증상을 겪게 됩니다. 또 수맥 위에서 사무를 장시간 보더라도 피곤하고 혈액순환 장애가 오는 등 건강에 악영향을 미치게 됩니다. 이러한 수맥 위의 생활이 본인도 모르게 장기화되면 각종 질환에 시달리게 됩니다. 한 병원 암환자의 70퍼센트가 수맥 위에서 취침을 해왔다는 외국의 통계도 있습니다.

수맥은 우리에게 없어서는 안되는 생활용수, 공업용수 등의 중요한 자원이지만 그 위에서의 생활은 건강에 악영향을 미치는 재앙으로 작용할 수도 있습니다.

수맥으로 인한 건강의 위협은 없는지 우리의 소중한 생활공간에 대한 관심이 필요합니다.

체질(유전)적 요인

우리 주위에서 조부모, 또는 부모가 어떤 암이나 기타 난치병으로 고생을 한 경우 그 후손에게도 같은 병증이 나타나는 예를 가끔 보게 됩니다. 이는 그 병이 전염돼서 그런 경우보다는 그 병을 앓은 선조처럼 체질적으로 그 병에 약한 장부를 타고났기 때문인 경우가 많습니다.

사람은 체질에 따라 소양 · 소음 · 태양 · 태음 등 네 가지로 구분하며, 각 체질에 따라 장부의 허와 실이 달라집니다. 또 같은 체질이라 하더라도 선조가 어떠한 장부가 특별히 약하면 그 후손 중에 그 장부를 약하게 타고나는 경우가 있습니다. 그런 경우는 그 장부에 대한 약화방지를 위해 과음, 흡연 등 건강에 해가 되는 행동은 삼가하고 적절한 운동, 음식조절 등 기타 방법을 통해 약한 부분을 보완하려는 노력이 필요하다고 봅니다.

전자파 · 방사능 · 자외선

텔레비전이나 휴대용 전화를 비롯한 많은 전자제품에서 나오는 전자파와 방사능, 자외선 같은 것도 암을 일으키는 원인이 될 수 있습니다. 전자파 같은 것들은 지극히 오묘하고 정밀한 인체의 생리체계를 혼란시킵니다. 사람의 몸은 달이나 별, 태양의 변화에도 민감하게 반응합니다. 우리가 잘 알지도 못하는 먼 곳에서 발생한 작은 구름 하나가 거대한 태풍이 되어 우리나라에 닥쳐올 수가 있듯이, 몸으로 느낄 수조차 없는 전자파나 방사선, 자외선 같은 것들이 치명적인 병을 가져다 줄 수 있습니다.

되도록 침실에는 가전제품을 두지 않는 등 해로운 물질에 인체가 노출되는 것을 최소한으로 줄여 주는 지혜가 필요합니다.

둘째 마당

암을 다스리는 종합요법

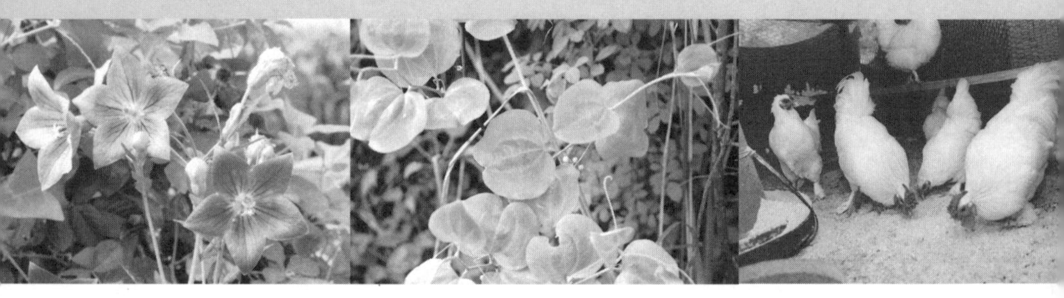

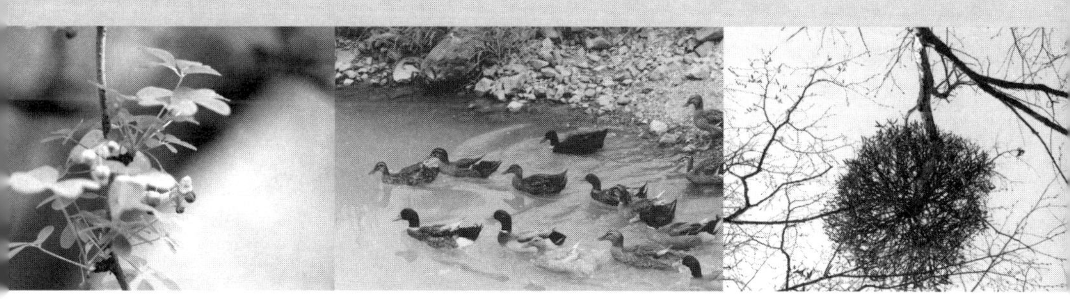

암을 다스리는 종합요법 / 유황약오리 한방요법 / 항암약차 요법 / 쑥뜸요법 / 체질에 알맞는 식이요법 / 죽염요법 / 마늘요법 / 난반요법 / 녹즙요법 / 솔잎땀 내기 요법 / 쑥탕목욕 요법 / 호도유 요법 / 황토요법 / 최면요법 / 수맥과 건강 / 적절한 운동 / 신앙심 / 발 주무르기 / 항문 조이기 / 기공 / 단전호흡

암을 다스리는 종합요법

암을 다스리는 종합요법에 있어서 한방약물 요법 외에 여러 가지 요법을 제시해 드려서 환자, 또는 가족들께서 복잡하게 생각하실 수도 있겠으나 암이라는 난치병을 극복하는 데 있어서 도움이 되는 방법은 환자의 체력이 허용하는 범위 내에서 최선을 다해야 한다고 생각합니다. 일부에서는 그곳에서 제시하는 방법 외에 다른 방법을 일체 사용하지 못하게 하는 경우도 있으나 분명한 것은 아직까지 암을 정복하는 방법을 우리 인류가 찾아내지 못하고 있는 상황에서 내 방법 이외에 다른 방법을 사용하지 말라는 것은 환자를 위하는 발언이 아니라고 생각됩니다 여기에 제시해 드리는 각종 요법들은 암환자뿐 아니라 기타 질환으로 고생하는 환자들께서 자신의 몸에 알맞게 활용하시면 건강회복에 많은 도움을 받으리라 믿어 의심치 않습니다. 또한 건강한 사람들도 병을 예방하고 마음의 안정을 찾아서 장수하는 비결이라 할 수 있겠습니다. 암환자의 경우 한방약물 요법, 약차 요법, 쑥뜸요법, 죽염요법, 마늘요법, 체질에 알맞은 식이요법 등을 필수적으로 실행하여야 하며 기타 요법의 경우 환자 자신의 체력과 그 밖의 여건을 고려하여 점진적으로 활용하시기 바랍니다.

유황약오리 한방요법

유황약오리의 효능

유황약오리는 유황을 비롯하여 옻나무 껍질 등 한약재를 먹여서 키운 오리입니다. 이렇게 키운 오리는 보양효과가 매우 뛰어난 약이 됩니다.

유황은 성질이 몹시 뜨겁고 독성이 강하여 약으로 쓰기 어려운 물질입니다. 양기를 돕고 몸을 따뜻하게 하며 뼈와 근육을 튼튼하게 하는 데 매우 높은 효과가 있는 것으로 옛 의학책에 적혀 있지만 독성이 강하여 제대로 이용하지 못했습니다

그런데 오리의 몸 안에는 매우 강한 해독물질이 들어 있어서 유황을 먹이면 유황의 독성은 없어지고 약성만 남게 됩니다. 유황의 독을 없애고 약성만을 활용하는 가장 지혜로운 방법이라

할 수 있지요.

본디 오리는 몸 안에 뛰어난 해독능력이 있어서 염산이나 양잿물 같은 어지간한 독극물을 먹어서는 죽지 않고, 또 놀라운 소화력을 지니고 있어서 아무것이나 잘 먹고 소화해 냅니다.

유황을 먹여 키운 약오리는 유황의 약성에 오리의 약성이 서로 합쳐져서 갖가지 공해로 인한 독이나 화공약품독, 농약독 등을 푸는 좋은 약재가 됩니다. 『동의보감』을 비롯한 옛날 의학책에는 오리가 중풍, 고혈압을 예방하고 혈액순환을 좋게 하며, 몸을 보양하고, 빈혈을 없애며, 대소변을 잘 나가게 하는 등의 효과가 있다고 적혀 있습니다. 이런 오리 본래의 약성에 유황의 보양효과, 몸을 따뜻하게 하는 효과, 근골을 튼튼하게 하는 효과 등이 합쳐지면 매우 뛰어난 해독제이자 보양제며 염증과 암을 치료하는 약이 되는 것입니다. 유황약오리는 암환자들의 체력을 돋워 주고 몸 안에 쌓인 독을 푸는 데 탁월한 효과가 있습니다. 암은 체력소모가 심한 질병이므로 유황약오리를 복용하면 원기를 크게 돋우어 몸 안에 있는 자연치유력을 높여 스스로 암과 싸워 이길 수 있도록 도와줍니다.

오리의 강한 해독력은 뇌 속에 있습니다. 그러므로 오리를 약에 쓸 때 머리를 잘라 버리면 안됩니다. 발톱이나 부리에 있는 칼슘성분도 좋은 약성이 있으므로 버려서는 안됩니다. 다만 털을 뽑고 배를 갈라 똥만 빼내고 써야 합니다.

유황과 갖가지 한약재를 먹여서 키운 오리는 몸무게가 보통 오리의 3분의 2쯤밖에 나가지 않습니다. 대략 1.2킬로그램에서

1.5킬로그램쯤 되면 유황을 알맞게 먹인 것입니다. 유황을 먹인 오리는 잡아서 끓여 보면 기름기가 거의 없으며 고기맛이 담백하고 좋은 것이 특징입니다.

유황약오리 기르는 방법

오리가 2~3개월쯤 자란 뒤부터 유황을 조금씩 사료에 섞어 먹이되 피똥을 싸면 양을 약간 줄이도록 합니다. 대략 하루 3~4그램쯤이 알맞은 것 같습니다. 유황을 너무 많이 먹이면 오리가 피똥을 싸면서 죽고 너무 적게 먹이면 약성이 제대로 나타나지 않으므로 유황의 양을 잘 조절해서 먹이는 것이 중요합니다. 1년 넘게 유황을 먹은 오리라야 약효가 제대로 나므로 조심해서 키워야 합니다.

오리 먹이로는 한약을 달이고 남은 찌꺼기나 보리밥, 배합사료 등을 줍니다. 이 먹이에 간혹 옻나무 껍질 가루 등을 섞어서 먹입니다. 유황을 먹일 때에는 반드시 가루유황을 고운 체로 쳐서 먹이에 골고루 섞어 주어야 합니다. 유황덩어리를 먹으면 오리가 죽을 수도 있기 때문입니다.

유황약오리를 이용한 한약재 처방은 각 종류별 암증상의 분류란에 증상에 따라 본처방 및 소첩 처방으로 분류하여 기록해 놓았습니다.

약 달이는 방법

약 달이는 솥

약재의 분량이 많기 때문에 상당히 큰 솥이 필요합니다. 제대로 약을 달이려면 200리터가 넘는 솥을 준비하여 달이는 것이 좋습니다. 재질은 스테인리스 등이 무난합니다. 시골 농가에서 이용하는 큰 솥에 달여도 되지만 약재가 바닥에서 탈 수 있으므로 쇠그물 등을 깔아 주어 약재가 밑에서 눌지 않도록 해야 합니다. 압력솥을 쓰지 않는 것이 효과적입니다.

약 달이기

약재를 달일 때는 약솥 아래 먼저 거친 약재를 넣고 위로 올라올수록 가는 약재를 넣습니다. 물은 가능하면 깨끗하고 오염되지 않은 물을 쓰는 것이 좋으며 수돗물의 경우 물을 받아 놓고 하루 정도 지난 후에 쓰는 것이 좋습니다. 보통 약재의 3~4배 정도를 붓고 달입니다. 약재가 너무 많아 한꺼번에 달이기 어려운 경우에는 2~3회 나누어서 달일 수도 있으나 달인 약물을 농축시킬 때는 반드시 약물을 합해서 달여야 됩니다. 오리는 2~3시간 정도 달여서 기름을 걷어내고 다른 약재와 섞어 줍니다. 약재를 달이는 시간은 보통 1일(24시간) 정도면 되고 끓기 시작하여 7~8시간 정도 지나면 불을 약하게 해줍니다. 약을 달이는 도중 물이 부족하여 보충할 때는 반드시 뜨거운 물을 부어 주어야 합니다.

약을 다 달이고 나면 약재를 짜지 말고 걸러서 농축을 시킵니다. 농축을 시킬 때도 은은한 불에 1일(24시간) 정도 농축시키는 것이 좋습니다. 농축을 너무 진하게 하면 복용하기 어려우므로 적당하게 하는데 본처방의 경우 대략 120cc짜리 팩으로 200~220개 정도 됩니다. 이렇게 포장팩에 담은 약물은 솥에 물을 붓고 그 속에 약물팩을 넣고 끓기 시작한 후로 30분 정도 끓여서 멸균처리를 거쳐야 약물의 변질을 막을 수 있습니다.

소첩 약재 달이기

소첩하여 약재가 많지 않은 약을 달일 때도 적당한 솥에 약재를 넣고 물은 약재의 2~3배 정도 부어 3~5시간 달여서 약물을 거른 다음 복용하기 적당하게 농축하여 냉장고에 보관하고 복용하도록 합니다. 약물을 팩에 담을 때는 반드시 멸균처리를 해야 오래 보관할 수 있습니다. 소첩 약재는 본처방에 비해 달이기는 편하나 약효의 차이가 날 수 있습니다.

※ 오리 머리는 별도로 2~3시간 정도 달여서 기름을 제거하고 다른 약재와 합하여 달입니다.

약물보관 방법

냉장고 보관, 또는 직사광선을 피하여 서늘한 그늘에 보관합니다. 보존기간이 30일을 경과할 때마다 약물봉지째 물에 넣고 끓이되 끓기 시작한 후부터 20~30분간 끓인 후 보관합니다.

백강잠, 석룡자 법제요령

일부 암증상의 처방에 약재로 사용되는 백강잠과 석룡자에는 인체에 해로운 성분과 건조과정의 불순물이 약간 있으므로 이를 제거하기 위해 생강으로 법제하여 약물을 달일 때 사용해야 합니다.

❶ 생강을 3~5mm로 얇게 썰어서 스테인리스 솥에 4~5cm 두께로 바닥에 깔고
❷ 그 위에 백강잠이나 석룡자를 광목 등 면보자기에 싸서 생강 위에 올려놓고
❸ 솥뚜껑을 닫고 불을 붙여 열을 가합니다. 보통 30분 정도면 생강진이 백강잠과 석룡자에 스며들어 제독이 됩니다.
❹ 법제가 이루어지면 불을 끄고 백강잠, 석룡자를 꺼내 말려서 약재로 쓰면 됩니다.

약물 마시는 방법

약물복용량

환자는 체력과 소화력이 약하므로 몸에서 흡수되는 대로 점진적으로 늘려 가는 것이 효과적입니다. 병증이 깊고 소화력이 너

무 떨어진 경우에는 약물흡수력이 현저히 저하됩니다.

처음에는 1회에 밥숟가락으로 반숟가락부터 복용하기 시작하여 설사 등 이상이 없을 때 점진적으로 양을 늘려서 최고 반봉지까지 복용합니다(단 8~14세까지는 성인의 2분의 1, 7세 이하는 8~14세 양의 2분의 1로 알맞게 조절하여 복용합니다).

약물복용 도중 설사 등 소화장애가 나타날 경우 일단 복용을 중단하고 위장이 정상을 되찾은 뒤 복용하되 환자분의 체력과 소화력 등을 감안하여 1일 1~3봉 범위 내에서 복용량을 조절합니다

소화력이 떨어지는 환자 및 어린이의 경우에는 처음 복용시 약물을 약차(물)에 알맞게 희석해서 복용하십시오.

약물이 정상적으로 흡수된다면 1~2일째는 하루에 1봉지를 6~7회 복용하고 3~5일째는 하루에 2봉지를 6~7회 복용, 6일 이후부터는 하루에 3봉지를 6~7회 복용합니다.

약물복용 시간 및 횟수

아침, 점심, 저녁 식사 전 30분에 1회, 식사 후 30분에 1회 등 총 6회로 나누어 복용하되 취침 전 1회 추가하여 드실 수 있습니다.

약물복용시 금기사항

부부관계, 술, 담배, 돼지고기, 닭고기, 커피, 음료수, 두부, 녹두, 생오이

좋은 약재를 구하는 방법

- 한약재를 구입할 때 질이 좋은 약재를 구해 쓰셔야 더 많은 약효를 기대할 수 있습니다.
- 오래 묵은 약재는 약효가 떨어집니다.
- 곰팡이가 피는 등 부패된 약재는 약효가 없을 뿐더러 몸에 해로울 수 있습니다.
- 냄새를 맡아서 순수 약재향 외에 다른 냄새가 나는 것은 좋지 않습니다.
- 국산과 수입산 약재 중 가능하면 국산 약재를 쓰는 것이 효과적입니다.
- 외관상 보기에 좋은 것을 구하되 표백 등 약품처리된 것은 피하는 것이 중요합니다.
- 자연산 약재와 재배산 약재 중에서는 자연산이 효과가 좋습니다.

항암약차 요법

항암약차는 산야에 자생하는 초목 중에서 인체에 해가 없으면서 항암, 항염, 항균 작용에 강한 약재를 이용하여 차처럼 자주 마시는 것을 말합니다.

항암약차 재료로는 느릅나무 뿌리껍질, 겨우살이, 바위손, 꾸지뽕나무, 으름덩굴, 산죽잎, 선학초, 백화사설초, 어성초, 삼백초, 청미래덩굴 뿌리, 천마, 화살나무, 오갈피나무, 와송, 일엽초, 까마중 등이 주로 쓰입니다.

약재는 자연산이 좋으며 수입종보다는 국산이 더 효과적입니다. 약재 구입시 오래되지 않은 것, 곰팡이가 없는 것, 화학약품 처리가 되지 않은 것에 유의해야 합니다.

항암약차를 만들 때는 위의 약재 중 우리 주변에서 흔히 구할 수 있고 효과가 좋은 느릅나무 뿌리껍질, 겨우살이, 청미래덩굴

외의 약재는 구할 수 있는 범위 내에서 활용하되 생강, 감초, 대추를 추가하여 약차를 만듭니다. 지금까지 암환자분들이 마시는 물은 주로 느릅나무 뿌리껍질, 또는 겨우살이, 버섯류 중 1~2 종류를 활용하는 게 대부분인데 여기에서 제시해 드리는 방법대로 항암약차를 만들어 드시면 더욱더 효과적임을 참고하시기 바랍니다. 또한 건강한 사람도 보리차 대신 유근피(느릅나무 뿌리껍질)를 끓여서 식수로 활용하면 건강유지에 많은 도움이 됩니다.

약재의 종류는 위의 여섯 종류 외에 구할 수 있는 약재를 활용하여 보통 8~15종류 범위 내에서 다음과 같이 만들어 드실 수 있습니다.

항암약차 마시는 방법

- 처음에는 조금씩 복용하다가 몸에서 흡수되는 정도를 보면서 점차적으로 양을 늘려서 복용하십시오.
- 보리차 대용으로 수시로 복용합니다.
- 차게 드시지 마시고 따뜻하게 데워서 복용하십시오.
- 데우기 어려운 경우에는 최소한 찬 기운은 없앤 후에 드십시오.
- 표에 제시한 대로 항암약차를 만들었을 때 보통 3~4일간 드실 수 있습니다.

항암약차 만드는 방법

❶ 약차 1봉을 스테인리스, 또는 옹기솥(압력솥은 사용하지 않는다)에 넣고 물을 13~15리터(7~8되 : 일반 가정에서 사용하는 찜통그릇의 4분의 3 정도) 부어서 센불에 놓습니다.
❷ 물이 끓으면 불을 약하게 놓고 은근하게 3~5시간 달여서 처음 부었던 물의 양이 2분의 1 정도 되게 만들어서 적당히 식힙니다.
❸ 약재를 광목이나 삼베 같은 주머니에 넣어서 달이면 물이 깨끗하고 편리합니다.
❹ 한 번 달인 물은 3일 정도 지나면 다시 한 번 끓여서 보관하여 드십시오.
❺ 반드시 냉장고에 차게 보관하십시오.

재료와 양

느릅나무 뿌리껍질 40~50g / 바위손 20~30g(부처손) / 겨우살이 30~40g(참나무과에 기생하는 것 사용) / 청미래덩굴 뿌리 20~30g(명감나무 뿌리) / 꾸지뽕나무 20~30g(가시 달린 산뽕나무) / 으름덩굴 20~30g / 백화사설초 20~30g / 삼백초 20~30g / 어성초 20~30g / 천마 20~30g / 생강 5쪽 / 감초 5쪽 / 대추 5개

쑥뜸요법

암세포는 열에 약합니다. 섭씨 42도가 넘으면 힘을 못 쓴다고 하지요. 그리고 쑥은 항암효과가 매우 높은 식물입니다. 쑥의 약성과 뜸불의 열기가 합쳐지면 암치료에 큰 도움이 됩니다. 쑥뜸은 몸을 따뜻하게 하며 면역기능을 높이고 혈액의 흐름을 좋게 하며 소화기능을 높이는 등 여러 가지 좋은 작용이 있습니다. 암치료의 보조요법으로 쑥뜸이 꼭 필요합니다. 쑥뜸의 효과를 간략하게 정리하면 다음과 같습니다.

염증을 치료합니다

뜸은 암을 비롯한 갖가지 만성질병 때 생기는 삼출액을 흡수하는 작용을 합니다. 핏줄을 확장시켜 피와 림프액의 순환을 왕성하게 하여 여러 가지 만성질병으로 생기는 삼출액을 흡수하거나 용해를 촉진합니다. 또한 염증이 퍼지는 것을 막고 낫게 합니다.

면역기능을 높여 줍니다

뜸은 면역기능 형성에 작용하여 항체를 늘리는 작용을 합니다. 주로 백혈구가 병균을 잡아먹는 작용을 높이고 항체형성에도 도움을 줍니다.

혈액의 흐름을 좋게 합니다

뜸을 뜨면 처음에는 혈관이 줄어들었다가 나중에는 늘어납니다. 뜸의 자극이 혈관을 확장하고 혈관벽의 투과성을 높입니다. 또 뜸을 뜰 때에 혈청 중에 말초혈관을 줄어들게 하는 물질과 심장기능을 촉진하는 물질이 생기며 이 물질이 얼마나 많이 생기느냐에 따라서 혈관이 줄어들거나 늘어나게 됩니다.

뜸을 뜨는 동안 혈압의 변화가 일어나는데 뜨거움을 느낄 때는 혈압이 올라가고 뜨거운 자극이 없어지면 내려갑니다.

소화기능을 도와줍니다

뜸은 소화기 계통의 모든 질환에 좋은 효과가 있습니다. 뜸은 위장운동이 너무 심할 때에는 줄어들게 하고, 부족할 때에는 위

운동을 늘어나게 합니다.

만성 소화기 질환을 뜸으로 치료하였더니 만성 위염과 위궤양에는 치료성적이 72.4퍼센트였으며 위하수에는 치료성적이 87퍼센트였다고 합니다.

내분비선 기능을 조절합니다

뜸은 신경계통과 내분비선 기능을 조절하여 진정작용과 진통작용을 합니다. 뜸은 교감신경 계통을 긴장시켜 갑상선 호르몬이 잘 분비되게 하고 심장박동을 강화하여 혈액순환이 잘되게 합니다.

또 뜸은 통증을 느끼는 신경의 흥분을 억제하고 말초신경을 자극하여 독을 풀어 주기 때문에 통증을 멈추거나 완화합니다.

백혈구나 적혈구를 크게 늘립니다

뜸은 피의 조성 성분에 뚜렷한 영향을 줍니다. 뜸을 뜬 후 약 5분 사이에 백혈구가 늘어나기 시작하여 1~2시간 뒤에는 정상인의 2배가 되며 4~5시간 뒤에는 약간 줄어들었다가 8시간쯤 지나서는 다시 백혈구 수가 늘기 시작하여 2~5배에 이르며 그것이 4~5일 지속되면 백혈구의 움직이는 속도와 탐식기능이 높아집니다.

또 적혈구와 혈색소의 양도 늘어납니다. 한 연구결과에 따르면 뜸을 뜰 때 적혈구는 1~2개월까지는 늘어나고 3개월째부터는 점차 줄어든다고 하였습니다.

또 뜸은 혈액 속의 콜레스테롤 수치를 낮게 하여 동맥경화나 고혈압을 치료하는 작용도 있습니다.

전신의 발육을 좋게 합니다

뜸은 전신의 발육에도 영향을 미칩니다. 토끼를 놓고 실험한 결과 뜸을 뜬 토끼는 뜸을 뜨지 않은 토끼보다 몸무게가 훨씬 늘어났다고 했습니다.

또 뜸은 방사선 치료 때 나타나는 부작용인 백혈구 감소를 회복시킬 수 있습니다. 암환자 40명에게 방사선 치료를 하는 동안 뜸을 떠 주었더니 백혈구 수가 일정한 수 이상으로 유지되거나 늘어났다고 했습니다.

암치료에 간접뜸이 좋은 이유

뜸은 간접뜸과 직접뜸으로 나눌 수 있습니다. 직접뜸은 쑥뭉치를 뜸을 뜨려는 부위에 놓고 불을 붙여 태워서 쑥불이 직접 살에 닿아서 흉터가 남게 하는 방법이고 간접뜸은 뜸을 뜨려는 자리에 어떠한 매개체를 놓은 다음 그 위에 쑥뭉치를 놓고 불을 붙여 흉터가 남지 않게 하는 방법입니다.

간접뜸은 종류가 매우 많은데 소금뜸, 마늘뜸, 생강뜸, 부자뜸, 후추뜸, 뜸대뜸, 뜸통뜸, 뜸침, 전열뜸, 발포뜸 같은 것이 있습니다. 요즈음 유행하는 것으로 간장찌꺼기에서 나온 장석에 홈을 파서 그것을 뜸을 뜨려는 자리에 놓고 그 위에 쑥뭉치를 얹어 태우는 '장석 쑥뜸법' 같은 것이 있습니다.

대체로 직접뜸은 치료효과는 크고 빠르지만 통증이 극심하고, 흉터가 남으며 체력을 크게 소모시킬 뿐만 아니라 잘못하면 부작용이 생기는 등의 단점이 있고, 간접뜸은 효과가 작고 느린 대신 별로 뜨겁지 않고 흉터가 생기지 않으며 부작용이 없는 등의 장점이 있습니다.

직접뜸의 장점과 간접뜸의 장점만을 취할 수 있도록 개량한 쑥뜸법이 심주섭옹이 창안한 링 쑥뜸법입니다. 링 쑥뜸법이란 콩가루와 밀가루를 섞어 반죽하여 만든 지름이 6센티미터쯤 되는 원형 받침대를 뜸을 뜨려고 하는 자리에 놓고 그 위에 쑥뭉치를 놓고 불을 붙여 태우는 것입니다. 또다른 간접뜸은 의료기상구할 수 있고 누구나 손쉽게 활용이 가능하도록 만들어놓은 원형 쑥뜸기로 쑥뜸 부위 전체에 쑥뜸열을 가하는 방법으로 보다 효과적이고 편리하게 쑥뜸을 할 수 있게 고안되어 있습니다. 실제로 쑥뜸을 암치료의 보조요법으로 써 보았더니 회복이 더욱 빨라졌습니다.

뜸 뜨는 데 필요한 재료

쑥

시중의 건재 약방이나 의료기 판매점에서 뜸쑥으로 가공해 놓은 것을 구해서 씁니다. 강화도나 백령도에서 난 싸주아리쑥이 약효가 제일 높다고 합니다.

링 받침대

링 받침대는 뜸불로 인한 화상을 입지 않으면서도 뜸의 효과를 얻을 수 있도록 만든 것입니다. 날콩가루와 밀가루를 7 대 3의 비례로 반죽하여 만들며 만드는 방법은 아래와 같습니다.

- 날콩가루 350그램과 밀가루 150그램을 잘 섞습니다.
- 물을 부어 반죽을 합니다. 너무 질지도 않고 되지도 않게 반죽이 되어야 합니다.
- 반죽을 밥상이나 널빤지 같은 평평한 곳에 놓고 바닥에 밀가루를 살짝 뿌린 다음 홍두깨로 두께가 1.5~2센티미터쯤 되게 밉니다.
- 밀어 놓은 반죽을 지름이 6센티미터쯤 되는 작은 원형 그릇 같은 것으로 찍어냅니다.

- 반죽의 가운데 부분을 지름 2~2.5센티미터 되는 작은 원형 그릇으로 다시 찍어내어 도넛 모양으로 만듭니다. 받침대를 15~20개 정도 만들어야 한 사람이 쓸 수 있습니다.
- 도넛 모양으로 만든 받침대를 평평한 널빤지에 옮겨 그늘에서 4~5일쯤 말립니다.
- 완성된 링 받침대는 바깥지름이 5센티미터, 안지름이 2.5센티미터, 높이가 1~1.5센티미터쯤 됩니다.

나무절구

나무절구는 어린아이 주먹만한 뜸장을 손쉽게 만들기 위한 기구입니다. 뜸장을 손으로 비벼 만들 수도 있으나 시간이 많이 걸릴 뿐만 아니라 일정한 모양대로 만들기가 어렵습니다. 쑥뜸을 오래하기 위해서는 나무절구를 만들어 두는 것이 편리합니다.

- 가로 세로 각 10센티미터쯤 되는 원통꼴의 나무 윗면에 지름 4센티미터쯤 되는 둥근 원을 그립니다.
- 조각칼로 깊이가 6센티미터쯤 되게 원추형으로 파냅니다.

나무막대

뜸장 가운데에 구멍을 뚫어 주기 위한 도구입니다. 뜸장 가운데 구멍을 뚫어 주면 뜸쑥이 탈 때 나오는 연기가 구멍 속에서 대류현상을 일으켜 혈자리 속에 더 많이 흡수됩니다.

길이 10센티미터 지름 5밀리미터쯤 되는 간단한 나무 끝을 원추형으로 뾰족하게 깎으면 쉽게 만들 수 있습니다.

나무막대 대신 몸통에 주름무늬가 있는 볼펜 같은 것을 사용해도 됩니다.

뜸 뜨는 방법

- 쑥을 나무절구에 가볍게 다져 넣고 뜸장 가운데에 나무막대를 꽂아 뜸장을 빼냅니다.
- 뜸장의 둥근 면이 바닥에 닿게 놓습니다.
- 뜸장 1개를 링 받침대 위에 올린 다음 뜸장과 링 받침대에 틈이 생기지 않도록 매만져 줍니다.
- 편하게 누워 신궐(배꼽 한가운데), 관원(배꼽에서 자기 손가락으로 3개 반쯤 아래 지점), 중완(배꼽에서 자기 손가락으로 4개 반 위쪽)과 각 증상에 알맞게 뜸장을 올려 놓은 링 받침대를 올립니다.
- 뜸장에 불을 붙입니다.
- 쑥이 타면서 연기가 나고 살이 뜨거워지는 느낌이 들면 링 받침대 밑에 다른 링 받침대를 끼워 넣습니다. 구멍이 잘 맞게 해서 받침대 사이로 연기가 새지 않게 해야 합니다.
- 뜸장이 타들어 가면서 다시 링 받침대 하나를 더 끼워 넣습

니다.

- 대개 링 받침대를 3개 올리면 뜸장이 다 탈 때까지 견딜 만하지만 간혹 뜨거움을 참지 못하는 사람도 있습니다. 그런 사람들은 링 받침대를 1개씩 더 끼워도 괜찮습니다.
- 쑥이 다 타서 쑥불이 꺼지고 나면 링 받침대 위에 얹힌 재를 털어냅니다.
- 앞에서와 같은 요령으로 각 혈자리에 2장씩을 더 뜨면 기본 석장뜸을 뜬 것이 됩니다.
- 뜸을 마치면 휴지로 혈자리에 묻어 있는 쑥 진액을 닦아냅니다. 물로 씻거나 물을 묻히면 뜸효과가 없어집니다.
- 이와 같은 요령으로 세 군데의 혈자리에 하루에 1～2회부터 시작하여 점진적으로 늘려 나가되 환자의 체력과 적응되는 것을 보아 가면서 조절해 나갑니다.

뜸을 뜰 때 조심해야 할 것들

환기가 잘되는 방에서 방을 따뜻하게 해놓고 뜸 뜨기를 시작해야 합니다. 추울 때 창문을 열어 놓고 뜸을 뜨면 감기에 걸릴 수도 있으므로 조심해야 합니다.

뜸장을 중완, 신궐, 관원과 증상에 따라 여러 혈에 동시에 올려 놓고 뜨되, 한 군데에 1～6장의 범위 안에서 체력에 맞게 조절해서 뜹니다. 처음에는 1～2회씩 뜨다가 차츰 횟수를 늘립니다. 대개 기본 3장씩을 뜨는 데 1시간쯤 걸립니다.

뜸장에 불을 붙일 때는 위에서부터 아래로 붙여 내려와야 합니다. 곧 중완, 신궐, 관원 순서로 불을 붙여야 합니다.

링 받침대는 처음에는 1개를 놓고 뜨다가 뜨거워지면 1~2개를 더 올립니다. 너무 뜨거워 물집이 생기지 않도록 주의하고 물집이 생기면 소독한 바늘 같은 것으로 터뜨려서 물을 빼고 나서 뜸을 뜹니다.

식후 1시간 이내거나 빈속에는 뜸을 뜨지 않는 것이 좋습니다. 또 뜸을 뜨는 동안 술을 먹거나 성관계를 해서는 안됩니다. 또 닭고기, 돼지고기, 찬음식을 먹지 말아야 하며 찬바람을 쐬는 것도 좋지 않습니다.

뜸을 뜨는 동안 가슴이 답답하거나 심장에 이상이 오면 바로 뜸 뜨기를 중단하고 전문가에게 도움말을 구합니다.

뜸을 뜨고 나서 뜸자리가 가려울 때는 3~5일쯤 쉬었다가 증상이 가라앉으면 뜨기를 반복하여 몸에 적응시킵니다. 그렇게 해도 가려움이 멈추지 않을 때는 뜸을 중단하는 것이 좋습니다.

뜸을 뜨고 나서 뜸자리에 남은 쑥진은 휴지로 닦아냅니다. 뜸을 시작하기 전에 먼저 뜬 자리에 남은 쑥진은 휴지나 수건에 물을 묻혀 닦아내도 좋습니다. 뜸을 뜨고 나서 찬음식, 찬물을 먹지 말고 3시간 안에는 목욕을 하지 않는 것이 효과적입니다.

링 받침대 사이로 연기가 새어나갈 때에는 시포로 문질러 틈이 생기지 않도록 하고 또 제일 위쪽 뜸장을 올리는 링 받침대는 한 번 사용한 것을 계속 사용하도록 합니다.

각 증상별 뜸자리

중완, 신궐, 관원혈은 모든 환자의 기본 혈자리입니다(이하 기본혈).

암의 종류	혈자리	
위암	기본혈+거궐, 격수, 비수, 위수	
	간으로 전이	양문, 기문, 장문혈 추가
	황달	지양, 담수, 삼초수 추가
	복막, 장으로 전이	양문, 천추, 수도 추가
	복수가 찰 때	수도, 삼초수, 신수, 대장수 추가
	방광, 자궁으로 전이	중극, 귀래, 자궁, 질변, 노수 추가
	당뇨	비열, 격수, 췌수, 비수, 신수 추가
	뼈로 전이	명문, 신수, 기해수, 방광수 추가
	통증 제거	대포 추가
간암	기본혈+기문, 양문, 간수, 담수, 비수	
폐암	기본혈+신주, 폐수, 고황수, 선기, 중부	
췌장암	기본혈+거궐, 양문, 격수, 비수, 위수	
신장암	기본혈+천추, 경문, 신수, 관원수, 방광수	
골종양	기본혈+천추, 경문, 신수, 관원수, 방광수, 명문	
자궁암	기본혈+중극, 자궁, 명문, 기해수, 관원수, 소장수	
유방암	기본혈+단중, 유근, 견정, 고황, 독수, 격수	
백혈병	기본혈+양문, 기문, 간수, 담수, 신수, 명문	
식도암	기본혈+선기, 옥당, 전중, 격수, 비수, 위수	

암의 종류	혈자리
피부암	기본혈+대추, 신주, 폐수, 고황수
인두암 후두암	기본혈+선기, 화개, 자궁(上), 견정, 고황수, 격수, 담수
임파선암	기본혈+견정, 격수, 담수
갑상선암	기본혈+중부, 단중, 선기, 천돌, 부사, 견정, 폐수, 격수, 대추
소장암	기본혈+양문, 천추, 수도
고환암 방광암 요도암	기본혈+수도, 중극, 귀래, 신수, 소장수, 방광수
담도암 담낭암	기본혈+일월, 간수, 담수, 삼초수, 신수, 대장수
직장암 결장암 대장암	기본혈+천추, 수도, 중극, 귀래, 신수, 기해수, 대장수, 소장수, 방광수, 노수
전립선암	기본혈+중극, 곡골, 귀래, 자궁, 신수, 방광수, 노수
설암	기본혈
뇌암	중완, 신궐, 단전

뜸자리 앞

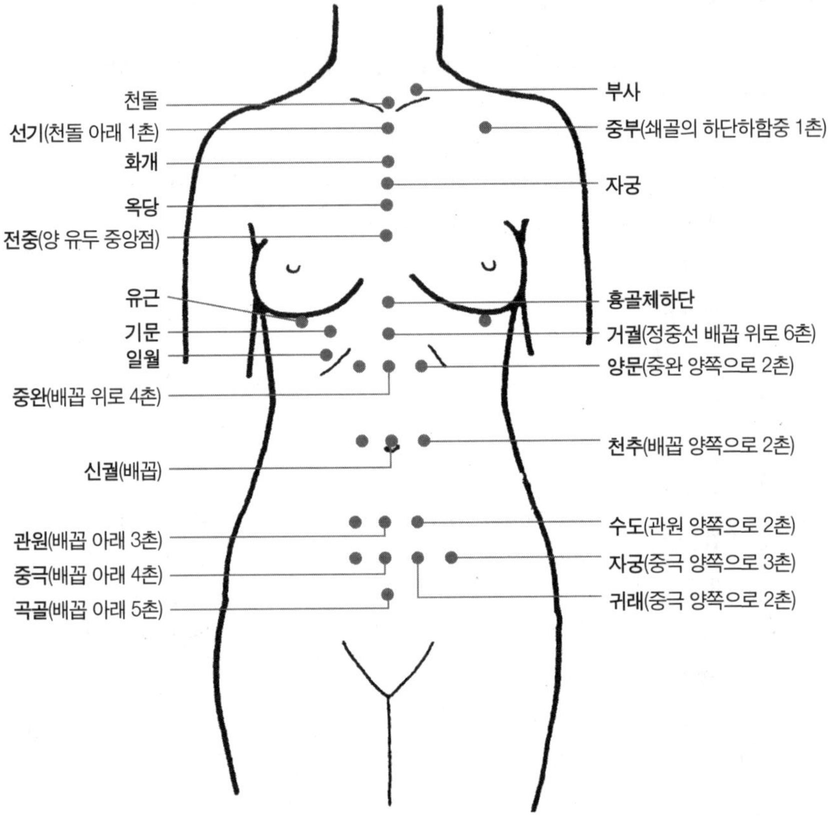

천돌
선기(천돌 아래 1촌)
화개
옥당
전중(양 유두 중앙점)
유근
기문
일월
중완(배꼽 위로 4촌)
신궐(배꼽)
관원(배꼽 아래 3촌)
중극(배꼽 아래 4촌)
곡골(배꼽 아래 5촌)
부사
중부(쇄골의 하단하함중 1촌)
자궁
흉골체하단
거궐(정중선 배꼽 위로 6촌)
양문(중완 양쪽으로 2촌)
천추(배꼽 양쪽으로 2촌)
수도(관원 양쪽으로 2촌)
자궁(중극 양쪽으로 3촌)
귀래(중극 양쪽으로 2촌)

뜸자리 위치 기준

흉골 하단
거궐
중완
하완
신궐
기해
관원
중극
곡골
1/2
1/2
1/2
1/2
3/5
2/5

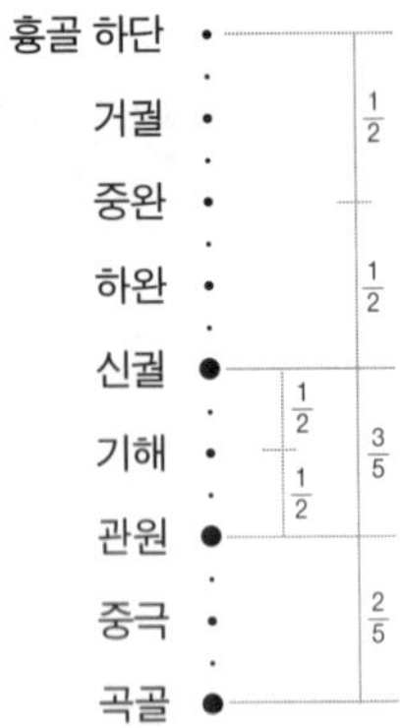

뜸자리 뒤

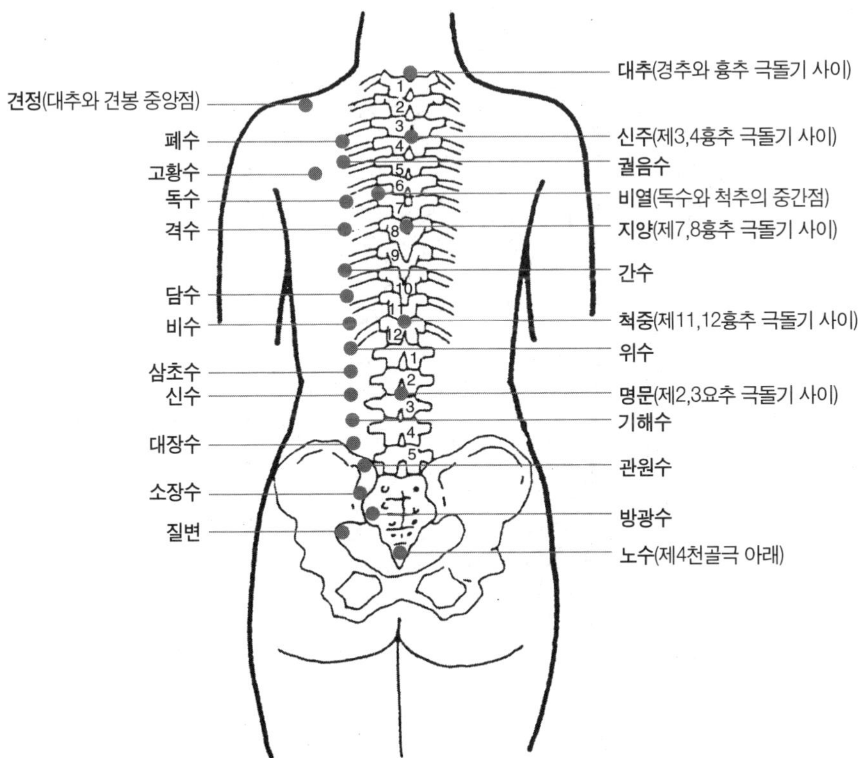

- 폐수(신주양방 1.5촌 거리, 즉 척추 중앙에서 1.5촌 거리), 고황수, 질변은 3촌 거리(1촌〈寸〉은 손가락 1마디 길이)
- 폐수~질변 혈까지는 양쪽에 있음
- 1~12 흉추 번호, 1~5 요추 번호임

뜸자리 옆

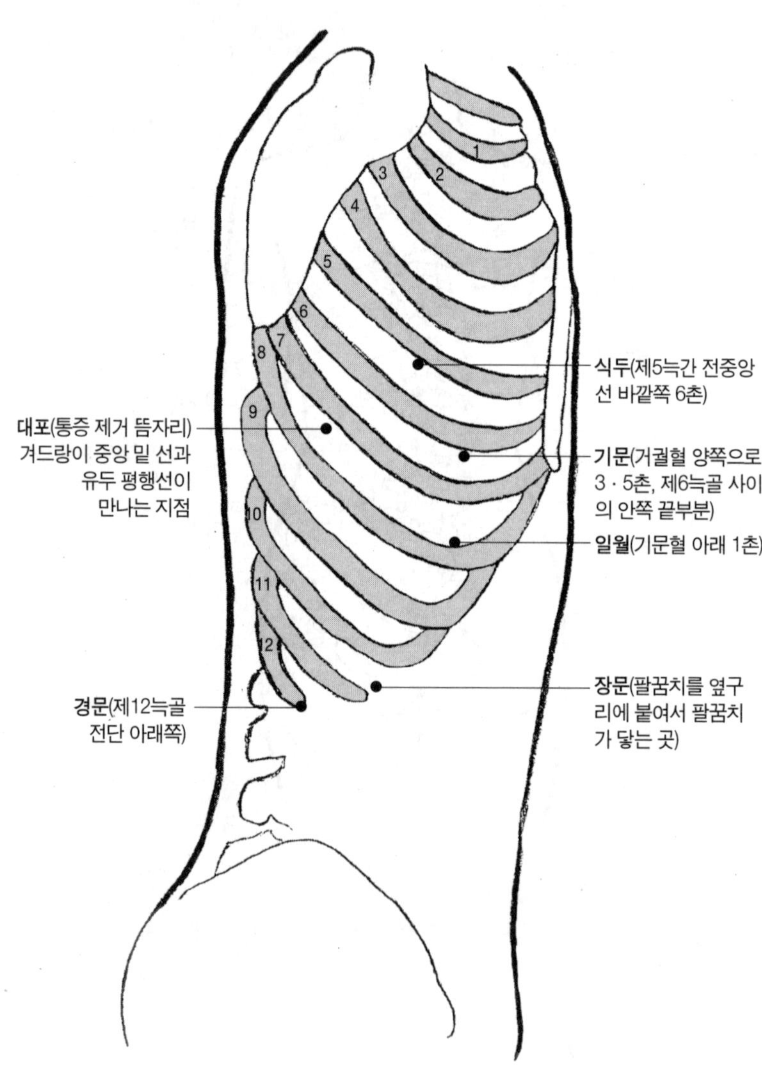
1
2
3
4
5
6
7
8
9
10
11
12
식두(제5늑간 전중앙
선 바깥쪽 6촌)
대포(통증 제거 뜸자리)
겨드랑이 중앙 밑 선과
유두 평행선이
만나는 지점
기문(거궐혈 양쪽으로
3 · 5촌, 제6늑골 사이
의 안쪽 끝부분)
일월(기문혈 아래 1촌)
장문(팔꿈치를 옆구
리에 붙여서 팔꿈치
가 닿는 곳)
경문(제12늑골
전단 아래쪽)

체질에 알맞는 식이요법

음식물은 우리 인간을 비롯한 모든 동물류의 생존에 필수조건이며 이를 적절히 활용하면 건강유지에 많은 도움이 되지만 적절치 못할 경우 서서히 건강이 약화되어 암을 비롯한 각종 질환의 원인이 되기도 합니다. 이처럼 생명의 원천인 음식물과 우리 건강과의 중요성은 아무리 강조해도 지나치지 않습니다.

그런데 우리가 평소 생활에서 선호하는 음식이 사람에 따라 다르게 나타날 수 있습니다. 사람에 따라 체질이 다르며 성격과 장부의 대소, 각종 음식물의 종류별 흡수력도 체질별로 다릅니다. 이렇듯 인체를 분류하여 건강유지 및 투병생활에 도움이 되도록 체질을 네 종류로 분류하여 나눈 것을 4상체질이라 합니다. 체질에 대해 가장 먼저 언급하신 분은 동무 이제마 선생님입니다.

건강이 좋은 사람은 잘 느낄 수 없으나 몸이 약한 사람은 내 몸에 흡수력이 높지 않은 식품을 먹었을 때 소화력이 떨어지는 등의 장애를 느껴 본 경험이 있었을 것입니다. 특히 암이나 난치병 등으로 체력과 소화력이 약한 경우에는 자기 체질을 알고 흡수력이 높은 식품 위주로 식생활을 바꿔 나가면 건강을 회복하는 데 많은 도움이 됩니다.

특별히 몸에 병이 없더라도 평소 체질과 식품의 상관관계를 염두에 두고 생활한다면 무병장수에 좋으리라 생각됩니다. 그렇다고 음식을 편식하라는 게 아니며 흡수력이 높은 식품 위주로 섭취하고 흡수력이 떨어지는 식품은 조금씩 드시면 되겠습니다.

현재 체질분류 방법은 사람의 체형이나 성격, 또는 좋아하는 음식을 보고 감별하는 방법, O링 테스트에 의한 방법, 혈액형별 분류방법 등 여러 방법이 있으나 가장 활용하기 쉬운 방법 두 가지만 소개하겠습니다.

혈액형에 의한 체질분류 방법

소양체질

몸에 화기(火氣)는 지나치게 많고 수기(水氣)는 모자랍니다. 한마디로 열이 많은 체질입니다. 심장의 기능은 튼튼하지만 콩팥의 기능이 약합니다. 대개 혈액형이 O형인 사람이 많습니다.

공해로 인한 독에 매우 약한 편입니다. 보약으로 익모초가 좋고, 성질이 뜨거운 약재인 인삼, 부자, 초오, 녹용, 꿀 등은 좋지 않습니다.

소음체질

소양체질과는 반대로 수기(水氣)는 지나치게 많고 화기(火氣)는 모자랍니다. 신장기능은 왕성하지만 심장의 기능이 모자랍니다. 혈액형은 대개 B형입니다. 몸이 찬 편이므로 성질이 따뜻한 음식이나 약을 먹는 것이 좋습니다. 어떤 약이든 약효가 잘 나타나는 편이며, 인삼, 부자 같은 성질이 뜨거운 약재가 보약으로 좋습니다. 소음체질은 대개 소화기능이 허약합니다.

태음체질

음양오행 학설로 볼 때 목기(木氣)는 지나치게 많고 금기(金氣)는 모자랍니다. 그러므로 간의 기능은 왕성하지만 폐의 기능이 약합니다. 혈액형은 대개 A형이며 폐기능이 약하므로 폐결핵, 폐암 같은 폐질환 및 장질환에 주의해야 합니다. 폐암환자 중 태음인 체질의 환자가 많습니다. 폐기능을 높이는 식품과 약재, 그리고 몸을 따뜻하게 하는 녹용이나 쑥이 보약으로 좋습니다. 또한 목기가 왕성하다 보니 지방간, 간염, 간경화, 간암 등 간계통의 질환에도 주의해야 합니다.

태양체질

태양체질은 매우 드뭅니다. 음양오행 학설로 볼 때 금기(金氣)는 지나치게 많고 목기(木氣)는 모자랍니다. 혈액형이 AB형인 사람 중에 드물게 나타납니다. 좀처럼 병에 걸리지 않으나 한 번 병에 걸리면 여간해서는 잘 낫지 않는 체질입니다. AB형은 체질분류 비율이 태음, 소음, 소양, 태양 순으로 나타납니다.

O링 테스트

요즈음 체질을 알아내는 방법으로 오링 테스트(O-ring test)를 흔히 씁니다. 방법이 간단하여 전문가가 아니더라도 해볼 수 있습니다.

정남향을 향해 서서 어떤 식품을 손에 쥐었을 때 몸에 얼마나 힘이 주어지나에 따라 체질을 알아내는 방법입니다. 왼손에 식품이나 약재를 쥐고 오른손의 엄지와 검지로 동그라미를 만들어 손가락 끝을 붙여 힘을 주고 그 손가락에 걸리는 힘에 따라서 체질을 알아냅니다.

신기하게도 식품이나 약재, 사람에 따라 손가락에 주어지는 힘이 다르게 나타납니다. 이를테면 소음체질의 사람이 쌀이나 감자를 쥐었을 때에는 힘이 세게 주어지지만 보리나 팥을 쥐면 힘이 약해집니다. 또 소양체질인 경우 인삼이나 녹용을 손에 쥐었을 때 힘이 약해지고 영지버섯이나 참외 등을 잡으면 힘이 세집니다.

이 방법은 '같은 성질의 것은 밀어내고 반대 성질의 것은 끌어당기는' 음양의 이치를 극명하게 보여주는 자연계의 한 현상입니다. 자석과 마찬가지로 인체를 구성하고 있는 세포들은 가까이에 다가온 식품의 성질을 스스로 판별하여 온몸의 세포에 이 정보를 전달하여 반응하게 하는 본능적인 능력을 지니고 있습니다. 세포들은 접촉을 통해서 뿐만 아니라 빛, 소리, 또는 마음의 상태에 따라서 각기 다르게 작용합니다.

세포들은 자기가 좋아하는 것과 싫어하는 것에 대해 분명한 반응을 보이고 그 반응이 오링 테스트에 나타납니다. 인체의 각 세포들은 자기에게 도움이 되는 영양분과 물, 산소를 본능적으로 찾고 독, 노폐물, 탄산가스 같은 것은 멀리하려 애씁니다.

세포는 자기가 좋아하는 것이 가까이 올 때 힘을 내고 싫어하는 것이 가까이 올 때 힘을 잃는다는 것이 오링 테스트의 기본 원리입니다.

이 방법은 체질을 알아내는 간단한 방법 중의 하나입니다.

소양인(少陽人)

	흡수력이 높은 식품	흡수력이 낮은 식품
곡물류	쌀, 녹두, 보리, 검은팥, 통밀가루, 유색콩, 모밀, 검은깨, 들깨, 강낭콩, 완두콩	찹쌀, 차조, 수수, 흰밀가루, 붉은팥, 흰콩, 율무, 참깨, 옥수수
채소류	배추, 푸른상추, 시금치, 양배추, 열무, 미나리, 샐러리, 신선초, 케일, 취나물, 오이, 마늘, 무, 연근, 토란, 우엉, 가지, 호박, 쑥, 쑥갓, 냉이, 달래, 씀바귀, 깻잎, 돌나물, 비름, 익모초, 파슬리, 컴프리, 어성초	감자, 고구마, 파, 양파, 당근, 도라지, 더덕, 마, 생강, 카레, 후추, 겨자, 유색상추, 부추
과일류	감, 곶감, 배, 포도, 참외, 수박, 딸기, 멜론, 바나나, 파인애플, 키위, 토마토, 복숭아, 유자, 매실, 살구, 무화과, 잣, 아몬드	사과, 귤, 오렌지, 레몬, 밤, 대추, 호두
고기류	오리고기, 돼지고기, 쇠고기	닭고기, 개고기, 염소고기, 양고기
생선류	새우, 굴, 조개, 게, 재첩, 바지락, 전복, 오징어, 낙지, 문어, 고등어, 청어, 꽁치, 정어리, 멸치, 가자미, 도미, 갈치, 삼치, 참치, 연어, 잉어, 장어, 미꾸라지	조기, 멍게, 해삼
해조류		미역, 김, 다시마, 파래
버섯류	송이버섯, 표고버섯, 팽이버섯, 느타리버섯, 영지, 운지	
기타		인삼, 녹용, 꿀, 화분

소음인(少陰人)

	흡수력이 높은 식품	흡수력이 낮은 식품
곡물류	쌀, 찹쌀, 차조, 통밀가루, 흰콩, 유색콩, 옥수수, 참깨, 강낭콩, 메조, 완두콩	보리, 팥, 흰밀가루, 모밀, 수수, 검은콩, 녹두, 율무, 검은깨, 들깨
채소류	푸른상추, 양배추, 시금치, 파, 양파, 생강, 마늘, 고추, 취나물, 무, 연근, 우엉, 호박, 가지, 감자, 고구마, 열무, 쑥, 쑥갓, 냉이, 달래, 씀바귀, 돌나물, 비름, 부추, 익모초, 파슬리	배추, 케일, 신선초, 유색상추, 미나리, 샐러리, 도라지, 더덕, 당근, 오이, 마, 토란, 컴프리
과일류	사과, 귤, 오렌지, 토마토, 복숭아, 대추, 딸기, 자몽, 레몬, 유자, 살구, 무화과, 호도, 은행	참외, 수박, 멜론, 감, 곶감, 포도, 밤, 잣, 배, 바나나, 파인애플, 키위, 모과, 아몬드
고기류	오리고기, 닭고기, 쇠고기, 개고기, 양고기, 염소고기	돼지고기
생선류	가자미, 도미, 조기, 삼치, 멸치, 연어, 잉어, 장어, 미꾸라지, 해삼	조개, 새우, 게, 굴, 오징어, 낙지, 갈치, 고등어, 청어, 전복, 문어, 꽁치, 멍게, 재첩, 바지락
해조류	미역, 김, 다시마, 파래	
버섯류	송이버섯, 표고버섯, 팽이버섯, 느타리버섯	영지, 운지
기타	인삼, 녹용, 꿀	찬음식, 얼음, 맥주

태양인(太陽人)

	흡수력이 높은 식품	흡수력이 낮은 식품
곡물류	쌀, 통밀가루, 보리, 검은팥, 완두콩, 검은콩, 콩, 호밀, 녹두, 옥수수, 검은깨, 들깨, 모밀, 메조, 강낭콩	찹쌀, 차조, 수수, 흰밀가루, 흰콩, 율무, 땅콩, 붉은팥, 참깨, 참기름
채소류	배추, 양배추, 케일, 푸른상치, 푸른야채, 취나물, 가지, 오이, 토마토, 시금치, 숙주나물, 감자, 우엉, 연근, 토란, 쑥, 쑥갓, 취나물, 냉이, 달래, 씀바귀, 돌나물, 마늘, 비름, 파, 양파, 파슬기, 익모초, 케일, 컴프리	무, 당근, 도라지, 더덕, 마, 열무, 미나리, 샐러리, 유색상추, 부추, 어성초
과일류	배, 감, 곶감, 포도, 귤, 오렌지, 모과, 복숭아, 잣, 살구, 딸기, 바나나, 파인애플, 토마토, 키위, 머루, 무화과	참외, 사과, 밤, 대추, 호두, 은행, 멜론, 수박
고기류		모든 육류
생선류	게, 재첩, 바지락, 전복, 낙지, 문어, 새우, 조개, 굴, 오징어, 꽁치, 멸치, 청어, 고등어, 가자미, 도미, 연어, 바다장어, 조기, 참치	미꾸라지, 민물장어, 잉어, 멍게, 해삼
해조류	김, 미역, 다시마, 기타 해초류	
버섯류	송이버섯, 표고버섯, 팽이버섯, 느타리버섯	영지, 운지
기타		기름진 음식, 꿀, 화분, 인삼, 녹용, 홍차, 커피

태음인(太陰人)

	흡수력이 높은 식품	흡수력이 낮은 식품
곡물류	쌀, 통밀가루, 찹쌀, 차조, 수수, 흰콩, 붉은팥, 유색콩, 율무, 참깨, 강낭콩, 완두콩, 메주콩, 옥수수	보리, 메밀, 흰밀가루, 검은콩 검은팥, 녹두, 검은깨, 들깨
채소류	감자, 고구마, 무, 당근, 도라지, 더덕, 연근, 마, 우엉, 시금치, 호박, 양배추, 푸른상추, 취나물, 마늘, 파, 양파, 생강, 콩나물, 가지, 쑥, 달래, 냉이, 씀바귀, 비름, 돌나물, 파슬리	배추, 케일, 유색상추, 미나리, 신선초, 샐러리, 숙주나물
과일류	사과, 귤, 수박, 밤, 호두, 잣, 은행, 오렌지, 레몬, 유자, 살구, 토마토, 딸기, 복숭아	감, 곶감, 포도, 대추, 참외, 멜론, 모과, 키위, 파인애플
고기류	오리고기, 쇠고기, 개고기, 양고기, 닭고기, 염소고기	
생선류	조기, 가자미, 도미, 삼치, 멸치, 연어, 잉어, 장어, 미꾸라지, 멍게, 해삼	조개류, 게, 새우, 굴, 오징어, 낙지, 갈치, 고등어, 청어, 전복, 꽁치, 참치, 문어, 바지락
해조류	미역, 김, 다시마, 파래	
버섯류	송이버섯, 표고버섯, 팽이버섯, 느타리버섯	영지, 운지
기타	인삼, 녹용, 꿀	

건강식사 조절방법(체질별 음식분류표 참고)

식사 쌀(현미 포함)+강낭콩+메조+옥수수+쥐눈이콩+율무+조+수수+보리 등의 잡곡밥, 또는 죽을 만들어 섭취하되 오래 씹으며 배불리 먹지 말고 소식하는 것이 좋습니다.

염분 모든 음식을 죽염이나 열처리된 소금으로 간을 맞추어서 드십시오. 또는 가정에서 굵은 천일염을 센불로 1시간 이상 볶아서 사용하실 수도 있습니다(소금을 볶을 때 유독가스가 발생하므로 밀폐된 공간에서 볶지 마십시오).

김치 배추, 무, 파 등 모든 채소류는 죽염이나 열처리된 소금을 이용하여 김치를 담그되 발효시켜 드시는 게 좋습니다.

산야초 쑥, 달래, 냉이, 머위, 취나물, 돌나물 등 산과 들에서 자생하는 나물류를 많이 드십시오.

해초류 김, 미역, 다시마 등 해초류도 적절히 드십시오.

버섯류 표고버섯, 느타리버섯, 팽이버섯 등을 항상 식탁에 올립니다.

장류 된장, 간장, 고추장, 청국장 등 장류 식품은 죽염, 또는 열처리된 소금과 맑은 물을 이용하여 재래식으로 만들어서 적절히 섭취하는 것이 좋습니다(콩은 쥐눈이콩을 이용하는 것이 가장 효과적입니다).

고기 쇠고기, 오리고기, 개고기 등 체질에 알맞은 고기류를 적절히 섭취하십시오.

생선 일반 육류보다 체내 흡수력이 높으므로 식탁에 많이 올리는 게 좋습니다.

물 인체에 흡수되는 밥물, 국물, 식수 등 모든 물은 생수나 지하수 등 오염되지 않은 물을 이용하십시오. 식사 중 국물과 식수 등을 가급적 적게 먹고 식후 한두 시간 사이에 물을 마시는 것이 소화력 향상에 도움이 됩니다.

기름 요리할 때는 가능하면 들기름이나 참기름, 또는 올리브유를 주로 사용합니다.

마늘 김치를 담그거나 국(오리탕, 소뼈탕, 다슬기탕, 기타)을 끓일 때, 또는 음식 요리시 마늘을 많이 사용하면 보양효과 및 각종 질환에 대한 저항력을 높여 주므로 활용하십시오.

콩나물 콩나물은 가정에서 생수나 지하수를 이용하여 길러서 먹는 것이 효과적입니다(콩나물 기르는 콩은 가능하면 쥐눈이콩을 이용하는 것이 좋습니다).

수면 저녁에 일찍 자고 아침에 일찍 일어나며 취침 전에 음식을 먹지 않습니다.

운동 항상 몸을 따뜻하게 하고 적절한 운동을 합니다.

많이 활용해야 할 식이요법

암을 비롯한 난치병 환자의 건강회복과 온가족의 건강을 위해 평소 식탁에 올라오는 장류 식품과 산야초, 버섯류, 오리탕, 다슬기탕을 소개합니다.

장류 식품

된장이나 간장, 고추장, 청국장 같은 전통 발효식품들은 우리 겨레의 오랜 지혜가 깃들어 있는 세계에서도 우수한 식품입니다. 이러한 장류 식품에 항암 성분이 있다는 사실은 언론을 통한 학계의 발표가 여러 차례 있어서 많이 알려져 있습니다. 옛 의서에 의하면 장(醬)은 여러 가지 생선이나 채소, 버섯 등을 먹고 중독된 것을 풀어 주고 여러 가지 약으로 생긴 열에 상한 것과 화독을 푼다고 했습니다.

이와 같이 많은 효과가 있는 장류 식품을 더욱더 좋게 만드는 방법을 소개하겠습니다. 염분은 소금 속의 독성이 제거되고 약성을 높인 죽염이 가장 효과적이지만 경제성을 감안한다면 열처리된 소금을 이용해야 합니다. 콩은 일반 메주콩에 비해 쥐눈이콩(鼠目太)이 해독력이 월등하므로 색깔은 검어도 쥐눈이콩(서목태)을 사용하는 것이 효과적입니다.

이와 같이 죽염, 또는 열처리된 소금과 쥐눈이콩을 이용한 장

약성을 높인 된장, 간장 만드는 방법

❶ 먼저 쥐눈이콩으로 메주를 만들어서 장 만들 준비를 합니다. 염분은 반드시 양질의 죽염을 사용해야 합니다.
❷ 약성을 높이기 위해 항암약차 재료를 넣고 끓여서 그 물을 이용하여 장독의 물을 잡습니다.
❸ 이때 유황약오리를 쥐눈이메주콩 1말에 3~5마리 정도 달여서 항암약차 달인 물과 함께 장독에 부어서 만듭니다. 단, 끓인 오리물에서 기름을 제거하고 사용합니다.
❹ 염분의 농도는 일반 장을 담글 때와 같이 죽염을 풀어 높여 나가면서 계란이 4분의 3 정도 물 속에 가라앉으면 적정 농도가 됩니다.
❺ 약재 중 유근피, 생강, 감초, 대추 외에는 구할 수 있는 범위 내에서 사용합니다. 아래 약재를 4~5시간 달여서 이 물을 장독의 양에 알맞게 부어 줍니다.

재료와 양

쥐눈이콩 1말 / 유근피 200g / 겨우살이 100g / 바위손 50g / 청미래덩굴 뿌리 50g / 으름덩굴 50g / 삼백초 50g / 백화사설초 50g / 어성초 50g / 천마 50g / 생강 20g / 감초 20g / 대추 20g

류 식품을 많이 섭취하는 것이 환자의 건강회복은 물론 가족들의 건강유지에도 중요하리라 봅니다.

또한 장류 식품을 만들어 본 경험이 있으신 분은 다음과 같은 방법으로 약성을 높인 간장과 된장을 만들어 먹으면 환자의 건강회복에 많은 효과가 있습니다.

체질 개선에 효과적인 산야초와 버섯

산과 들에서 자생하는 산야초야말로 각종 요인으로 인해 악화된 체질을 개선하는 데 더 말할 나위 없이 좋은 식품입니다.

특히 제철에는 직접 먹거나 녹즙재료로 활용하고 구입이 어려운 철에도 건조된 산야초를 이용하는 등 산야초를 많이 섭취하는 지혜가 필요합니다.

흔히 구할 수 있고 건강회복에 많은 효과가 있는 산야초로는 주로 쑥, 취나물, 냉이, 머위, 돌나물, 민들레 등을 들 수 있는데, 그 외에도 먹을 수 있는 산야초를 식탁에 자주 올리는 것이 좋습니다.

버섯 역시 무공해 자연식품이고 항암효과가 뛰어나므로 암을 비롯한 난치병 치료 환자 및 건강한 사람에게 없어서는 안될 아주 소중한 건강식품으로 여겨집니다.

주로 활용할 수 있는 버섯류로는 표고버섯, 팽이버섯, 느타리버섯, 송이버섯 등을 들 수 있습니다.

오리탕과 다슬기탕을 만드는 방법

암환자에게 고기, 생선류는 해롭다고 주장하는 사람도 간혹 있습니다. 그러나 필자의 경험으로는 암은 체력을 많이 소모시키는 질환이므로 환자의 체력유지를 위해서는 적절히 섭취하는 것이 건강회복에 도움이 된다고 생각합니다.
또 해독력과 보양효과가 뛰어난 오리와 간장과 위장에 좋은 다슬기탕도 환자에게 중요하리라 보여집니다.

오리탕

오리 1마리(머리, 발, 간 포함) / 마늘 5~20통 / 파 2~3뿌리 / 생강 적정량 / 된장, 고추장, 후추 / 머위줄기, 미나리 등 각종 야채류

→ 끓여서 기름을 걷어내고 드시되 식욕이 없으신 분은 국물만 드셔도 됩니다.

다슬기탕

다슬기 1그릇 / 마늘 5~10통 / 된장 적정량 / 파 2~3뿌리 / 생강 적정량 / 죽염

→ 탕을 만들 때 2~3시간 이상 달여서 드시되 재탕하십시오.

죽염요법

죽염의 기원

죽염은 천일염을 대통 속에 넣고 아홉 번을 거듭 구워서 만든 고열처리된 소금입니다. 죽염은 위염, 위궤양, 장염, 장궤양 같은 갖가지 소화기관 질병과 축농증, 비염, 안질 같은 눈 · 코 입 · 귀의 여러 질병, 암, 당뇨와 같은 성인병, 탈모증, 습진, 화상, 상처 같은 갖가지 외과질병에 이르기까지 여러 질병의 예방과 치료에 효과가 있다고 알려져 있습니다.

죽염은 우리나라의 오랜 민간요법의 전통에서 비롯된 것입니다. 본디 우리나라에서는 소금을 볶아서 쓰거나 대통 속에 넣고 한두 번 구워서 체했을 때나 소화가 잘 안될 때, 상처가 났을 때 지혈제나 소독제, 이를 닦는 재료 등으로 써 왔습니다. 이 민간요법은 지금도 우리나라의 여러 지방에 남아 있는데 이렇게 구운 소금을 구염, 또는 약소금이라 불렀습니다.

조상대대로 전해 오던 약소금에서 단서를 얻어 이를 깊이 연구하여 지금과 같은 죽염을 개발한 사람은 1992년에 타계한 민속의학자 인산 김일훈 선생입니다. 죽염이라는 명칭은 그가 1981년에 펴낸 책 『우주(宇宙)와 신약(新藥)』에 처음 나옵니다. 그후 1986년에 나온 책 『신약(新藥)』이 크게 호응을 받으면서 죽염이 세상에 널리 알려졌습니다.

죽염 만드는 방법

죽염은 한반도 서해안에서 난 천일염을 3년 넘게 자란 대를 잘라 만든 대통 속에 다져 넣고 깊은 산에서 파 온 붉은 진흙으로 대통 입구를 막은 다음 쇠로 만든 가마에 넣고 소나무 장작불로 아홉 번을 구워서 만듭니다. 소나무 장작불로 한 번 구우면 대는 타서 재가 되고 소금은 녹으면서 굳어 하얀 기둥처럼 됩니다. 이러는 동안에 대나무 속에 들어 있던 대기름(瀝竹)이 불기운에 밀려 소금 속으로 스며듭니다. 굳어진 소금덩어리를 가루로 빻아 다른 대통에 넣고 굽기를 여덟 번을 거듭합니다. 한 번씩 구워낼 때마다 소금빛깔이 차츰 회색으로 짙어지는데 마지막 아홉번째 구울 때 송진을 뿌리면서 풀무질을 하여 불의 온도를 1천도 넘게 올리면 소금이 녹아 용암처럼 흘러내립니다. 이것이

식어 굳으면 돌덩어리나 얼음덩어리 모양이 되는데, 이것을 먹기 편하도록 가루내거나 작은 알갱이로 만든 것이 완성된 죽염입니다.

죽염을 만드는 주요 재료는 천일염, 대나무, 황토흙, 소나무 장작 등입니다. 모두 우리나라에서 난 것을 써야 합니다. 그것은 우리나라 서해안에서 난 소금에 갖가지 미량 원소가 가장 많고 대나무 또한 우리나라 땅에서 자란 것이 약성이 제일 많기 때문입니다. 요즘은 시중에 잘 만들어진 죽염이 많이 나오므로 직접 만들기보다는 전문회사에서 나오는 질 좋은 죽염을 구입해서 드시는 것이 좋습니다.

죽염이 약이 되는 원리

소금은 사람을 비롯 모든 생물체의 생리에 없어서는 안되는 중요한 물질입니다. 사람은 혈액 속에 0.8퍼센트 정도의 소금이 들어 있지 않으면 생명을 유지할 수가 없습니다. 소금은 세포 안에서 노폐물을 밀어내고 새로운 것을 받아들이는 신진대사 작용을 촉진하고 체액의 삼투압을 일정하게 유지시키며 산과 알칼리의 균형을 이루게 합니다. 사람의 건강을 해치는 가장 큰 원인은 신진대사의 이상입니다. 신진대사가 제대로 이루어지지 않을 때 혈액이 산성으로 되고, 면역성이 떨어져서 암 같은 갖가지 질병이 생길 위험이 높아집니다. 소금은 혈액뿐만 아니라 위액이나 담즙 속에도 포함되어 그 기능을 돕고 있습니다.

그러나 소금 속에는 짠 성분말고 갖가지 미량 원소들이 많이 들어 있는데 이들 미량 원소 가운데는 간수나 비소 같은 몸에 해로운 것들도 들어 있습니다. 소금 속에 이로운 물질과 해로운 물질이 함께 들어 있는 것입니다. 문제는 소금 속에 들어 있는 해로운 성분입니다. 이 해로운 성분 때문에 '소금을 많이 먹으면 건강에 해롭다' 는 식의 이론이 생겨났습니다. 그러나 이런 이론은 소금에 대한 편견에 지나지 않습니다. 가정에서도 열처리된 소금(볶은 소금)을 이용하여 젓갈, 김치, 된장, 간장, 고추장 등을 만들어 드시고 모든 요리에도 열처리를 시켜 인체에 해로운 불순물이 제거된 소금을 드시는 것이 좋습니다.

소금의 질도 문제가 됩니다. 요즘 대부분의 사람들이 먹고 있는 소금은 정제염입니다. 정제염은 천일염인 자연 그대로의 소금이 불결하고 맛이 없다고 하여 자연소금에 붙은 갖가지 미량 원소들을 다 깎아내 버리고 만든 것입니다. 꽃소금, 흰소금 따위로 부르는 정제염은 천일염 속에 붙어 있는 여러 가지 광물질, 곧 유산칼륨, 유산마그네슘, 철, 요드, 금 같은 미량 원소들이 많이 소멸된 소금입니다. 현재 세계 대부분의 나라에서 이 정제염을 먹고 있고, 정제하지 않은 소금은 부분적으로 사용되고 있습니다. 소금은 만년을 가도 썩지 않는 물질이고, 또 살아 있는 세포를 썩지 않게 하는 특징을 지니고 있습니다.

요즘엔 몸에 소금이 부족하여 생기는 질병이 흔히 나타나고 있습니다. 몸 안에 소금이 부족하면 사고력이 둔해지고 나른해지며 잠이 잘 안 오는 등의 생리적 반응이 옵니다. 이같은 증상은 혈액 속에 소금이 부족하여 산소를 체내에 제대로 공급하지 못하기 때문에 생깁니다. 이뿐 아니라 소금 부족이 노인성 치매의 원인이라는 발표가 있고, 또 몸 안의 염분이 부족하면 암에 쉽게 걸린다는 보고도 있습니다. 죽염은 천일염 속에 들어 있는 독을 높은 열처리로 없애고 대나무와 소나무, 황토흙 속에 들어 있는 유익한 성분을 높은 열 속에서 합성한 것입니다. 그러므로 죽염은 몸에 가장 이로운 소금이라 할 수 있습니다. 죽염은 소금이 본디 지니고 있는 특성, 곧 모든 세포가 썩지 않도록 하는 성질을 훨씬 높인 소금입니다. 모든 생명체는 몸 속에 짠 성분이 모자라면 질병에 대한 내성이 약해져 쉽게 병에 걸리게 되는데, 죽염은 바로 이 짠 성분, 곧 염성을 보충하여 갖가지 염증이나 질병을 예방하는 효과가 있습니다.

죽염이 지닌 가장 뛰어난 약성은 탁월한 염증치료 효과입니다. 위염, 위궤양, 십이지장궤양, 대장염, 대장궤양 같은 갖가지 염증과 궤양에도 많은 효과가 있습니다. 암환자들에게 죽염은 없어서는 안될 중요한 식이요법 보조재료입니다. 이는 죽염의 강한 염증치료 작용과 항균작용, 면역증강 작용 때문인 것으로 생각됩니다.

죽염 먹는 방법

암환자는 죽염을 적절히 복용하는 것이 좋습니다. 죽염 속에 들어 있는 갖가지 미량 원소들이 신진대사를 좋게 하고 신체 내의 자연치유력을 높여 줍니다. 죽염은 엷은 회색에 달걀노른자 맛이 약간 나는데 처음 먹는 사람은 몹시 짜서 먹기가 불편하고, 또 구토를 하는 사람도 있습니다. 그러나 습관이 되면 특유의 맛을 느낄 수 있게 됩니다.

죽염을 먹는 제일 좋은 방법은 쌀알만한 크기로 입에 물고 침으로 녹여 천천히 삼키는 것입니다. 이렇게 먹기를 처음에는 틈나는 대로 하루 5~10번 복용하다가 차츰 양을 늘립니다.

항암약차, 또는 생강과 감초를 각각 반씩 넣고 차를 끓여서 그 찻물과 함께 찻숟가락으로 죽염 한 찻숟가락씩 먹어도 됩니다. 약국에서 쉽게 구할 수 있는 활명수나 위청수, 가스명수와 같은 드링크제와 함께 복용할 수도 있습니다.

수시로 죽염을 먹는 것말고 모든 음식의 간을 죽염으로 맞추어 먹는 것도 좋습니다. 이를테면 김치, 간장, 된장, 고추장을 담글 때 소금 대신 죽염을 쓰고, 국이나 찌개, 반찬 등의 간을 맞추는 데 죽염을 쓰는 것입니다.

죽염은 암치료의 보조요법으로 상당한 효과가 있습니다. 신장병 환자는 복용 중에 몸이 붓거나 하면 복용량을 줄이고, 고혈압 환자도 혈압이 높아지지 않는 범위 내에서 적절하게 복용량을 조절합니다. 협심증, 심근경색 등 심장질환을 앓고 있는 환자도 적절하게 복용량을 조절합니다.

또 일반 가정에서 죽염이 비싸서 식용으로 활용하기가 어려울 때는 반드시 고열처리된 소금을 이용하여 젓갈, 김치, 된장, 간장, 고추장 등을 만들고 모든 요리에도 열처리된 소금을 이용하는 것이 건강을 유지하는 데 많은 도움이 됩니다.

마늘요법

마늘은 식품 중에서 높은 항암효과를 지니고 있으면서도 보양 효과와 염증치료 효과가 탁월한 식품입니다. 마늘과 죽염의 약성이 서로 합해지면 항암효과와 염증치료 효과가 높아지고 체력을 돋우는 효과도 아주 좋습니다. 마늘은 밭에서 자란 것이 논에서 자란 것보다 좋습니다. 약성 및 보관성에서도 논마늘보다 밭마늘이 우수하며 수입종보다는 재래종 6쪽마늘이 효과적입니다. 생마늘은 자극이 심하여 많이 먹을 수도 없고 냄새도 많이 나지만 마늘을 익히면 매운맛과 특유의 냄새가 없어집니다. 마늘의 냄새성분은 알리신이라고 하는 단백질 성분입니다. 마늘 속에는 알리나제라고 하는 효소가 들어 있어 이 알리나제가 산소와 접촉하면 알리신으로 변하여 마늘 특유의 냄새를 내는 것입니다. 알리나제 성분은 열에 약해서 열을 가하면 몇 분 사이에 파괴됩니다. 마늘을 익히면 냄새가 거의 나지 않게 되는 것은 이 때문입니다. 그러나 마늘을 먹을 때 냄새가 나지 않더라도 알리인은 몸 안에서 알리신으로 바뀝니다. 그것은 우리 몸 안에 있는 비타민 B가 알리나제의 기능을 대신하기 때문입니다. 익혀서 알리나제가 없어져도 마늘의 알리인은 몸 안에서 알리신으로 변해서 그 효력을 나타냅니다. 그러므로 마늘을 익혀서 먹어도 그 약효에는 변화가 적습니다.

마늘 익히는 방법

- 마늘을 송이째 잿불 속에 넣고 익힙니다.
- 마늘을 전자렌지, 또는 오븐렌지에 조각을 내어 넣고 완전히 익힙니다(껍질을 까지 않은 상태로).
- 마늘을 조각내어 김으로 찝니다(껍질을 까지 않은 상태로).
- 마늘을 조각내어 프라이팬(전기 프라이팬도 가능) 위에 올려놓고 은은한 불로 완전히 익힙니다.

마늘 먹는 방법

마늘을 복용할 때 처음에는 하루에 1~2통을 3~4회 나누어 먹는 것이 좋으며 마늘 복용시 질 좋은 죽염을 구해서 찍어먹는 것이 효과적입니다. 마늘 복용량은 몸에서 흡수되는 대로 1~2일 동안은 하루에 1~2통을 3~5회 나누어 복용하기 시작하여 몸에서 흡수되는 대로 소화력을 감안하여 하루에 1통씩 늘려 나가되 하루 5~15통 사이에서 각자의 몸에 알맞게 복용하시기 바랍니다.

죽염도 처음에는 마늘에 조금씩 찍어서 복용하다 점진적으로 늘려서 드시는 것이 좋습니다. 마늘을 죽염에 찍어서 먹을 경우 혈압이 높은 사람은 혈압이 상승하지 않는 범위 내에서 신장이 약한 사람은 몸이 붓지 않는 범위 내에서 복용하고 심장이 약한 사람도 몸에서 흡수되는 대로 조금씩 복용하여 점진적으로 복용량을 조절해야 합니다.

일부에서는 하루 1통 이상의 마늘 복용은 해롭다는 이론을 제기하는데 익혀서 드시면 전혀 관계가 없습니다. 마늘은 체질에 관계없이 모든 사람한테 흡수력이 높은 식품이며 항암작용 · 항균작용 · 이뇨작용 · 면역증강 작용 · 강심작용이 뛰어나고 쇠약한 체력을 회복하는 데 아주 좋은 식품입니다. 이밖에 음식을 조리할 때 양념으로 많이 넣어서 먹고 국이나 찌개를 끓일 때에도 많이 넣어서 먹는 등 여러 가지 방법으로 많이 섭취하는 것이 좋습니다. 마늘을 복용하면 암환자의 건강회복에도 많은 도움이 됩니다. 또 위염, 위궤양, 장염, 변비 등으로 고생하거나 평소 기력이 약하고 늘 피로를 느끼는 몸이 약한 사람도 마늘과 죽염을 복용하고 느릅나무 뿌리껍질을 달인 물을 식수로 쓰고 꾸준히 운동하면서 노력하면 건강을 회복할 수 있습니다.

마늘의 기원 및 효능

마늘은 유황약오리와 마찬가지로 보양효과가 빼어나게 높은 영양식품인 동시에 항균작용과 항암작용, 소염작용이 뛰어난 식품입니다. 얼마 전에 세계 각 나라의 영양학자들이 오스트레일리아 시드니에 모여 학술회의를 열었을 때 온세상 사람들한테 권장하는 10대 영양식품을 선정하여 공표한 일이 있었습니다. 세계 모든 나라에서 먹는 갖가지 영양식품의 영양가를 조사하여 이를 모두 취합하여 영양가가 많은 순서대로 뽑은 것이지요. 이때 영양가가 많기로 열손가락 안에 뽑힌 것에는 우리나라 사람들이 좋아하는 마늘, 꿀, 들깨가 있었습니다. 이 중에서 마늘은 세계 사람들이 먹는 자연식품 가운데 영양이 많기로 세번째로 꼽혔습니다. 마늘은 암을 비롯한 체력소모가 심한 질병 환자들의 체력을 돋우는 데 단연 효과가 뛰어납니다.

이집트의 피라미드는 세계 7대 불가사의에 드는 위대한 건축물입니다. 피라미드는 수만 명의 노예들의 힘으로 지어졌는데 이 혹독한 노동을 하는 노예들이 체력을 유지할 수 있도록 마늘과 파, 무를 먹였다고 합니다. 지금도 피라미드 벽에는 노예들한테 마늘, 파, 무를 먹였다는 상형문자가 남아 있습니다. 피라미드는 4,500년쯤 전에 지은 건축물임을 미루어 볼 때 아마 마늘은 인류가 제일 먼저 먹기 시작한 식물 가운데 하나일 것입니다.

마늘은 모든 식품 가운데서 항암작용이 가장 높은 식품이기도 합니다. 중국의 상민의(常敏毅)가 펴낸『항암본초(抗癌本草)』에는 마늘추출액이 생쥐의 복수암, 유선암, 간암, 자궁암 등의 암세포를 억제하는 데 상당한 효력이 있으며, 체외에서 배양한 암세포를 억제하는 비율이 70~90퍼센트나 된다고 적혀 있습니다. 또 폐암에 마늘에서 짜낸 즙을 10~30밀리리터씩 하루 두 번씩 복용하여 효과를 보았고, 백혈병에는 혀 밑의 정맥을 잘라 그곳을 마늘로 문지르면 효과가 있다고 하였습니다.

일본의 한 연구기관에서는 마늘을 익혀서 냄새를 없앤 다음 즙을 짜서 암, 지방간 등을 치료하여 상당한 효과를 보았다고 했습니다. 또 살아 있는 암세포를 마늘에서 짜낸 즙에 담갔다가 흰 생쥐들에게 주입하였더니 그 흰 생쥐들 가운데 암에 걸린 것은 한 마리도 없었다고 보고합니다. 소련에서도 두 의사가 마늘로 입술암의 전암 단계인 흰 얼룩점을 치료하였는데 194명 중 184명을 완치하여 그 유효율이 95퍼센트가 되었다고 합니다. 미국의 암학자 위스베그도 마늘추출액을 암환자한테 먹였더니 암세포의 발육이 억제되고 생존기능이 늘어났다고 하였습니다.

마늘의 약효는 매우 범위가 넓어서 여러 다양한 질병과 증상에 두루 뛰어난 효과를 발휘합니다. 중국 명나라 때의 본초학자 이시진이 쓴『본초강목』에는 마늘의 약효에 대해서 이렇게 적혀 있습니다.

"마늘은 기를 내리고 곡식을 삭이며 고기를 소화하고 옹종과 악창(瘡)을 낫게 한다. 짜낸 즙을 먹으면 토혈(吐血)하면서 심장 부위가 아픈 것이 낫고, 달인 즙을 마시면 머리와 목이 뻣뻣하고 허리와 등이 휘는 병을 다스리며 붕어와 함께 알약을 지어 먹으면 각기를 다스린다. 달팽이 가루와 함께 알약을 지어 쓰면 수종을 다스리고 황단(黃丹)과 함께 쓰면 학질과 설사를 고치며 항문 속에 넣으면 변통이 부드러워진다."

『동의보감』에는 마늘의 약성에 대해 이렇게 적혀 있습니다.

"성질이 따뜻하고 맛이 맵다. 옹종을 낫게 하고 풍습을 없애며 장기(氣)를 낫게 한다. 몸이 찬 증상과 풍(風)을 쫓고 비장을 튼튼하게 하고 위를 따뜻하게 한다. 또 곽란을 그치게 하고 온역(瘟疫)과 학질을 고치며 뱀과 벌레에 물린 것을 치료한다."

북한에서 펴낸 『동의학사전』에도 마늘의 약성이 꽤 상세하게 적혀 있습니다.

"비경, 위경에 작용한다. 기를 잘 돌게 하고 비위를 따뜻하게 하며 풍한을 없앤다. 또 온역을 예방하고 벌레를 죽이며 독을 풀고 부스럼을 낫게 한다. 억균작용, 유행성 감기 바이러스 억제작용, 건위작용, 혈압 낮춤 작용, 동맥경화 예방 작용, 항암작용, 면역부활 작용, 이뇨작용, 자궁수축 작용 등이 실험결과 밝혀졌다. 스코르디닌 성분이 세포를 되살리고 항암작용을 한다. 급성 및 만성 대장염, 급성 및 만성 세균성 적리, 아메바성 적리, 저산성 위염, 고혈압, 동맥경화증, 백일기침, 유행성 감기, 피부 화농성 염증, 트리코모나스성 질염 등에 쓴다. 유행성 감기 예방에도 쓴다. 하루 10~20그램을 날것으로 먹거나 짓찧어 먹기도 한다. 외용약으로 쓸 때에는 짓찧어 붙이거나 좌약을 만들어 쓴다. 달인 물로 관장하기도 한다."

마늘을 약으로 쓸 때는 반드시 6쪽 재래종 밭마늘을 써야 효과적입니다. 마늘의 품종은 재래종과 수입종으로 나눌 수 있는데 재래종 마늘이 품질이나 맛이 훨씬 좋습니다. 1970년대부터 원예시험장에서 외국 마늘을 가져다가 좋은 품종을 골라내는 일을 하고 있는데, 외국종 마늘을 우리 땅에서 키우면 해가 지날수록 알뿌리가 작아진다고 합니다. 요즈음 세계에서 마늘이 제일 많이 나는 나라인 스페인에서 들여온 스페인종 마늘이 알이 굵고 쪽이 많아 수확이 많이 나므로 널리 심고 있는데 이것은 재래종에 견주면 맛과 품질이 한결 낮고 약성도 떨어집니다. 외래종 마늘은 매운맛은 재래종 마늘보다 더 강하지만 당분이 훨씬 적게 들어 있어서 단맛이나 감칠맛이 나지 않습니다.

재래종 마늘에는 단양종, 의성종, 서산종, 남해종, 삼척종 등이 있는데 따뜻한 남쪽에서 나는 난지형 마늘과 중부 내륙지방에서 나는 한지형 마늘로 나눌 수 있습니다. 대개 난지형 마늘보다는 중부 내륙지방에서 나는 한지형 마늘이 잘 썩지 않으므로 오래 두고 먹기에 좋습니다.

마늘은 밭에서 키운 것이라야 약성이 높고 오래 두어도 잘 상하지 않습니다. 논에서 키운 것은 쉬 썩으므로 약으로 쓸 때는 밭마늘을 쓰는 것이 좋습니다. 논에는 농약을 많이 치기 때문에 논마늘은 농약성분이 더 많이 들어 있을 수도 있습니다. 밭마늘 중에서도 황토밭에서 키운 것이 가장 좋다고 하는데, 마늘을 구입할 때 뿌리에 황토가 묻어 있는 것을 고르면 황토에서 자란 것이 틀림없을 것입니다.

마늘을 약재로 쓰든 복용하든 굵은 것과 작은 것을 반절씩 쓰는 것이 좋습니다. 굵은 것은 보음작용을 하고 작은 것은 보양작용을 하여 상호 조화가 이루어지기 때문입니다.

난반요법

난반(卵礬)은 백반을 오래 구워 가루낸 다음 오골계 흰자위를 섞어 반죽하여 만든 결정체를 말합니다. 난반은 갖가지 궤양과 염증, 종양을 치료하는 효과가 탁월합니다.

백반은 옛날부터 악창, 종양 같은 것을 치료하는 약으로 써 왔습니다. 『동의보감』에는 백반의 약성에 대해 이렇게 적혀 있습니다.

"성질은 차며 맛은 시고 떫으며 독이 없다. 담을 삭히고 이질을 멎게 하며 음식창과 악창을 낫게 하고 코의 군살을 없애고 갑자기 목구멍이 막힌 것을 낫게 한다. 뼈와 이빨을 튼튼하게 하며 나력, 서루(鼠瘻), 옴 등을 낫게 한다. 여러 가지 헌 데를 낫게 하는데 궂은 것을 없애고 새살이 돋아나게 하는 좋은 약이다."

백반은 습기를 제거하는 작용이 있습니다. 백반을 물에 풀어

종이에 글을 쓰면 그 물기가 마를 때부터 그 글씨에 물이 묻지 않습니다.

백반은 명반석이라는 광석물을 정제하여 만든 것으로 분자구조식은 K2SO4 AL2(SO4) 324H2O입니다. 명반석을 캐내어 잡질을 골라내고 물에 풀어서 거른 다음 끓였다가 식히면 불규칙한 모양의 결정이 생깁니다. 이 결정을 모아서 말린 것이 백반입니다. 요즘은 유산알루미늄과 유산칼륨 같은 것으로 합성하기도 합니다. 백반의 성분은 칼륨, 알루미늄의 유산염 복합염으로 적은 양의 철과 칼슘도 들어 있습니다.

백반은 그대로 약으로 쓰기도 하지만 대개 구워서 고백반으로 만들어 씁니다. 고백반으로 만들면 백반 본래의 성질인 수렴작용이 훨씬 강해집니다.

난반 만드는 방법

난반을 만들기 위해서는 먼저 백반을 구워 고백반을 만들어야 합니다. 백반을 가열하면 자체의 결정수로 인하여 녹습니다. 대개 섭씨 920도에서 녹으며 섭씨 1,000~1,600도에서는 결정수가 완전히 증발되어 가볍고 퍼석퍼석한 덩어리가 됩니다. 고백반을 만드는 방법은 다음과 같습니다.

❶ 백반을 스테인리스 그릇에 넣고 가열하면 곧 녹아서 부글부글 끓습니다. 이때 고약한 냄새가 나므로 반드시 집 바깥에서 작업을 해야 합니다.
❷ 24시간쯤 계속 끓이면 백반의 물기와 독기가 다 날아가고 흰 잿빛을 띠면서 마치 벌둥지 모양으로 퍼석하게 굳습니다.
❸ 이때 한 번 뒤집어서 끓여 물기를 완전히 날아가게 한 다음 퍼석퍼석하게 굳은 것을 꺼내어 식혀서 가루를 만든 것이 완성된 고백반입니다.

난반은 이 고백반 가루에 오골계란 흰자위를 넣어 반죽하여 굳힌 것입니다. 만드는 방법은 다음과 같습니다.

❶ 고백반 600그램에 오골계란 흰자위 13개를 넣고 반죽하면 백반과 오골계 흰자위의 단백질이 서로 화학반응을 일으켜 뜨겁게 열이 나면서 굳어집니다.
❷ 이때 계란의 크기에 따라서 반죽이 너무 질게 될 수도 있고 되게 될 수도 있으므로 적절하게 반죽하는 요령이 필요합니다.
❸ 또 반죽할 때 열이 나서 손을 데일 수도 있으므로 고무장갑을 끼고 반죽해야 합니다. 그리고 많은 양을 한꺼번에 만들어야 열이 뜨겁게 나고 약효도 높아집니다. 이렇게 해서 반죽이 식은 뒤에 딱딱한 덩어리를 가루로 만든 것이 완성된 난반입니다.
❹ 오골계란 대신 보통 달걀이나 토종닭의 알을 쓸 수 있으나, 양계장에서 사료를 먹여 키운 닭이 낳은 계란이나 무정란은 안됩니다. 흰자위를 고백반과 반죽해도 열이 전혀 나지 않기 때문입니다. 놓아먹인 토종달걀은 약간 열이 나고, 오골계란도 사료를 먹여 키운 것보다 놓아먹인 닭이 낳은 것이라야 반죽할 때 열이 더 많이 납니다.

난반 먹는 방법

난반은 맛이 몹시 시고 떫어 그냥 먹기에는 불편하므로 캡슐에 넣어 먹는 것이 좋습니다. 500밀리그램짜리 캡슐에 죽염과 난반을 3 대 1의 비율로 넣어 복용하되 1~3일 동안은 식전마다 1캡슐씩 복용하고 4~5일 동안은 식전마다 2캡슐씩 복용하며 6일 이후에는 식전마다 3캡슐씩 복용합니다.

복용 중 속이 울렁거리면 복용량을 줄입니다. 식전 복용이 불편하신 분은 식후에 드셔도 됩니다.

난반은 위염, 위궤양, 십이지장궤양, 구내염 등 갖가지 염증에 효과가 높을 뿐 아니라, 갖가지 암의 보조요법으로 효과가 높습니다. 난반은 굳은 것을 무르게 하고 새살이 돋아나오게 하는 작용이 있으므로 암환자한테는 꼭 필요한 약입니다.

백반의 항암효과

『본초연의』라는 중국 책에는 백반이 악육(惡肉)을 썩게 하고 새살이 나게 한다고 적혀 있습니다. 악육이란 종양이나 궤양 같은 정상적인 세포조직이 아닌 것을 말합니다. 백반은 상당히 높은 항암활성을 지니고 있는 약재입니다. 일본 오사카의 한 의학연구소에서 실시한 실험에 따르면 백반 열수침출물의 JTC-26

암세포 억제율이 90퍼센트가 넘고 고백반의 JTC-26 암세포 억제율은 70~90퍼센트에 이른다고 했습니다. 또 중국에서도 위암과 비인암, 설암 등에 고백반을 써서 좋은 치료실적을 거두었다고 합니다.

백반은 위암, 식도암, 설암 같은 소화기 계통의 암에 효과가 높다고 합니다. 중국에서의 임상경험을 보면 위암에는 고백반 9그램을 가루내어 식포 180그램을 붓고 5분간 끓여서 맑은 웃물을 마신다고 했고 콧속에 생긴 종양에는 고백반 가루를 돼지기름에 개어 솜에 싸서 콧구멍에 넣는다고 했습니다. 또 설암에는 백반과 동록(銅綠 : 구리에 파란 녹이 슨 것) 각 3그램을 아픈 부위에 뿌리고 따뜻한 식초로 양치질을 한다고 했습니다.

녹즙요법

최근 들어 녹즙에 관심을 갖는 사람들이 늘어나고 있습니다. 녹즙을 꾸준히 복용해 본 사람들의 입을 통해 그 효과가 전해지기 때문입니다.

암환자뿐 아니라 일반인들도 녹즙을 적절히 활용하면 건강회복에 도움이 될 수 있습니다.

몸에 좋다고 무작정 녹즙을 선호하는 것도 무리가 있습니다. 지금은 농약을 비롯한 각종 공해가 극심한 시대이기 때문에 농약을 많이 사용한 녹즙재료의 경우 여과 없이 몸에 그대로 흡수된다고 생각하면 위험한 일이 아닐 수 없습니다.

직접 길러 먹는 것이 좋겠으나 도시인들에게는 이 또한 쉬운 일이 아닙니다. 믿을 수 있는 재료를 구하는 것이 우선 중요한 일입니다. 또 어떤 녹즙재료가 몸에 좋다고 하면 그 한 가지만 고집하는데 이는 바람직하지 않으며 고루 복용하는 것이 효과적입니다.

녹즙을 복용하기 전에 먼저 자신의 몸에 어떠한 녹즙재료가 흡수력이 높은가를 먼저 확인하여 적절한 재료를 선택하여 먹도록 하고 흡수력이 높은 재료를 많이 활용하고 흡수력이 떨어지는 재료는 적게 먹도록 하는 것이 좋습니다.

또 사람이 인위적으로 기른 재료보다는 산야에서 자생하는 쑥, 머위, 미나리, 돌나물, 솔잎 등을 적절히 활용하는 것이 훨씬 효과적입니다.

체질별 흡수력이 높은 녹즙재료

소양인 신선초, 케일, 미나리, 오이, 무, 연근, 열무, 토마토, 배, 참외, 수박, 쑥, 머위, 돌나물, 취나물, 솔잎, 양배추, 익모초, 쑥갓, 수박, 포도, 참외, 딸기, 복숭아, 멜론, 키위, 배,, 파인애플, 바나나

소음인 양배추, 양파, 감자, 연근, 취나물, 쑥, 돌나물, 솔잎, 무, 열무, 쑥갓, 냉이, 달래, 씀바귀, 익모초, 파슬리, 귤, 오렌지, 레몬, 사과, 토마토, 딸기, 복숭아

태양인 양배추, 배추, 시금치, 푸른상추, 감자, 고구마, 연근, 우엉, 오이, 쑥, 쑥갓, 취나물, 냉이, 씀바귀, 달래, 양

파, 익모초, 케일, 솔잎, 귤, 오렌지, 레몬, 파인애플, 토마토, 딸기, 복숭아, 수박

태음인 당근, 오이, 양배추, 시금치, 푸른상추, 감자, 고구마, 무, 열무, 연근, 우엉, 쑥, 쑥갓, 마, 취나물, 냉이, 쑥, 달래, 돌나물, 씀바귀, 솔잎, 귤, 오렌지, 레몬, 사과, 수박, 토마토, 딸기, 복숭아

녹즙 마시는 방법

녹즙을 처음 복용하는 사람은 소주잔으로 1잔 정도씩 1일 3회 복용하다 몸에서 흡수되는 대로 점진적으로 늘려서 복용하는 것이 좋습니다.

특히 소화력이 떨어지는 환자인 경우에는 더욱 소량씩 늘려가면서 복용하고 설사 등 소화장애가 나타나면 복용을 중단했다가 위장이 정상을 되찾으면 복용하고 계속해서 소화장애가 나타날 때는 복용을 중단해야 합니다.

솔잎땀 내기 요법

솔잎땀의 효과

솔잎땀은 솔잎을 자리 밑에 깔고 방을 뜨겁게 덥혀서 땀을 흠뻑 내는 것입니다. 솔잎땀 요법은 피부 속에 있는 염증과 병독을 몰아내고, 새살을 돋아나게 하며 근육과 뼈, 오장육부의 기능을 골고루 강화하는 작용이 있습니다. 솔잎 속에 들어 있는 송진 성분이 뜨거운 열기에 증발되어 사람의 땀구멍 속으로 들어가서 여러 가지 치료효과를 나타내는 것이지요. 암환자는 온몸에 퍼져 있는 해로운 물질을 뽑아내고 새로운 활력을 얻기 위해서 솔잎땀 요법을 자주 하는 것이 좋습니다. 솔잎땀을 한 번 내고 나면 대부분의 사람들은 몸이 가벼워지는 것을 느낄 수 있을 것입니다.

솔잎땀 내는 방법

방바닥에 솔잎을 4~5센티미터 두께로 깔고 그 위에 쑥을 2~3센티미터 깐 다음 다시 솔잎을 2~3센티미터 올려 놓고 덮습니다. 그런 다음 방바닥이 뜨거울 정도로 온도를 올리고 홑이불 위에 속옷만 입고 누워서 이불을 덮고 머리 위에도 수건을 덮어 찬 기운이 들어오지 못하게 한 다음 땀을 흠뻑 냅니다. 황토로 지은 집 온돌방에서 솔잎땀 요법을 하는 것이 제일 좋지만 방바닥 온도를 높일 수 있는 곳이라면 어디에서나 가능합니다.

솔잎땀을 낼 때 주의할 점은 땀을 푹 내고 나서 식힐 때 갑자기 찬 곳에 나가면 안된다는 것입니다. 갑자기 찬바람을 쐬면 한기가 몸 안으로 들어가서 도리어 몸에 해로울 수가 있습니다.

솔잎땀을 내는 가장 쉽고 간단한 방법은 솔잎과 쑥을 전과 같은 방법으로 깐 다음 그 위에 요를 펴고 그 위에서 날마다 잠을 자는 것입니다. 늘 방안에 은은한 솔과 쑥 내음이 가득하고, 날이 갈수록 몸이 상쾌한 것을 느낄 수 있을 것입니다. 이것도 하기 힘들다면 솔잎과 쑥을 안에 갖다 두는 것만으로도 작은 효과를 기대할 수 있겠지요. 솔잎땀을 낼 때 사용한 솔잎은 10~20일에 한 번씩 갈아 주어야 합니다.

솔잎땀 요법은 갖가지 암뿐만 아니라 중풍, 산후풍, 간장질환 등에 보조요법으로 좋습니다.

쑥탕목욕 요법

쑥은 오래전부터 찜질을 하거나 목욕을 할 때 넣는 재료, 곧 입욕제로 많이 써 왔습니다. 쑥탕은 웬만한 목욕탕에는 다 있게 마련이고 쑥찜질을 하는 기구도 여러 가지가 나와 있습니다.

쑥탕은 살결을 아름답게 하거나 신경통, 산후통 같은 데 효과가 좋은 것으로 알려져 있습니다. 쑥향기, 곧 쑥의 정유성분은 마음을 안정시키고 몸 안의 노폐물과 독소를 몸 밖으로 배출해 주는 효력이 있습니다. 몸이 피곤하거나 힘이 없을 때, 여러 가지 만성병에 시달릴 때 쑥탕목욕은 도움이 될 수 있습니다.

쑥탕목욕은 암환자들에게 보조요법으로 권할 만한 것입니다. 암은 뜨거운 것을 싫어하므로 몸을 늘 따뜻하게 하는 것이 치료에 도움이 됩니다. 쑥에는 상당한 항암성분도 있으므로 먹고 뜸을 뜨고 목욕을 하고 냄새를 맡는 등 쑥과 가까이 할수록 좋은 것입니다.

일본에서는 쑥탕목욕이 생활습관이 되어 있고 암치료에 쑥을 많이 이용하고 있으며 민간에서는 쑥을 거의 모든 병에 활용하고 있다고 합니다.

쑥목욕을 하는 방법은 간단합니다. 말린 쑥을 그물망이나 베자루에 600~900그램 넣어서 욕조에 담가 두면 쑥성분이 우러나옵니다. 그렇지 않으면 쑥에다 물을 붓고 끓여서 우러나온 쑥물을 욕조에 부어도 됩니다.

하루에 30분씩 너무 뜨겁지 않을 정도로 물을 데워서 쑥목욕을 하고 나면 몸이 개운해질 것입니다.

호도유 요법

호도기름은 기침을 멎게 하는 데 좋은 효과가 있습니다. 기관지 천식으로 숨이 차고 기침이 나서 눕지 못할 때와 폐렴, 폐암 등으로 인한 심한 기침에 호도기름은 좋은 약이 됩니다.

폐암의 주요 증상 중의 하나가 기침인데 이 기침은 매우 완고하여 기침약을 먹어서는 낫지 않는 경우가 있습니다. 이럴 때 호도기름을 복용하면 기침이 차츰 순해지고 목이 부드러워지면서 차츰 기침이 멎게 되는 효과가 있습니다.

호도는 식료품 보양제입니다. 특히 폐와 신장에 좋은 것으로 알려져 있지요. 옛날부터 신장이 허해서 생기는 요통이나, 폐와 신장이 허약해서 생기는 기침, 유정, 음위증 등을 치료하는 약으로 썼고, 또 몸이 허약할 때 보약으로 많이 썼습니다. 호도를 오래 먹으면 살이 찌고 힘이 생기며 피부가 고와지고 머리칼이 까맣게 된다고 합니다. 또 호도살이 사람의 뇌처럼 생겼기 때문에 호도를 먹으면 머리가 좋아진다고 합니다.

호도의 약성에 대해 『동의학사전』에는 이렇게 적혀 있습니다.

"맛은 달고 성질은 따뜻하다. 폐경, 신경에 작용한다. 신과 폐를 보하고 머리칼을 검게 하며 천식을 낫게 한다. 호도기름은 동맥이 굳어지는 것을 막는다. 신이 허하여 허리가 아프거나 다리가 연약한 데, 천식(폐신허증), 머리칼이 일찍 희어지는 데, 연주창 등에 쓴다. 일반 보약으로 몸이 허약한 데도 좋고 동맥경화증을 예방하는 데도 쓸 수 있다. 하루 9~18그램을 달임약, 알약, 가루약 형태로 먹는다. 외용약으로 쓸 때는 짓찧어서 붙인다. 폐열로 기침하는 데는 쓰지 않는다. 호도나무 잎은 이슬, 옴 등에 달여 쓰며 호도껍질은 약성이 남게 태워서 자궁출혈, 젖알이, 옴 등에 쓴다. 호도나무 가지는 연주창과 옴에, 호도기름은 촌충구제약으로 쓴다. 호도나무 뿌리는 보기약, 늙은이 이쏘기 약으로 쓴다."

호도에는 기름이 50~60퍼센트, 단백질이 18퍼센트, 탄닌이 0.8~4.5퍼센트, 펜토잔이 1~15퍼센트 들어 있습니다. 이밖에도 당분, 무기질, 마그네슘, 망간, 인산칼슘, 철, 비타민 A, B, C, E 등이 풍부하게 들어 있습니다.

『의학 입문』이라는 책에는 호도살의 쭈그러진 모양이 폐의 모양과 비슷하므로 폐를 수렴시키는 작용이 있어 폐기로 숨이 가쁜 것을 치료하고 신을 보하고 허리가 아픈 것을 멎게 한다고 적혀 있습니다.

호도는 장을 부드럽게 하는 효과가 있으므로 변비치료에도 좋습니다. 특히 노인성 변비나 앓고 난 뒤에 오는 변비, 간과 신장이 허약하여 오는 변비에 마자인, 육종용과 함께 쓰면 효과가 매우 좋습니다. 암환자는 변비로 애를 먹을 때가 많은데 이럴 때에도 호도기름이 도움이 됩니다.

호도기름 짜는 법

호도에는 약간의 독이 있으므로 법세를 해서 기름을 짜야 합니다. 호도 속껍질에는 독이 있다고 하여 『동의보감』이나 『향약집성방』『제중신편』 같은 옛날 책에는 속껍질을 벗겨내고 약으로 써야 한다고 했습니다. 그러나 호도의 속껍질을 벗겨내기란 쉬운 일이 아닙니다.

호도는 쌀뜨물로 법제합니다. 쌀뜨물로 법제하는 약재로는 호도말고도 고삼, 사삼, 도라지 같은 것들이 있습니다. 호도를 법제하여 기름을 짜는 방법은 다음과 같습니다.

밥솥에 쌀을 씻지 않은 채로 1킬로그램쯤 넣고 물을 쌀량의 3~4배쯤 부은 다음 열을 가하여 끓입니다. 쌀물이 끓기 시작하면 호도살 2킬로그램을 베주머니에 싸서 쌀물에 충분히 잠기게 넣어 푹 삶습니다. 완전히 익은 뒤에 누렇게 변한 밥과 밥물은 버리고 호도살만 꺼내 햇볕에 말립니다.

이와 같은 방법으로 세 번을 법제해야 호도의 독성이 완전히 없어집니다. 반드시 한 번 법제할 때마다 쌀을 바꿔야 합니다. 또 이렇게 법제한 호도살을 살짝 볶아서 기름 짜는 기계로 기름을 짜거나 기름집에 가서 기름을 짜서 약으로 씁니다. 호도기름은 폐암으로 인한 심한 기침, 천식, 어린이 폐렴 등 갖가지 기침 증상에 탁월한 효과가 있습니다.

호도기름 먹는 방법

처음에는 찻숟가락으로 한 숟가락씩 하루 3~5회 복용하다가 차츰 양을 늘립니다. 한꺼번에 많이 먹으면 소화기능에 이상이 올 수 있으므로 차츰 양을 늘려 나가는 것이 중요합니다.

호도기름은 산화하여 변질되기 쉬우므로 마개를 꼭 막아서 어둡고 서늘한 장소에 보관합니다. 오래 보관할 때는 기름병을 소금 속에 묻어 두는 것이 좋습니다.

황토요법

황토란 무엇인가?

예부터 인간은 흙을 밟으면서 흙과 함께 생활을 했습니다. 그래서 흙을 밟으며 편안함을 느끼고 우리의 몸과 땅이 하나라는 신토불이(身土不二)란 말도 생겨난 것입니다. 그런데 현대화·공업화가 됨에 따라 우리 주변은 아스팔트와 시멘트 등으로 가득 차게 되어 흙을 보기 어렵게 되었습니다.

요즘 들어 부쩍 황토와 관련된 제품이 눈에 띄는 것은 현대화·공업화로 지친 몸과 마음에 대한 위로와 자연에 회귀하고 싶은 욕구의 표현이라고 할 수 있습니다.

황토는 아주 가는 모래가 모여 만들어진 흙(微砂 또는 silt라고도 함)으로서 다양한 광물 입자로 구성되어 있으며, 황토 1그램에는 약 2억 마리 이상의 각종 미생물이 살고 있습니다. 흙 속의 미생물들은 식물의 영양 공급원이 되고 인간의 질병을 치료하는 약품으로 활용되기 때문에 황토를 일컬어 '살아있는 생명체' 라고 부르기도 합니다.

또한 황토 표면은 넓은 벌집구조이고 수많은 공간이 복층구조로 이루어져 있으며 이 스폰지 같은 구멍 안에는 원적외선이 다량 흡수, 저장되어 있어 열을 받으면 발산하여 다른 물체의 분자활동을 자극합니다. 이와 같이 황토에서 발생하는 원적외선은 세포의 생리작용을 활발히 하고 열에너지를 발생시켜 유해물질을 방출하는 광전 효과를 하며, 각종 질환의 원인이 되는 세균의 작용을 약화시키고 혈액 순환이나 세포조직 생성을 촉진시킵니다. 즉 황토는 오랜 세월 동안 태양에너지를 흡수한 규소성 광물, 쉽게 말해 '태양에너지 저장고' 라고 할 수 있습니다.

뿐만 아니라 카탈라아제(Catalase), 프로테아제(Protease), 디페놀옥시다아제(Diphenol Oxidase), 사카라제(Saccharase) 등 인체에 유익한 효소들이 많이 함유되어 있습니다. 이 중 카탈라아제는 흙이 갖고 있는 효소 가운데 가장 높은 활성을 보이면서 노화현상을 불러오는 과산화지질이라는 체내 독소를 중화 또는 희석시킴으로써 노화를 억제하고 젊음을 유지시켜 주는 중요한 효소입니다. 따라서 황토흙을 주거시설과 치료시설에 활용하면 건강한 삶을 유지할 수 있게 됩니다.

황토의 우수성은 『본초강목』, 『산해경』, 『회남자』, 『산림경제』, 『향약집성방』, 『동의보감』 등의 의학서적은 물론이고 이규보의 『동국이상국집』이나 『조선실록』 등의 옛 문헌을 통해서도 살펴볼 수 있습니다.

황토의 여러 가지 요법

원적외선 효과로 성인병 예방

황토를 이용한 한증막은 유익한 원적외선을 복사하여 인체에 흡수되므로 신진대사를 원활하게 해주며 혈액순환이 활성화로 세포활동을 왕성하게 해줍니다.

또한 모공을 통해 몸에 쌓인 독소를 배출하여 노화 방지, 신진대사 촉진, 그리고 각종 성인병 및 난치병의 예방과 치료에 효과가 있습니다.

황토로 인한 주거공간의 활용으로 시멘트문화 탈피

현대 건축물의 대부분을 차지하고 있는 시멘트는 우리 인체에 유해한 알칼리성 성분을 갖고 있습니다. 그러나 황토를 이용한 주거공간 및 입원실은 알칼리성 시멘트 문화를 중화시키며 따뜻하고 습기가 차지 않습니다. 뿐만 아니라 탁월한 흡착력으로 냄새를 없애고 우수한 항균성으로 곰팡이 등 세균의 번식을 억제하여 주거환경에 적합하고 쾌적한 생활공간을 제공합니다.

생명수인 지장수

지장수는 황토를 걸러 받은 물을 말합니다. 황토를 이용해서 가정에서도 손쉽게 사용할 수 있으므로 간단한 방법을 소개합니다.

- 진황토(眞黃土) 20kg 정도를 준비합니다.
- 옹기 물항아리(2말들이 정도) 한 동이를 준비합니다.
- 대소쿠리(지름 60cm 정도) 1개를 준비하는데, 되도록 넓게 벌어진 것이 좋습니다.
- 삼베(대소쿠리를 넉넉하게 덮을 정도)를 준비합니다.
- 소나무 가지로 와이(y)자형 나무를 1개 다듬어 놓습니다.

준비가 다 되었으면 깨끗이 씻은 옹기 입구에 와이자형 막대기를 걸쳐 놓고 소쿠리를 올려 놓습니다. 다음에 삼베를 소쿠리에 넓게 펴서 덮은 다음 그 위에 준비한 황토를 쏟아 붓습니다. 그 다음 맑은 물을 소쿠리에 넘치지 않도록 골고루 천천히 붓고, 걸러진 물이 다 차면 항아리를 따로 옮겨 뚜껑을 덮고 하룻밤을 재운 뒤에 떠서 마십니다.

소쿠리의 황토는 삼베 가장자리를 안으로 접어서 황토를 덮어 따로 신선한 곳에 옮겨 놓습니다. 항아리의 물을 다 먹은 후에 이것을 재탕, 삼탕까지 쓸 수 있습니다.

지장수는 눈이 피로해 눈곱이 끼거나 안질에 걸렸을 때 효과가 좋고 채소나 과일에 잔류된 농약을 씻어내는 데도 화학세제보다 더욱 안전하며 차를 끓이거나 요리할 때 사용하면 맛을 더

해줍니다.

뿐만 아니라 태열이 있는 신생아의 목욕물로 사용하면 신생아의 태열을 해독시켜 줍니다. 수돗물 속의 염소를 황토가 제독하기 때문에 수돗물을 먹는 것보다는 지장수를 이용하는 것이 좋습니다.

야산에서 황토욕법

황토욕법은 온몸의 독을 제거하는 효과가 있습니다. 황토욕법이란 야산에서 흙을 경사지에 1m 정도 파고 그 안에 들어가 목만 내놓은 채 흙으로 온몸을 덮은 후, 휴식을 취하면 되는 것입니다.

시간은 대개 2시간에서 6시간 사이가 적당하며 햇빛이나 바람을 막기 위해 큰 우산으로 얼굴을 가리는 것이 좋습니다. 황토욕을 하기에는 여름철이 좋으며 1년에 1회만으로도 충분히 건강을 지킬 수 있습니다.

황토목욕법

황토목욕은 집안 목욕탕에서 온 가족이 즐길 수 있는 건강법입니다. 무명자루에 황토 한 두 되 정도를 담아서 묶은 다음 이 자루를 섭씨 38~40도 정도의 물이 담긴 욕조에 넣으면 물이 옅은 노란색을 띠는데, 이때 비누로 가볍게 샤워를 하고 욕조에 들어가면 됩니다.

욕조에 몸을 담근 후 15분 정도 지나면 몸이 더워지며 몸 속의 노폐물이 제거되어 피부미용에도 좋습니다.

황토찜질

황토를 무명자루에 5kg 정도 넣어 찐 다음 시간이 지난 뒤 자루가 뜨거워지면 꺼내서 팔, 다리, 등 부분과 같이 아픈 곳에 갖다대거나 베고 누워도 좋습니다. 한번 만든 황토자루는 1주일 정도 사용한 뒤 버립니다.

이 요법은 감기가 걸렸을 때 사용해도 좋고 평상시에도 황토자루를 만들어 등에 대고 하룻밤을 자고 나면 몸이 가뿐해집니다.

황토마사지

황토마사지는 여성들의 미용법으로 사용되는 황토요법입니다. 길이 7cm 정도 되는 작은 가제 주머니를 만든 후 여기에 죽염이나 볶은 소금, 레몬즙, 황토를 섞어 반죽한 것을 집어넣습니다. 세수를 한 직후에 주머니를 얼굴 군데군데에 대고 꾹꾹 눌러주었다가 피부에 흙의 감촉이 느껴지면 떼어냅니다. 황토마사지를 가을 초입에 하면 여름 동안 햇볕에 그을린 피부가 진정되면서 매끈해지는 효과가 있으며 지장수를 이용해도 같은 효과를 볼 수 있습니다.

황토콩나물 기르기

가정에서 전통적인 방법으로 콩나물을 기르되 물에 황토를 약간 풀어서 콩나물을 기르면 콩나물이 황토의 유익한 성분을 흡수하여 건강에 좋습니다. 이 때 숯을 띄워 놓으면 제독 효과가 있어 더욱 좋습니다.

최면요법

최면이란 무엇인가?

최면이란 일정한 암시 조작에 의하여 암시에 걸리기 쉬운 상태, 즉 피암시성이 높은 상태로 이끄는 방법입니다. 최면에 들어가면 잠자는 것같이 보이기도 하지만 수면과는 확실히 구분되는 독특한 상태입니다. 수면에서는 정신이 완전히 주위로부터 고립되지만 최면의 경우는 부분적으로 고립될 뿐입니다. 말하자면 최면은 외부, 즉 최면자만을 접할 수 있게 창문을 조금 열어놓은 상태라고 말할 수 있습니다. 또 한편으로는 의식활동이 감퇴되고 무의식(잠재의식)이 노출되어 있기 때문에 무의식 상태라고 말할 수 있지만 순전한 무의식 상태에 빠져있는 것은 아닙니다.

최면 상태란 무엇인가?

최면 상태란 긴장이 풀려 마음이 평온해지고 머릿속이 텅빈 것 같고 잠이 들어 꿈을 꾸고 있는 것 같은 상태입니다. 그러나 일부 의식이 깨어있어 최면자의 의식이 모두 들리고 현실감각도 어느 정도 느끼고는 있지만 의식 수준이 낮아져서 무비판적이고 주의가 암시에만 극단적으로 집중되어 있는 상태입니다. 근심, 걱정, 불안이 모두 사라지고 정신도 신체도 무통 상태가 되며 굉장히 편안함을 느끼게 됩니다. 최면의 심도가 깊어졌을 경우에는 기분이 매우 황홀해지고 몸이 없어진 것 같기도 하고 몸이 공중에 떠있는 것 같은 부유감을 느끼게 되는 경우가 많습니다. 피최면자는 이 상태가 너무 좋아 계속 머물러 있으려는 사람도 있습니다.

암환자의 최면요법 활용

대부분 암환자는 진단을 받는 순간부터 죽음에 대한 공포에 사로잡혀 절망에 빠지게 되고 식욕과 기력이 떨어지며 병증이 심한 경우 통증이 수반되는 등 시간이 갈수록 환자의 정신적 · 육체적 고통이 가중되는 게 현실입니다. 이러한 암환자에게 최면을 활용하면 어느 정도 정신적인 안정과 수면 장애 통증 경감 등의 효과를 얻을 수 있습니다. 환자가 최면요법을 활용하기 위해서는 먼저 최면을 이용하여 환자의 치료에 도움을 주고 있는 의사나 최면을 활용한 경험이 있는 사람을 찾아 서로 깊이있는 대화를 나누어 신뢰감을 가지고 노력할 때 암환자의 투병생활에 도움이 될 수 있을 것입니다.

수맥과 건강

우리는 주변에서 수맥이 건강에 많은 영향을 미친다는 이야기를 듣게 됩니다.

수맥이란 지하에 일정 규모의 물이 모여서 흐르는 줄기를 말하며 그 생성과정은 여러 가지 학설이 존재하나 지구의 자연작용, 즉 단층작용, 화산폭발, 습곡작용 등으로 생성되거나 오랜 시간 동안 지표수가 서서히 지하로 내려가면서 정화되어 어느 부위에 하나의 줄기를 형성하며 흐르는 것으로 알려져 있습니다.

이 수맥은 우리 몸의 혈관처럼 어디든 퍼져 있으며 24시간 쉬지 않고 흐릅니다. 수맥의 크기는 작은 물줄기를 형성하기도 하고 지상의 하천처럼 거대한 물줄기, 즉 맥을 형성하기도 합니다.

이러한 수맥은 생활용수, 공업용수 등의 지하수로 개발되어 우리에게 많은 혜택을 주고 있으며 없어서는 안될 우리 인류의 중요한 자원입니다.

이처럼 중요한 우리의 자원이 어떻게 활용하느냐에 따라 다른 결과를 보여 줍니다. 즉 수맥 위에 집이나 사무실을 짓고 수맥 위에서 잠을 자거나 사무를 보게 되면 건강에 이상이 올 수 있고 음택(조상의 묘)도 수맥 위에 만드는 것은 좋지 않은 것으로 알려져 있습니다.

이처럼 선과 악이 동시에 존재하는 수맥을 자연의 순리에 맞게 활용하는 지혜가 필요하다고 생각합니다.

수맥이 의심되는 주거 · 사무실

- 취침시 깊은잠이 들지 않는 경우
- 취침시 꿈을 많이 꾸고 자주 깨며 건강이 좋지 않은 경우
- 잠을 자고 나면 몸이 피곤하고 밖에 나가 활동하면 오히려 피로감이 줄어드는 경우
- 아이들이 공부를 하면서 자주 짜증내며 늘 피곤해 하고 오래 앉아 있지 못하며 주위가 안정되지 못하고 산만해 하는 경우
- 계속해서 한 자리에서만 잠을 자는 가족 중 누군가가 현재 건강이 좋지 않은 경우
- 사무실에 출근하여 의자에 앉기만 하면 졸리고 피로감이 누적되는 경우

- 새로 이사하고 나서 전에 없던 위의 경우가 나타날 때
- 집이나 사무실에서 고양이를 기르고 있다면 고양이가 자주 잠을 자는 위치

수맥파를 느끼는 데도 사람에 따라 개인차가 있을 수 있습니다. 이처럼 이익과 피해를 동시에 안겨 주는 지하수맥을 제대로 활용하기 위해서는 지하에 흐르고 있는 수맥을 정확히 알아내어 이에 적절히 대처하는 것이 가장 중요합니다.

요즘은 수맥에 대한 인식이 확산되어 수맥을 전문으로 찾아주는 곳도 있고, 또 지하수를 전문으로 개발하는 곳에 부탁하여 찾을 수 있으므로 수맥검사를 통해 물이 흐르는 곳을 피하여 잠자리와 책상, 의자 등을 배치하는 것이 좋습니다.

시중에 여러 방법의 수맥차단 재료가 나와 있으나 가장 효과적으로 수맥의 피해를 줄이는 방법은 수맥 위에서 잠을 자지 않거나, 오래 있지 않는 것입니다.

수맥을 알아내는 방법

예전에는 주로 지형 등을 이용하는 수맥탐사 방법을 활용하였으나 현재는 많이 발전하여 L로드나 원추봉을 이용하는 방법 등이 있습니다. L로드를 이용하여 수맥을 찾을 때는 L로드를 나란히 잡고 수맥을 지나치면 L로드가 X자로 겹치면서 수맥을 감지

하고, 원추봉을 이용할 때는 수맥 위에서 서서히 떨리는 현상이 나타납니다.

이를 활용하는 방법 등도 서점의 책자를 통해 소개되었습니다. 단 누구나 처음부터 경험 없이 이러한 수맥탐사 기구를 이용하는 것은 무리가 있다고 봅니다.

제대로 수맥을 찾기 위해서는 어느 정도의 경험이 필요하므로 전문가에 의뢰하여 찾는 것이 확실한 방법이며 탐사방법을 배우고 싶은 분 역시 경험이 많은 사람한테서 배우는 것이 적절하리라 생각되므로 수맥탐사 방법에 대해서는 깊이 다루지 않겠습니다.

수맥의 폭을 알아내는 방법

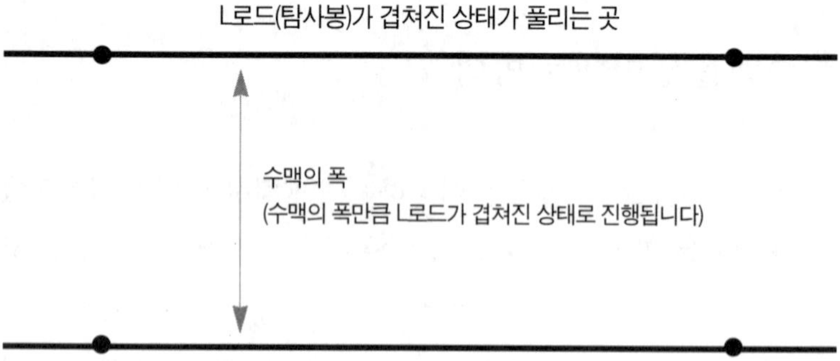

수맥의 흐름을 알아내는 방법

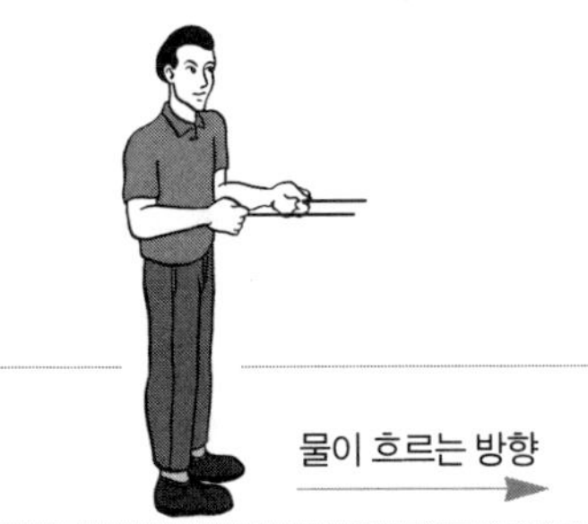

물이 흐르는 방향을 따라갈 때에는
L로드가 수평을 유지합니다

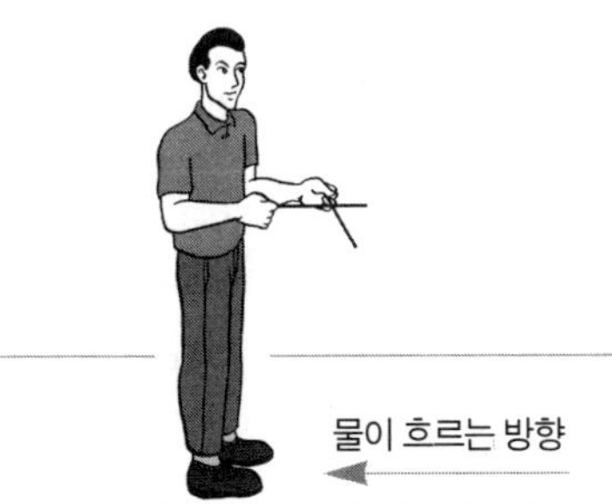

역방향일 경우 L로드가 겹칩니다

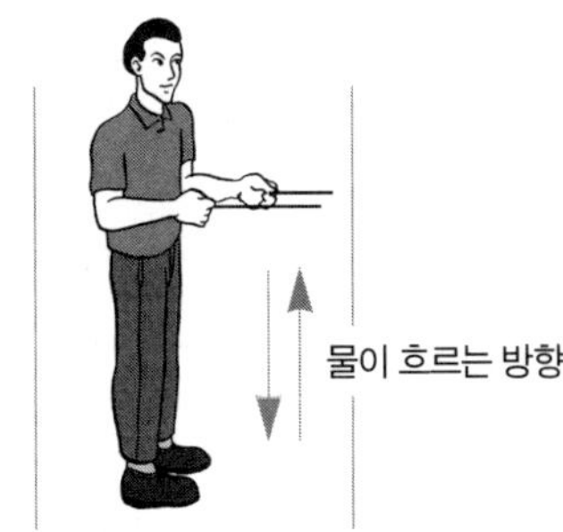

직각을 이룰 때는 L로드가 겹칩니다

적절한 운동

우리 인간을 비롯한 모든 동물은 건강한 삶을 유지하기 위해서는 일정량 이상의 움직임(운동)이 필요합니다. 움직임이 부족하면 맨 먼저 소화력이 약해지고 매사에 의욕이 없어지며 소심해지는 등 건강에 좋지 않은 영향을 미칩니다.

우리가 공휴일 등 휴일에 산행이나 각종 운동을 하게 되면 식욕도 왕성해지고 몸도 가뿐해지지만 비가 오는 등의 사유로 집에 누워 있으면서 TV 시청 등으로 하루를 보내게 되면 식욕과 기력이 더욱 감소하는 것을 느낄 수 있습니다. 몸의 에너지는 소비를 해야 더욱더 강한 힘을 생성합니다. 물론 과중한 업무와 수면부족 등으로 지친 몸은 휴식이 우선이겠지요. 인체는 평소 꾸준한 운동을 통해 단련하고 식욕과 기력이 유지될 수 있도록 노력해야 합니다. 세계적인 장수촌의 사례를 보아도 젊은 사람에서 노인에 이르기까지 열심히 일하고 과욕을 부리지 않으며 순수한 식품을 섭취하고 맑은 물을 먹고 맑은 공기를 마시며 마음을 안정시켜서 스트레스를 쌓이지 않게 하는 것이 무병장수에 선결과제임을 증명하고 있습니다.

특히 환자의 경우 병증으로 인하여 소화력과 몸의 기력이 갈수록 떨어지고 피곤하여 움직이지 않고 편안하게 있으려고 하지만 일부 환자를 제외하고는 대부분 적당한 활동을 하여 몸의 균형을 이루어야 건강을 회복하는 데 도움이 됩니다.

걷기, 등산, 단전호흡, 발 주무르기, 헬스 등 자기 몸에 알맞은 운동을 하여 투병생활에 도움이 될 수 있도록 하고 병이 없는 사람도 더욱더 건강한 생활을 위해 운동을 게을리하지 말아야 되겠습니다.

신앙심

우리는 대부분 암과 같은 난치병을 남의 일로만 여기고 살아가고 있으며 나 자신에게 이런 병이 발견되면 넋을 잃고 방황하게 마련입니다.

그러나 사람이 호랑이에게 물려가도 정신만 차리면 살 수 있다는 말이 있습니다. 이는 아무리 극한 상황이 닥쳐도 넋을 잃지 말라는 뜻입니다. 고민하고 방황하는 사이에 하루하루 인생의 소중한 시간을 헛되이 보내고 있는 것입니다. 가족이나 친지, 또는 주변사람이 뭐라고 위로를 해도 오히려 더 슬프고 괴로워하는 경우도 많습니다.

사람은 어디에선가 와서 현실이라는 삶을 살다가 또다시 어디론가 떠나가게 되어 있습니다. 나 자신이 한순간의 삶을 몇 년이나 더 살았는가보다 얼마나 참된 삶을 살았느냐가 더 중요하리라고 봅니다. 우리 인류사에 있어서 정신적으로 많은 영향을 주고 있는 석가모니, 예수 같은 성인들도 오래 살아서 존경을 받기보다는 자비와 사랑 등 그들의 삶이 존경을 받고 있는 것입니다.

환자 본인은 나로 인하여 온가족이 정신적 경제적 부담을 안고 노력하고 있으므로 항상 감사하는 마음으로 하루하루 열심히 투병생활을 해야 하고 가족구성원 역시 누구나 언젠가는 병, 또는 기타 요인으로 인하여 환자와 같은 길을 가야 한다는 생각을 가지고 정성을 다하는 것이 도리라 생각합니다.

지금까지의 경험으로 미루어보아 신앙심이 깊은 환자와 그렇지 못한 환자의 경우 신앙심이 깊은 환자가 훨씬 병회복이 빠른 것을 느낄 수 있었습니다. 이는 마음의 안정이 환자의 투병생활에 미치는 영향을 나타내는 결과겠지요.

언젠가 50대 후반의 부부가 찾아왔는데 부인이 자궁암 말기 환자로 체력과 식욕이 극도로 떨어지고 잘 걷지도 못하는 중증의 환자였습니다. 그때 같이 찾아온 환자의 남편이 눈물을 흘리며 아내의 삶을 3개월만 연장해 달라고 애원하였습니다. 사연을 들어 보니 남편 자신이 결혼 후 지금까지 30여 년 동안을 주색잡기에(술, 여자, 도박) 빠져 아내가 하루도 편할 날이 없었다며 자신의 삶을 후회하는 것이었습니다. 그래서 아내가 3개월만 삶이 연장된다면 그동안 못 다한 남편 노릇도 하고 여행도 다니고 싶다는 것이 소망이었습니다. 오늘이라는 현실은 내 인생에서 다시 오지 않습니다. 하루하루를 소중히 생각하고 헛된 삶, 먼 훗날 후회하는 삶이 되지 않도록 노력해야겠습니다.

발 주무르기

강에는 반드시 수원이 있듯이 흐르는 물은 그 에너지가 솟아나는 곳이 있어야만 합니다. 한방에서는 이 에너지의 수원지, 즉 경락의 출발점을 솟아나는 우물이라는 뜻으로 정혈(井穴)이라고 부릅니다.

그런데 12개 경락이 모두 손과 발에 모여 있다면 손과 발이 인체의 각 장부에 미치는 영향이 얼마나 큰지 알 수 있는 것입니다.

예로부터 발을 지압하여 각종 질병을 다스려 온 선조들의 지혜도 이 때문이며 각 경혈을 주무르는 것만으로도 온몸의 혈액순환을 좋게 하므로 건강유지에 효과적입니다. 이는 요즈음 전문가들에 의해 책자로 자세히 소개되고 있습니다. 각종 난치병으로 고생하는 환자에게 있어서는 건강회복에 훌륭한 보조치료

요법으로 활용하실 수 있으며, 몸에 병이 없는 사람의 경우에도 더욱 건강한 몸을 유지하는 데 도움이 됩니다. 손에 비해 발 주무르기가 효과가 앞서갑니다.

발 주무르기의 역사는 이미 5천 년 전부터 중국 일부 지역에서 관지법이라 하여 의료가 행해지고 있었다고 전해 옵니다. 또 2천 년 전 한나라 시대에도 족심도법으로 학문적 치료의 체계가 세워져 있다는 것만 보아도 발이 우리 인체에 미치는 영향은 중요하다 할 것입니다.

이 건강법은 누구나 할 수 있습니다. 또 부작용도 거의 없으며 남에게도 해줄 수 있습니다. 요컨대 피하, 근육, 힘줄을 주물러서 혈액순환을 좋게 하고 오염원을 운반하여 배설하게 하는 것입니다.

반사구가 있는 곳뿐만 아니라 발 전체를 잘 주무르고 무릎 위 10센티미터까지 주물러서 혈액순환을 좋게 합니다. 발 주무르기를 시작하여 꾸준히 실시하면 15일 이후부터 서서히 효과가 나타납니다. 조금 효과를 보았다고 중단하지 말고 매일 시간이 날 때마다 실시하여 생활화하는 것이 좋습니다. 여러 가지 질병으로 고생하는 환자의 경우에는 더욱더 열심히 노력해야 합니다. 발 주무르기를 할 때 주의할 점과 발 주무르는 방법을 살펴보면 다음과 같습니다.

- 발 주무르기도 모든 운동과 마찬가지로 식후 1시간 이내에는 피하는 게 좋습니다.

- 먼저 왼쪽 발을 주무른 다음 오른쪽 발을 주무릅니다.
- 발가락 사이까지 구석구석 주물러 줍니다.
- 발바닥 전체, 발목에서 무릎 위쪽으로 점진적으로 주물러 올라옵니다.
- 발 주무르기를 할 때 몸에 병증이 있는 반사구를 많이 주물러 주고 그 외 전체를 점진적으로 주물러 줍니다.
- 발 주무르기를 할 때 시간은 보통 양쪽 발을 합해서 20~30분 정도 실시하는 것이 좋으며 발 주무르기가 끝나면 따뜻한 물을 마셔서 몸 속의 노폐물을 외부로 배출시키는 기능을 도와주는 것이 효과적입니다.

오른쪽 발바닥 대응부위도

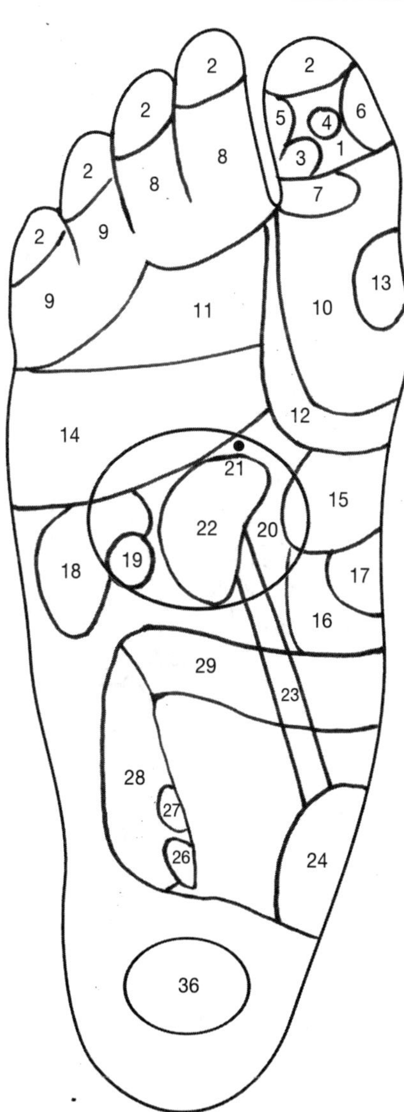

1. 머리(뇌), 좌반구
2. 이마(좌반구)
3. 뇌, 작은뇌
4. 뇌하수체
5. 삼차신경(왼쪽)
6. 코
7. 목
8. 눈(왼쪽)
9. 귀(왼쪽)
10. 갑상선
11. 승모근(목, 어깨)
12. 갑상선(식관)
13. 부갑상선
14. 폐와 기관지
15. 위
16. 십이지장
17. 췌장
18. 간
19. 쓸개
20. 복강신경
21. 부신
22. 신장
23. 수뇨관(요도관)
24. 방광
26. 맹장
27. 회맹판
28. 숭결장
29. 횡결장
36. 생식선(난소 또는 고환)

왼쪽 발바닥 대응부위도

1. 머리(뇌), 우반구
2. 이마(우반구)
3. 뇌, 작은 뇌
4. 뇌하수체
5. 삼차신경(오른쪽)
6. 코
7. 목
8. 눈(오른쪽)
9. 귀(오른쪽)
10. 갑상선
11. 승모근(목, 어깨)
12. 갑상선(식관)
13. 부갑상선
14. 폐와 기관지
15. 위
16. 십이지장
17. 췌장
20. 복강신경
21. 부신
22. 신장
23. 수뇨관(요도관)
24. 방광
25. 작은창자
29. 횡결장
30. 하행결장
31. 직장
32. 항문
33. 심장
34. 지라
36. 생식선(난소 또는 고환)

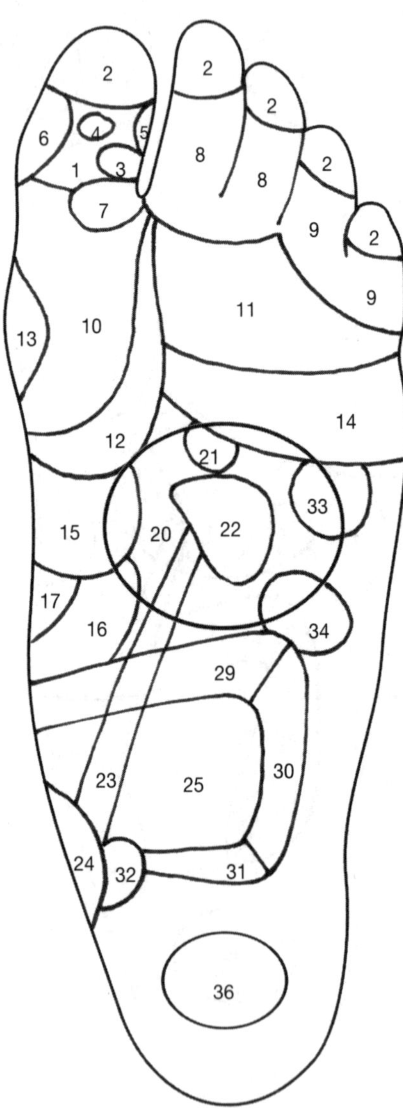

발 안쪽 대응부위도

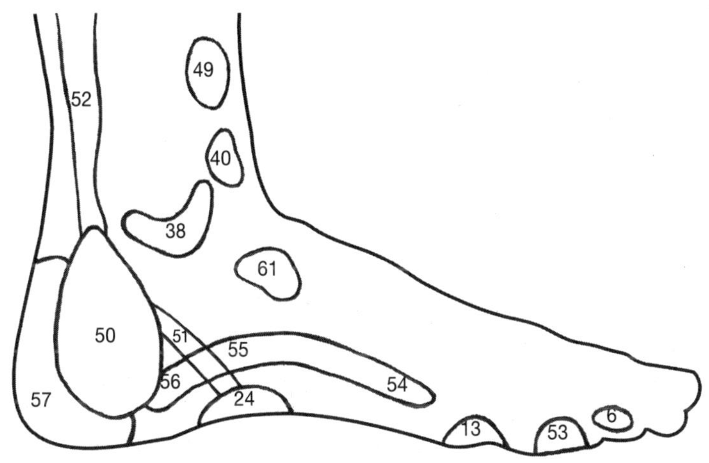

6. 코
13. 부갑상선
24. 방광
38. 엉덩이 관절(고관절)
40. 임파선(복부)
49. 넓적다리
50. 자궁, 전립선
51. 음경, 요도, 질
52. 항문, 직장(치질)
53. 목의 경추
54. 흉추
55. 요추
56. 미저골(선골, 미골)
57. 꼬리뼈(안쪽)
61. 늑골

발 바깥쪽 대응부위도

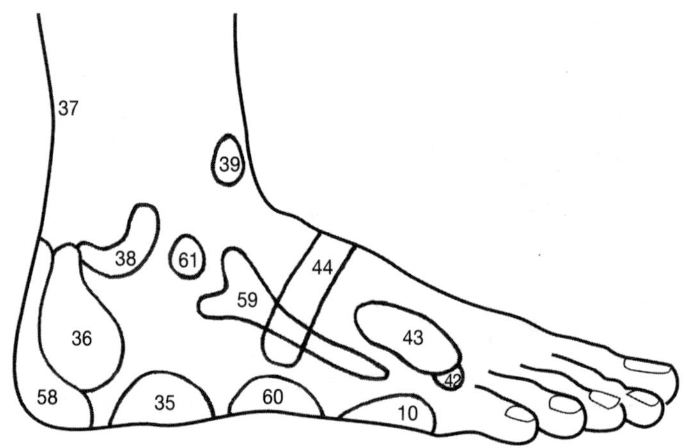

10. 어깨
35. 무릎
36. 생식선
37. 하복부
38. 엉덩이뼈(고관절)
39. 임파선
42. 평형기관(속귀미로)
43. 가슴
44. 횡경막
58. 좌골신경
59. 견갑
60. 팔뚝관절
61. 늑골

발등 대응부위도

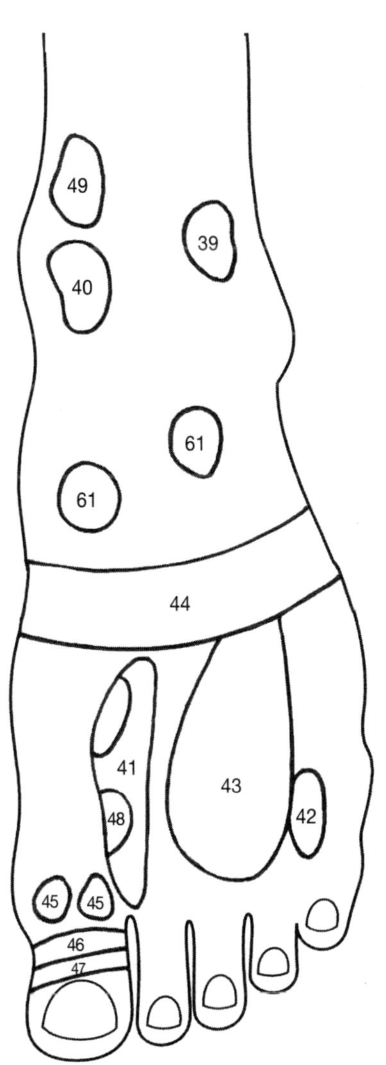

39. 임파(윗몸)
40. 임파(배)
41. 임파(가슴)
42. 평형기관(속귀미로)
43. 가슴
44. 횡경막
45. 편도선
46. 아래턱
47. 위턱
48. 인후, 기관지, 성대
49. 넓적다리
61. 늑골

항문 조이기

항문 조이기도 예로부터 내려오는 선조들의 건강비법입니다.

항문에 힘을 집중하여 조이기를 시간이 나는 대로 수시로 실시하면 건강 증진, 소화력 향상, 치질 예방, 변비 개선, 요실금 개선, 정력 증강 등 많은 효과를 느낄 수 있습니다.

특히 사무실 의자에서 생활하며 운동시간이 부족한 현대인들에게는 더없이 좋은 건강을 지키는 방법이 됩니다. 또 흔히 느끼는 남성들의 정력 부족 및 조루증 개선에도 좋은데, 평소 단전호흡과 항문 조이기를 열심히 하면 3~4개월이 지나면서 많은 효과를 기대할 수 있습니다. 특히 여성들의 요실금과 저하된 자궁 및 방광기능의 정상 회복에도 효과가 좋습니다.

기공

기공수련을 꾸준히 실행하면 마음이 안정되고 건강도 회복되는 효과를 얻을 수 있습니다. 기공수련 방법도 여러 종류가 있으며 특히 중국에서 전해 오는 일부 기공요법의 경우 곰, 학, 사슴, 범, 원숭이의 움직임을 따라 하는 기공으로 암 등 난치병에 효과가 많은 것으로 알려져 있습니다. 기공수련의 효과는 보통 3~4개월 후부터 나타나기 시작하며 기공수련을 꾸준히 하면 몸 안에 산소공급량이 늘고 입 속에 침이 많아지며 인체의 기를 경락에 운행시켜 기혈의 흐름이 원활해져 몸의 면역능력을 강화하는 효과가 있는 것으로 전해집니다. 기공수련을 처음 시작할 때는 단전호흡과 마찬가지로 수련경험이 있는 사람이나 전문 수련원에서 기초를 제대로 익히는 것이 중요하며 꾸준히 노력하는 것이 심신의 건강을 회복하는 지름길이라 생각됩니다.

단전호흡

단전호흡이란 우리 선조들이 무병장수를 위해 활용해 온 건강 수련법입니다. 어떤 사람은 도를 통하려고 단전호흡을 무리하게 하여 오히려 건강을 해치는 경우도 있다고 합니다.

단전호흡은 인체 내의 선천원기(先天元氣)인 생명력을 활성화하는 내공법(內功法)으로써 단법(丹法)을 수련하는 기본적인 필수조건입니다. 인체는 원기(元氣)가 운용(運用)됨으로써 활동하게 되며 이 원기가 생성되는 원천이 단전(丹田)입니다. 사람은 단전에 힘이 있어야 생기가 넘쳐흐릅니다. 단전의 기능이 완전하면 왕성한 원기로 인하여 넘치는 활력과 생명력이 작용하여 건강한 삶을 유지하게 됩니다. 이 단전이 정상적인 기능을 유지할 수 있도록 하기 위한 수련이 단전호흡입니다. 평소 꾸준한 단전호흡 수련을 통해서 단전의 기능을 회복시켜 정상적으로 작용하게 함으로써 사람이 본래부터 지니고 있는 강한 생명에너지를 더욱더 활성화시키는 방법입니다.

이러한 단전호흡은 암을 비롯한 각종 난치병으로 고생하는 환자들의 몸과 마음을 동시에 다스리는 아주 적절한 방법입니다. 또한 환자가 아닌 건강한 사람도 꾸준히 단전호흡을 하면 건강에 대한 자신감은 물론이고 평소 느끼지 못했던 새로운 자아를 발견하는 계기가 될 것입니다.

단전이란 배꼽 아래 3치 부근을 말하며 그 부분으로 호흡을 하라는 뜻입니다. 단전호흡 방법이 잘못되면 부작용이 따를 수 있으므로 처음 단전호흡을 시작할 때는 수련원에서 전문가로부터 기초를 잘 배워서 처음부터 제대로 된 수련을 하는 것이 중요합니다.

단전호흡의 효과

단전호흡 수련을 꾸준히 하면 다음과 같은 효과를 거둘 수 있습니다.

- 마음이 안정되고 정서가 순화되며 신경성 질환이 개선되는 등 정신력 강화로 건전한 정신을 갖게 됩니다.
- 기력이 증진되며 신진대사가 촉진되고 체질이 개선되는 등 신체의 발달로 건강한 신체를 갖게 됩니다.

- 정력과 뱃심이 생기며 전신에 활력이 넘치고 생명력이 충만하여 모든 일에 자신감과 확신감을 갖게 됩니다.
- 기혈의 순환과 내분비 작용이 촉진되는 등 오장육부의 기능이 정상적으로 활성화됩니다.
- 각종 난치병 환자의 건강회복은 물론 만성 피로, 소화불량, 스트레스 해소뿐 아니라, 정신집중, 잠재능력 개발 등 자아의식 확대에도 많은 효과가 있습니다.

단전호흡 수련에 임하는 자세

- 서두르지 말고 여유 있게 수련에 임할 것
- 대소변은 수련 이전에 볼 것
- 음주를 했을 때는 단전수련을 하지 말 것
- 과식하지 말고 충분한 수면을 취할 것
- 다사다언(多思多言)을 피하고 내기(內氣)를 기를 것
- 단전수련시 허리띠를 졸라매지 말고 장신구(시계, 반지, 안경 등)를 착용하지 말 것
- 수련시 마음을 편히 갖고 욕심부리지 말며 자연스럽게 할 것
- 신비한 이상현상에 현혹되거나 욕심을 부리지 말고 무심상태에서 자연의 순리대로 따라 할 것
- 항상 겸손한 마음과 행동으로 세상 모든 일과 모든 사람에게 감사하는 생활을 할 것

단전호흡 수련방법

단전호흡 수련방법은 여러 가지가 전해져 오고 있는데, 여기서는 우리 선조들의 전통적인 수련법을 이어 가고 있는 국선도(國仙道) 단전호흡 수련방법을 소개하고자 합니다.

이 수련법은 종교적인 치우침이 전혀 없는 우리 민족 고유의 수련법입니다. 단 여기 소개되는 내용만을 가지고 단전호흡 수련을 따라 하기는 무리가 있다고 여겨지기 때문에 처음에는 수련원의 지도자나 수련경험이 있는 사람의 지도를 받는 것이 중요하리라고 봅니다. 단전호흡 수련은 항상 머리와 허리를 곧게 펴고 단전에 힘을 모으며 자연스럽게 행해야 됩니다. 또한 전문 수련시간 외에 평소 일상생활에서 무리 없이 자연스럽게 이루어지는 것이 효과적입니다.

일반인의 호흡(呼吸)은 보통 10초 이내이므로 들이마시는 데 5초, 내쉬는 데 5초부터 시작하여 일정한 시간이 지나면서 자연스러워지면 시간을 배로 늘려 나갑니다. 열심히 수련을 하면 1년 이내에 들숨과 날숨이 각 10초씩에 이르게 되지만 절대 욕심을 부리지 말고 내 몸에 맞게 순리대로 행해야 됩니다.

단전호흡시 흡지호지(吸止呼止)는 들이마시고 멈추고 내쉬고 멈추는 것이 아닙니다. 흔히 단전호흡시 부작용은 이와 같이 호흡을 억지로 멈추는 데서 비롯되는 경우가 많습니다. 흡지호지를 억지로 멈추면서 하게 되면 마음과 신경의 근육에 경직이 풀리지 않고 오히려 가중되는 수가 많습니다. 이 경우 기가 상하기 쉽고, 따라서 탁혈이 생기는 결과를 낳게 됩니다. 제대로 된 흡지호지는 포물선처럼 들이마시고 머무르는 듯하고 내쉬고 머무르는 듯하는 것입니다. 여기서 지(止)는 그치거나 멈춘다는 뜻이 아니라 머물게 한다는 뜻으로 이해해야 됩니다. 이렇게 숨을 들이마시고 머무르는 듯할 때 마음이 더욱 트이고 기운의 순환도 활발해지며 증강됩니다. 또 내쉬고 머무르는 듯할 때 속에서 뭉클한 기운은 간직하면서 내쉽니다. 몸 속에 있는 잔숨까지 내쉬면서 상체에 긴장되어 있는 부분들을 이완시키는데 마치 줄을 늦추듯이 풀어 주어야 합니다. 이때 몸 안에 경직되어 있던 마음과 신경근육이 풀어지고 또다시 숨을 들이마실 때는 간직한 기

적절치 못한 단전호흡 수련방법

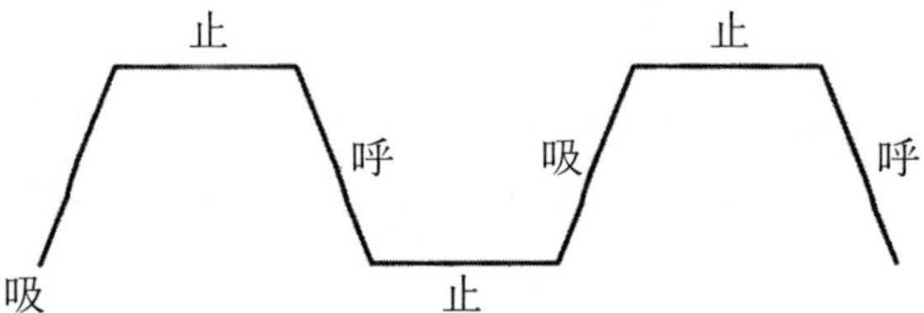

적절한 단전호흡 수련방법

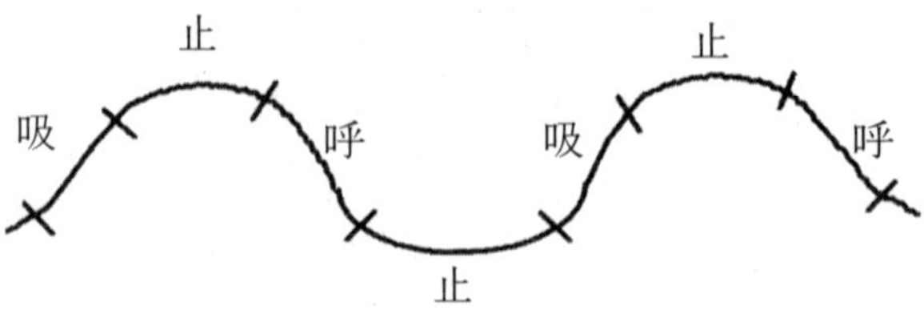

운을 바탕으로 합니다. 이러한 과정에서 기운은 점차 모아지고 쌓여서 축기가 됩니다. 흡지호지를 2단 호흡이라고 하는데, 정신적으로는 집중력이 더욱 높아지고 심리적으로 긴장된 상태가 눈 녹듯이 자연스럽게 풀어지며 육체적으로 경직된 근육이 더욱 잘 풀리면서 기력이 더욱 증진되는 효과가 있습니다.

단전수련 방법은 여러 종류가 있으나 이 책에서 동작으로 소개하는 수련방법은 국선도 단전호흡 수련방법이며 수련순서는 먼저 준비운동을 하고 중기단법 전편수련을 한 다음 정리운동을 합니다. 수련의 단계가 어느 정도 깊어지면 중기단법 후편으로 넘어갑니다. 호흡수련의 중기단법(전후편) 한 동작당 수련시간(1~25번)은 대략 1분 20초 정도이며 자신의 몸에 알맞게 조절합니다.

여기에 소개하는 국선도 단전호흡 수련방법은 수련 도중 여러 가지 신체적 변화가 있을 수 있으므로 반드시 국선도 수련원이나 수련경험이 많은 사람에게 지도를 받는 것이 중요하며, 무리하지 말고 자기 몸에 알맞게 점진적으로 수련에 임하는 것이 좋습니다.

준비운동

	동작그림	동작설명
1	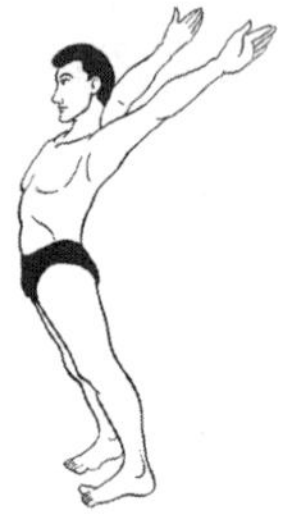	두손을 머리 위로 수직으로 뻗치고 윗몸을 뒤로 젖혔다가 앞으로 숙이고 두손을 동시에 바닥에 댄다.
2	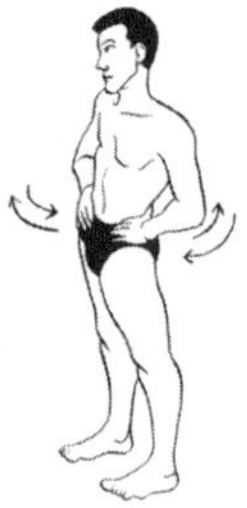	두손을 옆구리에 대고 궁둥이를 왼쪽으로 세 번, 오른쪽으로 세 번 돌려 준다.
3	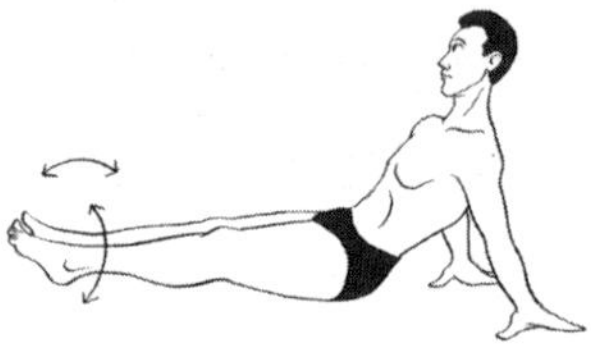	두발을 천천히 뻗고 앉아서 두손을 뒤로 돌려 바닥에 대고 양발목을 굽혔다 폈다 네 번 한 다음 발목을 왼쪽으로 네 번, 오른쪽으로 네 번 돌려 준다.
4	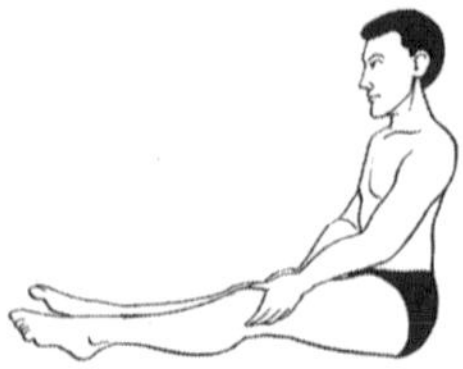	두발을 길게 뻗고 앉아 손이 닿는 부분의 혈점(穴點)을 누르거나 각 처를 가볍게 두드려서 기의 순환을 도와준다.

	동작그림	동작설명
5	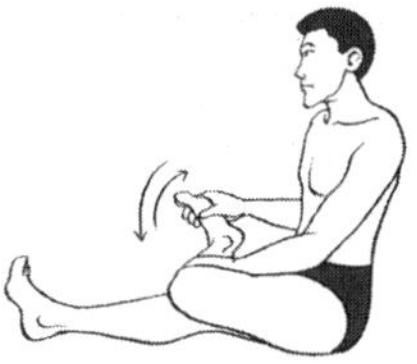	오른발은 뻗고 왼발은 오른쪽 무릎 위에 올려놓은 뒤 왼손으로 왼쪽 발목을 잡고 오른손으로 왼쪽 발가락을 감싸쥐고 발목까지 뒤로 젖혔다 굽혔다를 네 번 하고 나서 발목을 돌려 준다.
6	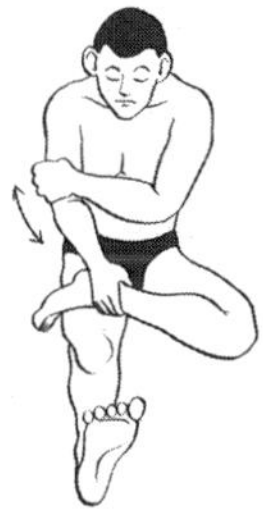	5번과 같은 자세로 앉아서 왼손으로 오른쪽 발목을 잡고 용천혈(湧泉穴)과 발바닥의 움푹한 부분을 두드리든가 용천혈을 눌러 준다.
7	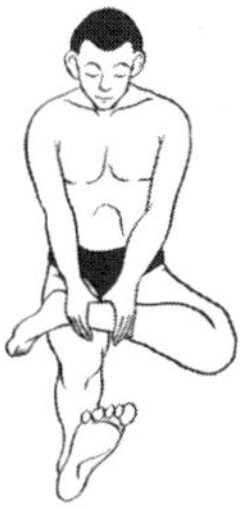	삼음교혈(三陰交穴)을 살며시 눌러 준다.
8	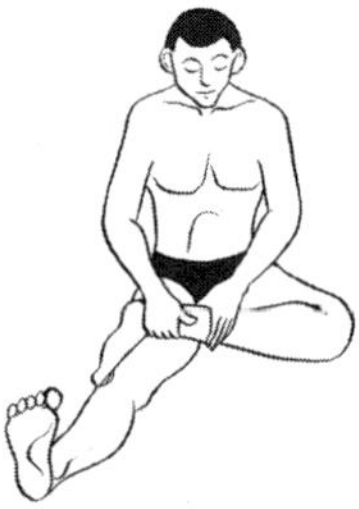	각 혈점을 찾아 지그시 눌러 준다.

	동작그림	동작설명
9	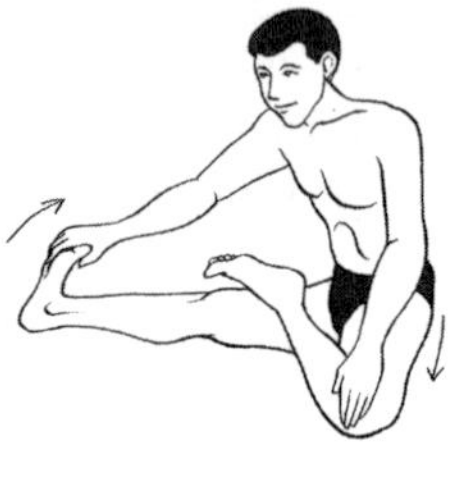	그림에서 보이듯이 오른손으로 오른발을 당기며 앞으로 굽힐 듯하게 하고 왼손으로 왼쪽 무릎을 눌러 준다.
10	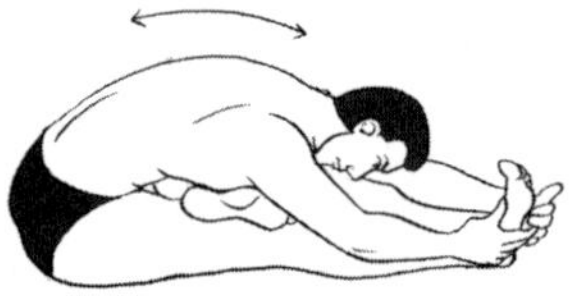	두손으로 오른발을 잡은 채 윗몸을 굽히고 좌우로 움직이다가 뒤로 젖히어 흔들어 준다. 단 바닥에 손가락을 대고 반복한다.
11	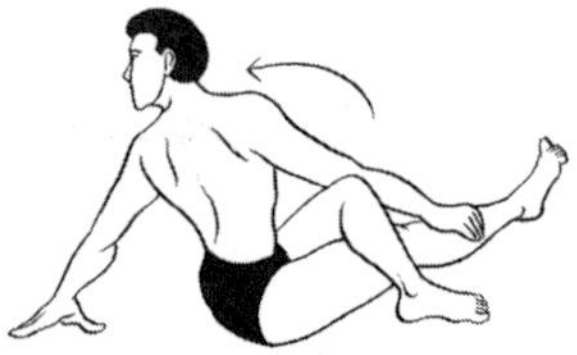	오른발은 뻗고 왼쪽 무릎은 굽혀 세운다. 윗몸은 왼쪽으로 왼손바닥에 대고 틀어 준다.
12	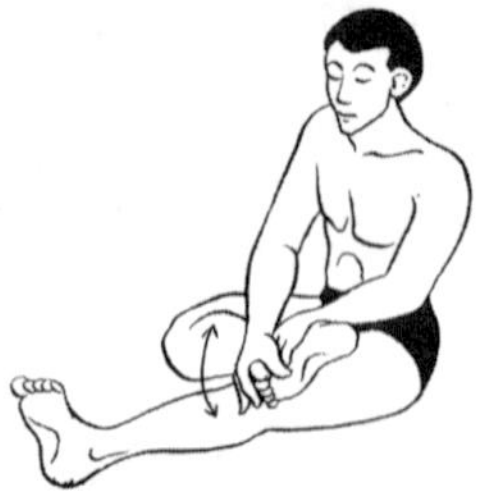	왼발은 뻗고 오른발은 왼쪽 무릎 위에 올려놓고 오른손으로 오른쪽 발목을 잡고 왼손으로 오른쪽 발가락을 감싸쥔 다음 발목까지 뒤로 젖히고 굽혔다가 돌려 준다.

	동작그림	동작설명
13		왼발을 뻗고 오른발을 왼쪽 무릎에 올려놓는다. 왼손으로 오른쪽 발목을 잡고 발바닥의 움푹한 부분을 두드려 준다. 6번과 반대로 실시하면 된다.
14		혈점을 살며시 눌러 준다.
15		각 혈점을 찾아 살며시 눌러 준다. 8번과 반대로 실시하면 된다.
16		왼발을 뻗고 오른발을 왼쪽 무릎에 올려놓고 앉아 왼손으로 왼쪽 발가락을 잡고 오른손으로 오른쪽 무릎을 눌러 준다.
17		왼발을 뻗은 채 두손으로 왼발을 감싸쥐고 윗몸을 앞으로 숙인다. 그런 다음 왼발을 좌우로 움직였다가 두손을 뒤로 짚고 궁둥이를 들어 좌우로 몸을 움직이기를 반복한다.

	동작그림	동작설명
18	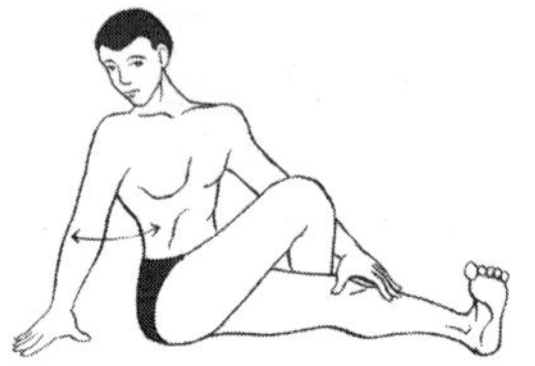	왼발을 뻗고 오른쪽 무릎을 굽혀 세운 뒤 윗몸을 오른쪽으로 틀되 오른손을 바닥에 대고 튼다. 단 심하게 틀면 위험하다.
19	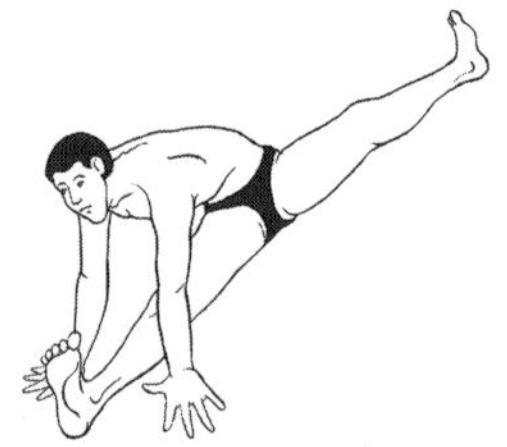	두발을 좌우로 크게 벌리고 앉는다. 각 혈을 살며시 눌러 주고 윗몸을 좌우로 돌리며 틀되 두 손을 바닥에 대고 반복한다.
20	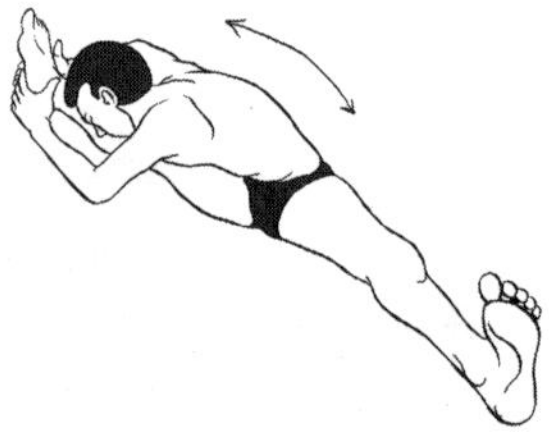	두발을 양쪽으로 크게 벌린 다음 윗몸을 왼쪽으로 틀어 숙이며 두손을 왼발 쪽으로 뻗었다가 다시 오른쪽으로 틀어 숙이기를 반복한다.
21	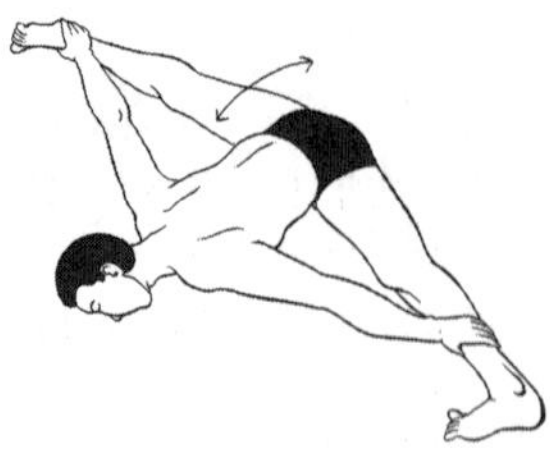	발을 벌린 채 윗몸을 앞으로 숙인다.

	동작그림	동작설명
22	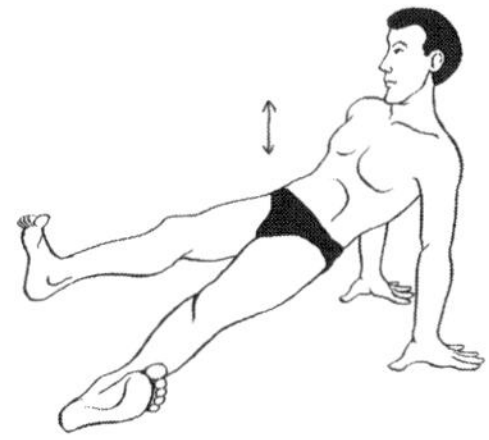	위의 상태에서 두손을 뒤로 돌려 바닥을 짚고 궁둥이 들어 주기를 반복한다.
23	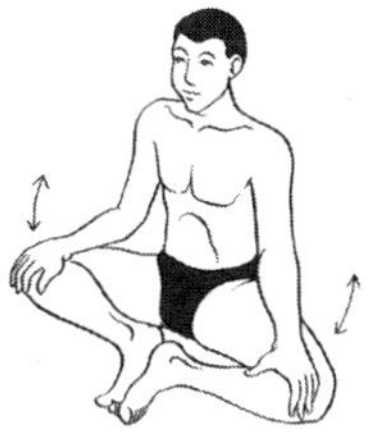	양쪽 무릎을 굽혀 양발바닥을 마주대고 두손은 무릎을 눌렀다가 폈다 굽혔다를 반복한다.
24	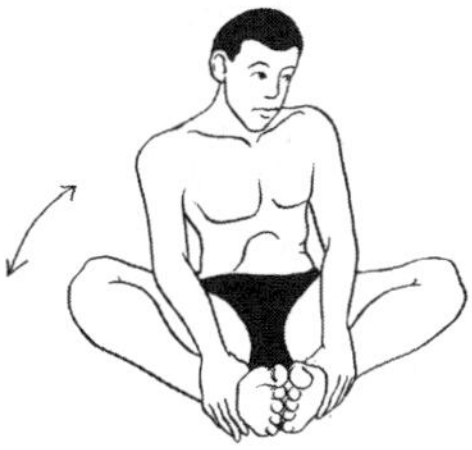	두손으로 발목을 잡고 몸을 들었다 놓았다 한다.
25	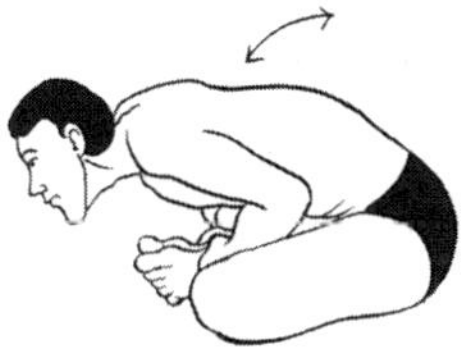	두손으로 양쪽 발가락을 움켜쥐고 윗몸을 숙였다 젖혔다 한다.

	동작그림	동작설명
26	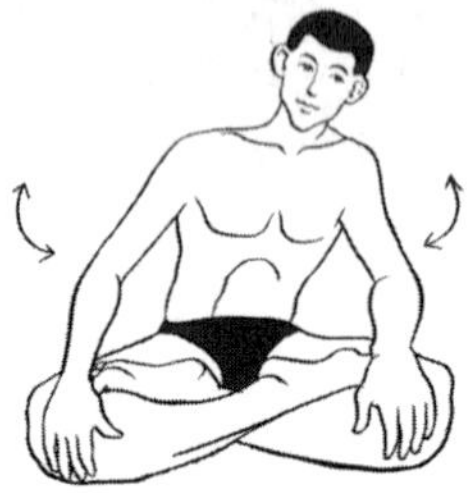	가부좌 상태에서 두손을 양무릎에 대고 윗몸을 돌려 준다. 왼쪽으로 세 번, 오른쪽으로 세 번 실시한다.
27	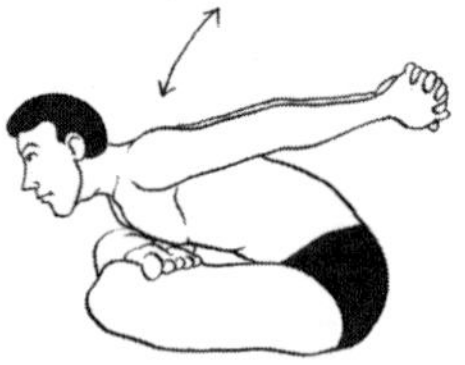	가부좌를 하고 두손을 뒤로 깍지끼어 뻗는다. 그리고 윗몸을 왼쪽과 오른쪽으로 정(正)으로 숙였다 편 다음 뒤로 돌린 채 흔들어 준다.
28	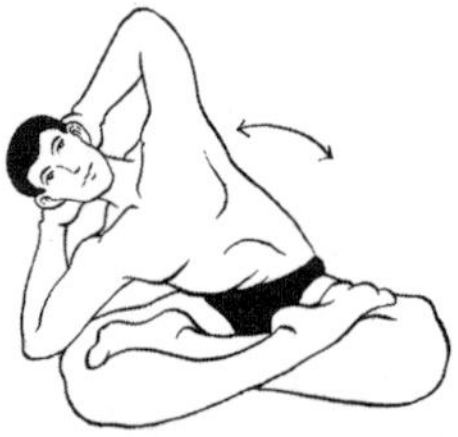	가부좌를 하고 두손을 목 뒤에서 깍지끼고 윗몸을 좌우로 숙이기를 반복한다.
29	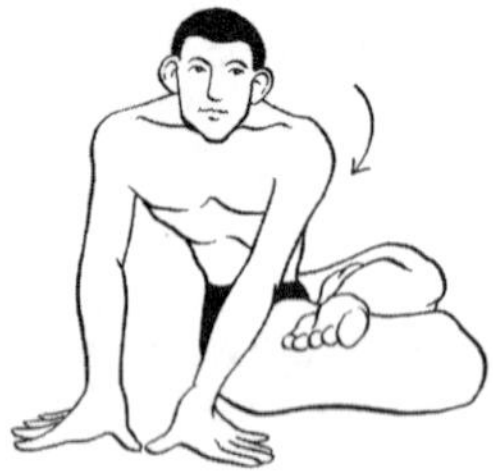	가부좌 자세에서 윗몸을 좌우로 틀어 준다. 두손을 바닥에 짚고 실시한다.

	동작그림	동작설명
30	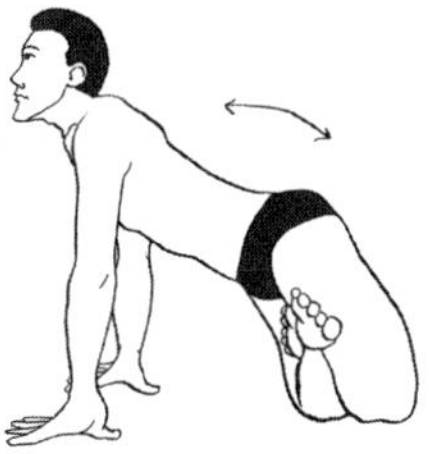	가부좌를 하고 두손으로 바닥을 짚은 다음 몸 전체를 앞으로 하여 그림처럼 한다. 뒤로 손 짚고 궁둥이 들기를 반복한다.
31	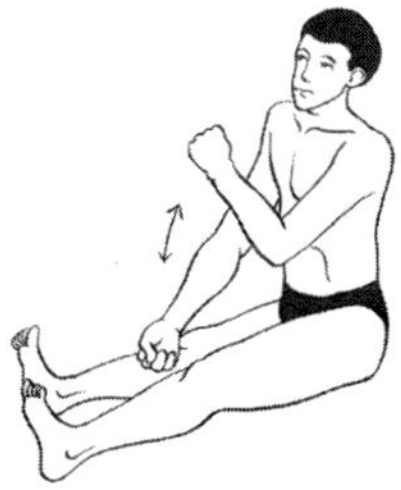	두다리를 쭉 뻗고 발을 흔들기도 하고 가볍게 두드리기도 한다.
32	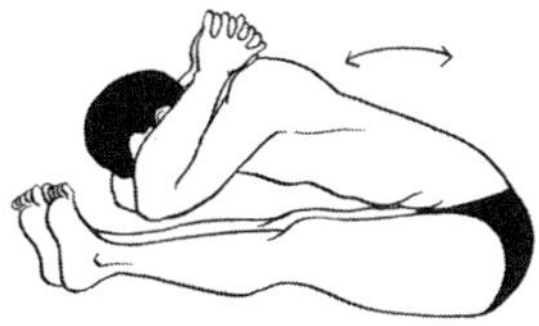	두손을 목 뒤에 깍지끼고 윗몸을 앞으로 바짝 숙였다가 세우며 왼쪽으로 틀고 다시 숙였다 오른쪽으로 틀기를 반복한다.
33	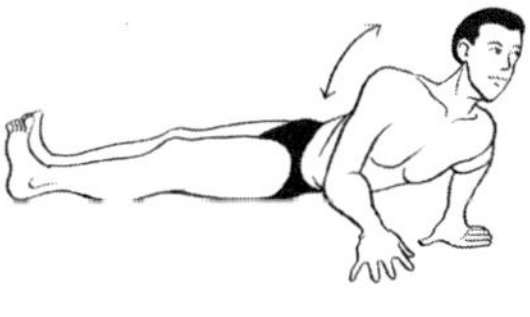	두발을 모아 길게 뻗고 윗몸을 좌우로 튼다. 두손으로 바닥을 짚고 실시한다.

	동작그림	동작설명
34	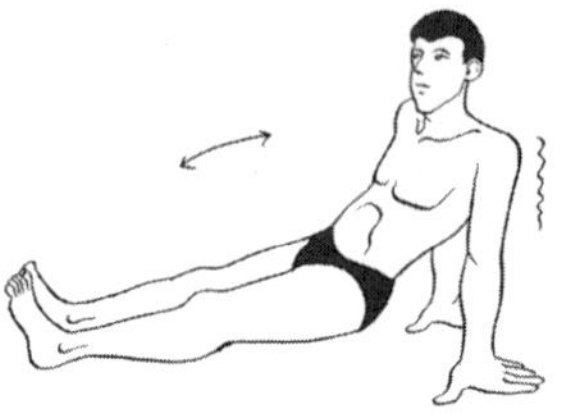	두다리를 뻗고 윗몸을 앞으로 바짝 숙였다가 손을 뒤로 돌려 바닥을 짚고 온몸 틀기를 반복한다.
35	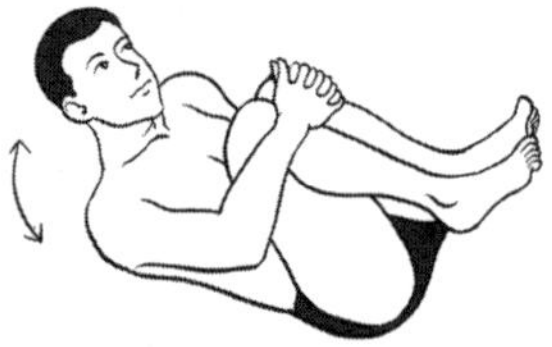	양무릎을 굽혀 모으고 두손으로 감싸쥔 다음 윗몸을 뒤로 넘겨 어깨가 바닥에 닿도록 했다가 세우기를 세 번 한다.
36	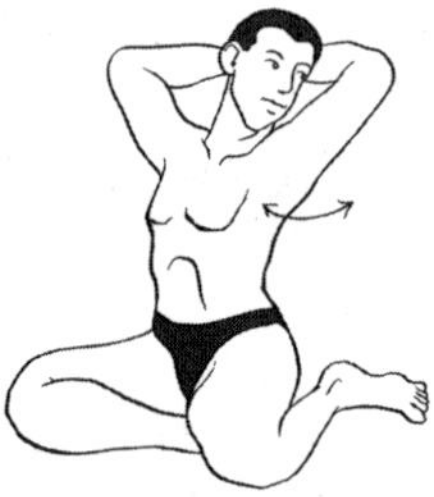	두발을 그림처럼 왼쪽으로 틀어 앉아 두손을 목 뒤에 깍지끼고 윗몸을 왼쪽으로 굽혔다 세우며 오른쪽 바라보기를 반복한다. 다시 반대 동작을 반복적으로 실시한다.
37	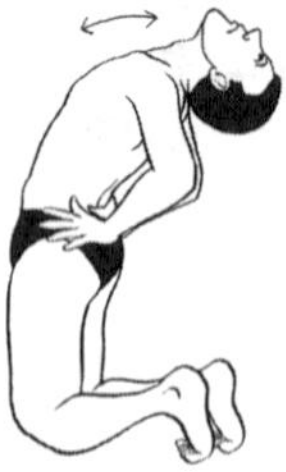	양무릎을 꿇고 앉아서 두손을 옆구리에 대고 목을 앞뒤로 숙였다 젖혔다 한다.

	동작그림	동작설명
38	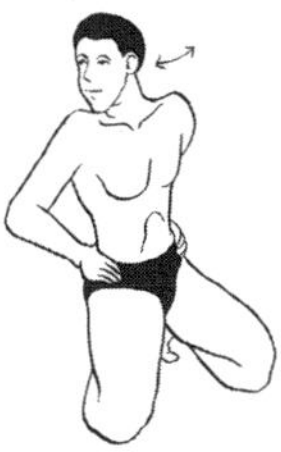	같은 자세에서 목을 좌우로 틀어 준다.
39	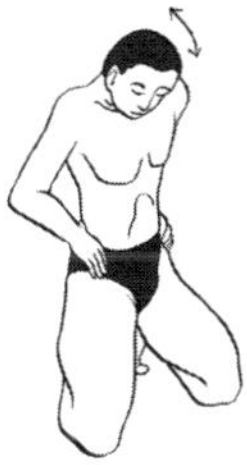	역시 같은 자세에서 목을 좌우로 반복하여 숙인다.
40	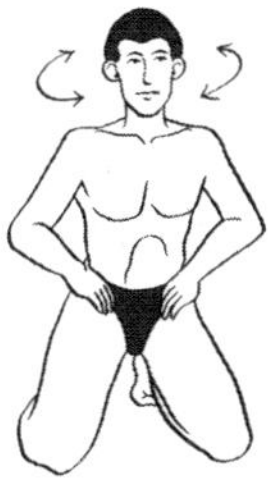	목을 왼쪽으로 세 번, 오른쪽으로 세 번 돌려 준다.
41	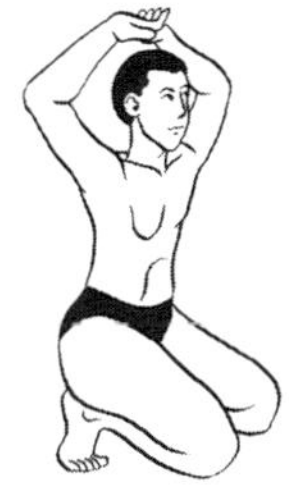	무릎을 꿇고 앉아 두손을 앞으로 깍지끼어 낮추었다 앞으로 뻗었다 머리 위로 수직으로 올리기를 반복한다.

	동작그림	동작설명
42		두손을 깍지낀 채 위로 올려 좌우로 굽혀 준 다음 앞으로 뻗어 좌우로 움직여 준다.
43		두손을 틀어 깍지를 끼고 앞으로 뻗었다 당겼다 하기를 반복하고 다시 손을 바꾸어 실시한다.
44		무릎을 꿇고 앉아 두손을 앞으로 쭉 뻗어 손바닥을 마주 댔다가 손목을 굽혀 좌우로 손을 벌리고 난 다음에 두손을 좌우로 크게 벌린다.
45		두 손등을 마주 댔다 손목을 좌우로 젖힌 뒤 다시 좌우로 벌린다.

	동작그림	동작설명
46	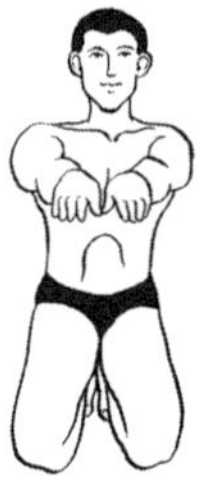	그 상태에서 엄지손가락을 댔다가 벌린다.
47	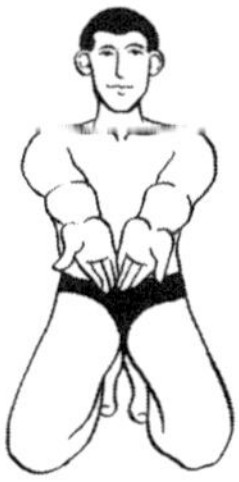	그리고 다시 새끼손가락을 댔다가 벌린다.
48	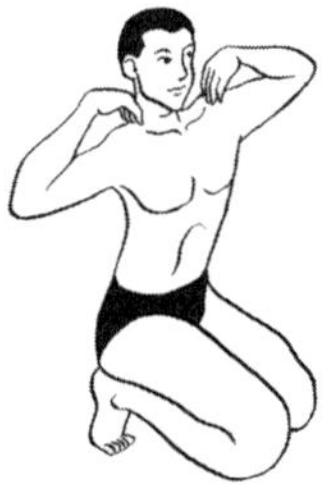	무릎을 꿇고 앉아 두손을 어깨에 대고 앞뒤로 돌린다.
49	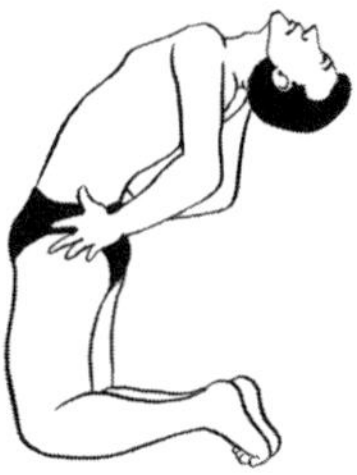	궁둥이를 들어 두손을 옆구리에 대고 윗몸 뒤로 젖히기를 두 번 한다.

	동작그림	동작설명
50	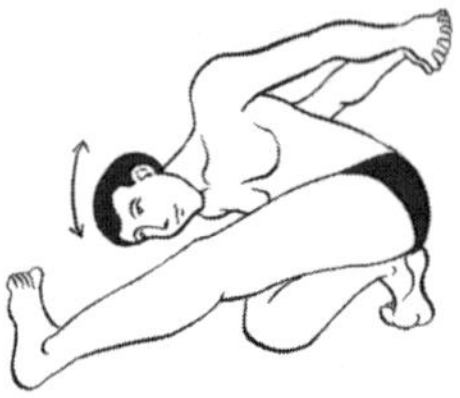	오른쪽 무릎은 굽히고 왼발은 앞으로 쭉 뻗은 채 두손을 뒤로 돌려 깍지끼고 윗몸을 왼발 앞으로 바짝 숙였다 세우며 좌우로 움직여 준다. 다시 발을 바꾸어 실시한다.
51	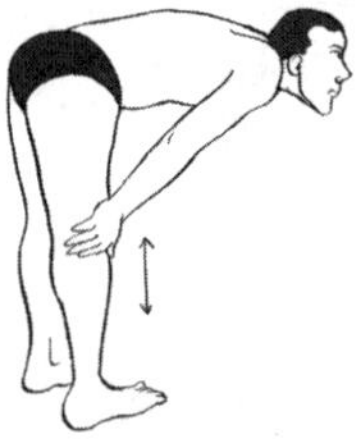	발을 모으고 두손으로 무릎을 짚고 앉았다 섰다 하기를 반복한다.
52	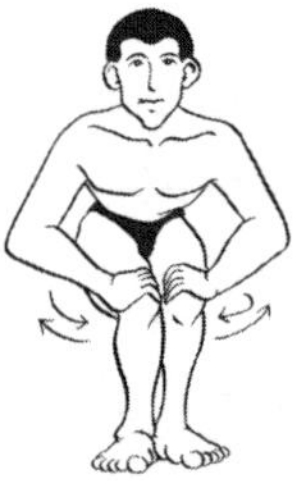	이어서 무릎 돌려 주기를 왼쪽으로 세 번, 오른쪽으로 세 번 한다.
53	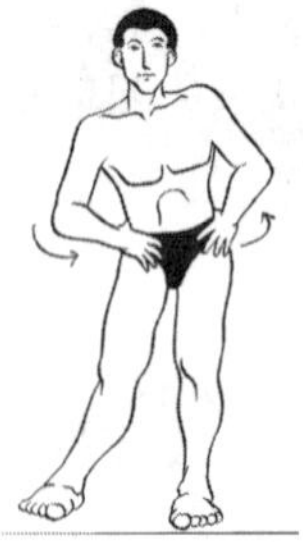	두발을 어깨 넓이로 벌리고 두손을 옆구리에 대고 허리 돌리기를 왼쪽으로 세 번, 오른쪽으로 세 번 한다.

	동작그림	동작설명
54	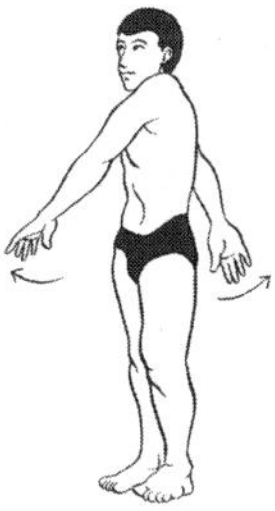	두손을 축 늘어뜨리고 좌우로 윗몸 틀어 주기를 반복 실시한다.
55	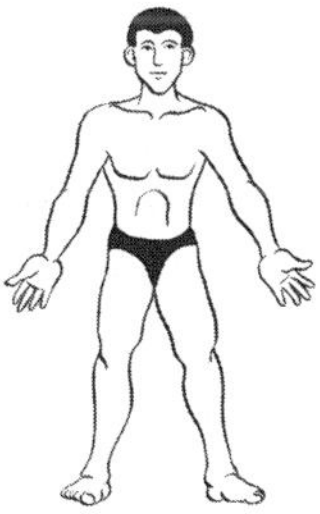	두손을 옆으로 벌리며 숨을 마셨다가 손을 앞으로 하며 숨을 내쉰다.
56	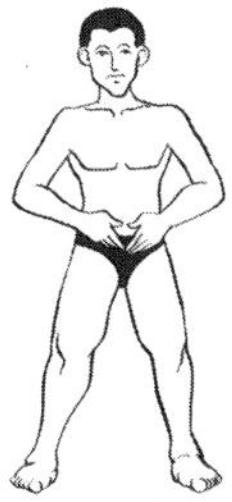	위에서 아래로 배를 쓰다듬으며 준비한다.
57	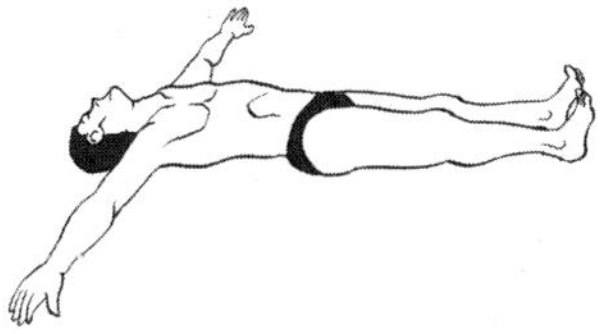	편안히 눕는다.

중기단법(中氣丹法) 전편

	본법	별법	동작그림	동작설명
1	일신일심법	정법		똑바로 서서 합장하여 두 손을 가슴 부분에 대고 단전호흡을 한다.
2	일신일심법	좌법		똑바로 서서 두손을 그대로 단전에 대고 엄지손가락(拇指)과 둘째손가락(人指)을 떼지 않은 채 단전호흡을 한다.
3	일신일심법	입법		똑바로 서서 두손을 단전 좌우편에 대고 윗몸을 약간 뒤로 젖히고, 몸을 척추에 의지하고 단전호흡을 한다.
4	일신일심법	측법		똑바로 서서 두손을 단전 좌우편에 대고 호흡할 때마다 좌우편을 번갈아 가볍게 누르며 단전호흡을 한다.

	본법	별법	동작그림	동작설명
5	일신일심법	동법		똑바로 서서 자연스럽게 두손을 길게 늘어뜨리고 단전호흡을 한다.
6	정심법	합법		똑바로 서서 두손을 겨드랑이에 자연스럽게 끼고 단전호흡을 한다.
7	정심법	신법		똑바로 서서 두손은 목 뒤에 깍지끼고 머리는 뒤로 젖히고 손은 앞으로 살며시 당기며 단전호흡을 한다.
8	정심법	낙법		천천히 윗몸을 앞으로 숙이고 두손을 길게 늘어뜨린 다음 고개를 들고 단전호흡을 한다.

	본법	별법	동작그림	동작설명
9	정심법	역법	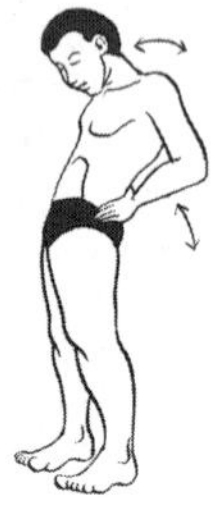	천천히 윗몸을 뒤로 젖히고 고개를 앞으로 숙이고 두손을 뒤로 하여 허리에 수직으로 대고 단전호흡을 한다.
10	정심법	동법	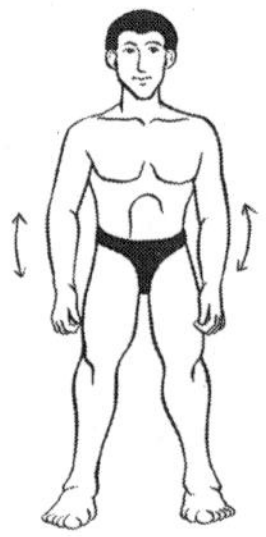	똑바로 서서 자연스럽게 두손을 길게 늘어뜨리고 발 끝에 힘을 주어 뒤꿈치는 드는 느낌으로 몸을 좌우로 움직이며 단전호흡을 한다.
11	해심법	합법	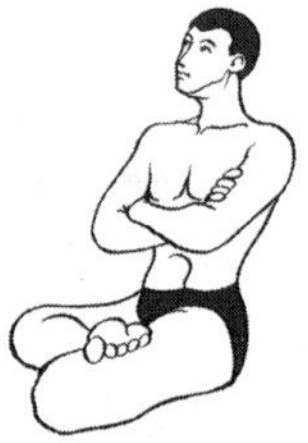	가부좌 자세로 두손을 겨드랑이에 자연스럽게 끼고 단전호흡을 한다.
12	해심법	신법	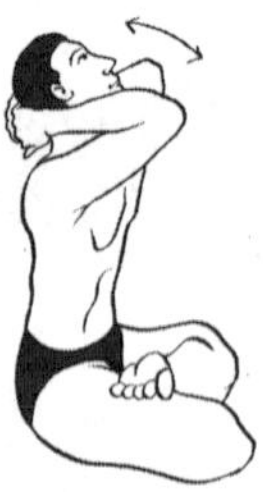	가부좌 자세로 두손을 목뒤에 깍지끼고 머리를 뒤로 젖히고 손을 앞으로 살며시 당기며 단전호흡을 한다.

	본법	별법	동작그림	동작설명
13	해심법	낙법		두발을 길게 뻗고 두손으로 발가락을 잡은 다음 고개를 들고 단전호흡을 한다.
14	해심법	역법		발을 뻗은 채 윗몸을 뒤로 젖히고 두손으로 땅을 짚고 고개는 앞으로 숙이고 단전호흡을 한다.
15	해심법	동법		발을 뻗은 채 자연스럽게 앉아서 단전호흡을 한다.
16	휴심법	전법		두발을 넓게 벌리고 무릎(鶴骨) 뒤를 잡고는 가슴을 펴고 단전호흡을 한다.

	본법	별법	동작그림	동작설명
17	휴심법	후법		두발을 넓게 벌리고 두손으로 발목을 잡고 윗몸을 앞으로 바짝 숙이고 고개를 들고 단전호흡을 한다.
18	휴심법	좌법		두발을 벌린 채 윗몸을 왼쪽으로 틀며 왼손으로 땅을 짚고 오른손으로는 단전에 대고 단전호흡을 한다.
19	휴심법	우법		좌법의 반대로 실시한다.
20	휴심법	동법		두발을 벌린 채 호흡에 맞추어 앞뒤로 움직이며 단전호흡을 한다.
21	동심법	상법		두발을 바짝 포개고 윗몸은 앞으로 숙이고 고개를 든 상태에서 두손은 두발의 용천혈을 엄지손가락으로 누르며 단전호흡을 한다.

	본법	별법	동작그림	동작설명
22	동심법	하법	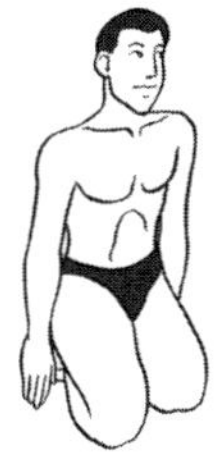	무릎을 꿇고 앉아 두손을 길게 늘어뜨리고 가슴을 펴고 단전호흡을 한다.
23	동심법	중법	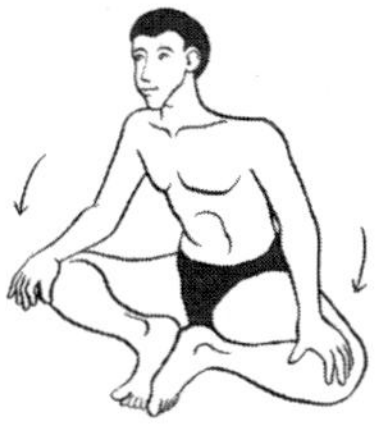	양발바닥을 마주 대어 앞으로 당기고 양무릎을 두 손으로 누른 채 윗몸을 앞으로 숙이고 고개를 들고 단전호흡을 한다.
24	동심법	압법	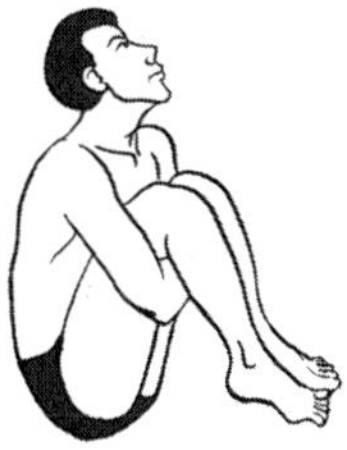	양무릎을 모아 세우고 두 손을 무릎 뒤로 넣어 끌어 당기며 고개를 들고 단전 호흡을 한다.
25	동심법	동법	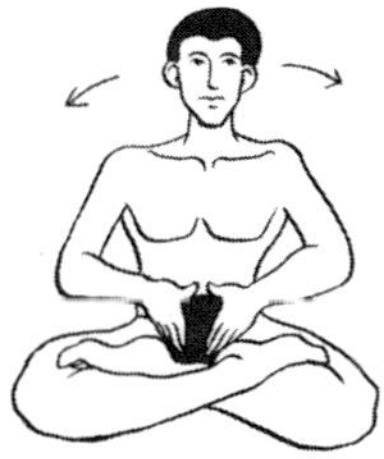	윗몸을 좌우로 천천히 움직이며 자연스러운 자세로 앉아서 단전호흡을 한다.

정리운동

	동작그림	동작설명
1	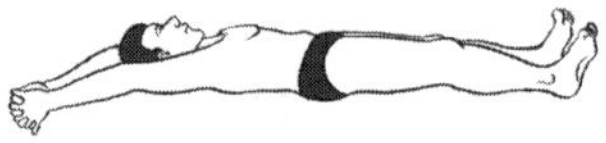	행공을 끝내면 손발에 살며시 힘을 주며 기지개를 켠다.
2	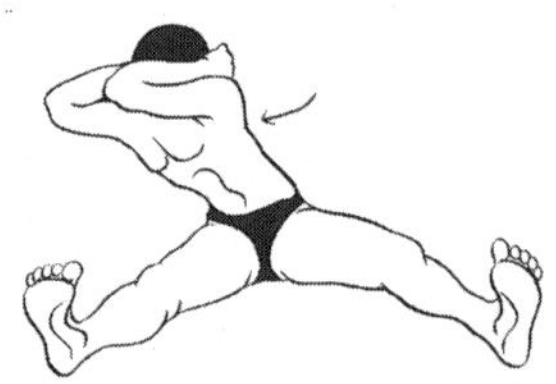	두발을 벌리고 두손을 목 뒤에 깍지끼고 윗몸을 좌우로 틀어 준다.
3	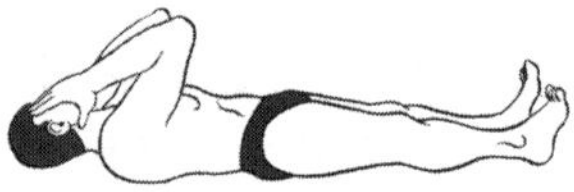	손바닥을 비벼서 열이 나면 얼굴을 문지르고 얼굴 각 혈을 살며시 누른다.
4	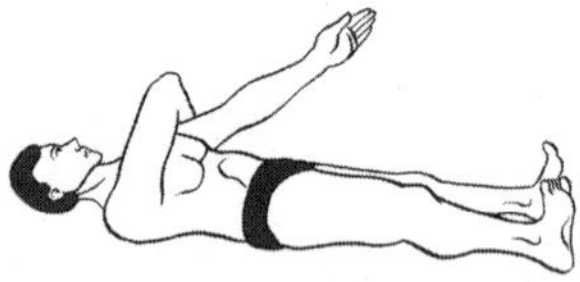	견정혈(肩井穴)을 한손으로 누르며 팔을 돌려 준다. 양쪽을 교대로 실시한다.
5	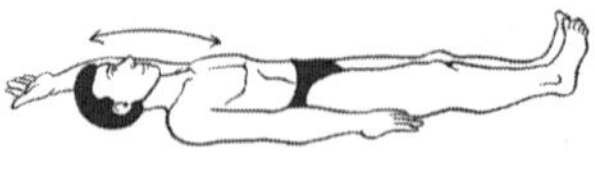	그림처럼 두손을 교차하여 팔운동을 한다.

	동작그림	동작설명
6	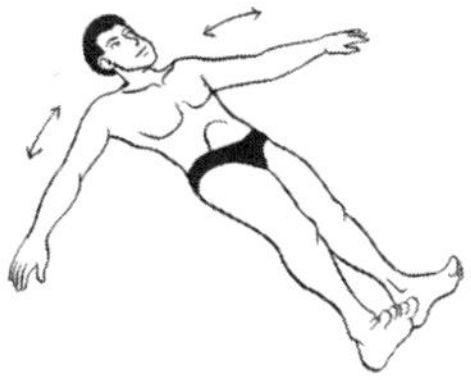	두손으로 가슴 부위를 끌어안듯이 하다가 좌우로 벌리기를 반복한다.
7	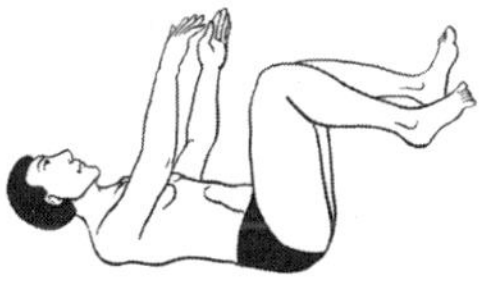	두손과 두발을 들어 흔들어 준다.
8	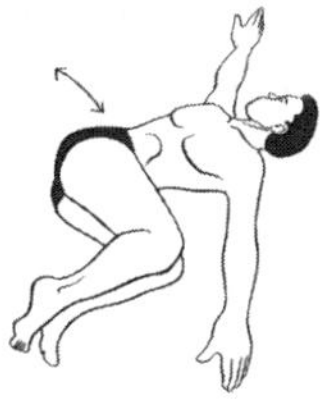	두손을 벌려 바닥에 대고 양무릎을 굽혀 모아 좌우로 숙이기를 반복한다.
9	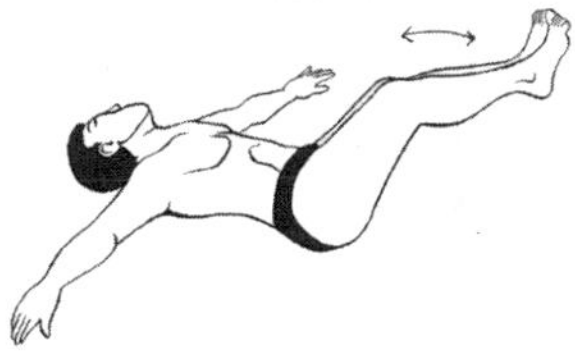	두발을 위로 뻗어 왼쪽으로 세 번, 오른쪽으로 세 번 크게 돌린다.
10	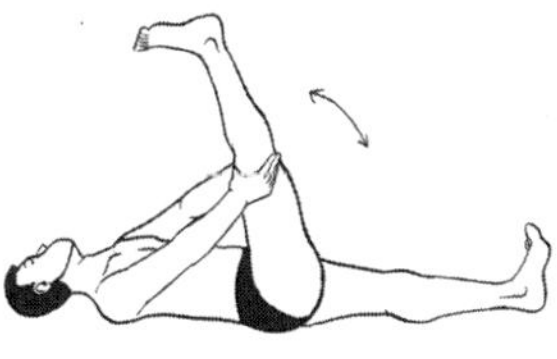	한손은 발목을 교차하여 잡고 한손은 무릎에 대고 무릎을 굽혔다 폈다 반복하여 실시한다. 발을 바꾸어 반대 동작을 한다.

	동작그림	동작설명
11	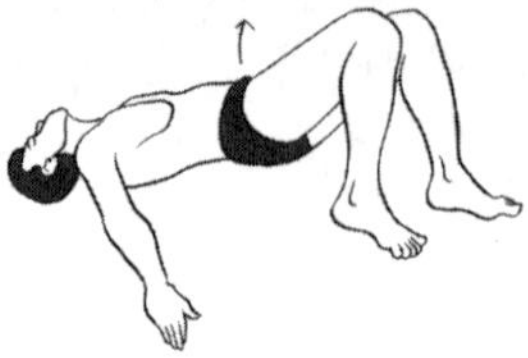	무릎을 굽히고 배를 번쩍 들었다 다시 숨을 멈추고 갑자기 발을 길게 편다.
12	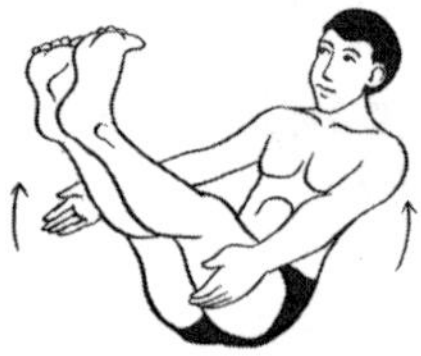	궁둥이만 바닥에 대고 상체와 하체를 들어 준다. 그림을 참조하라.
13	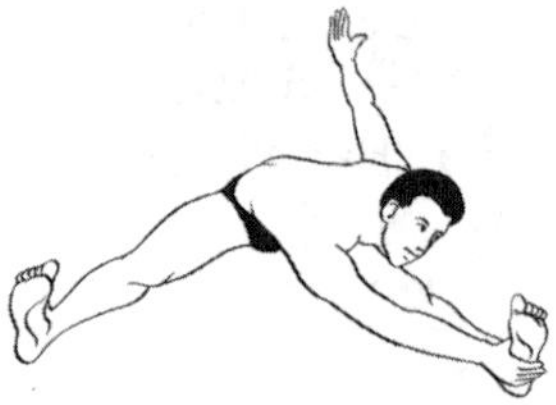	두발을 벌리고 윗몸을 좌우로 교차하여 틀어 주기를 반복한다.
14	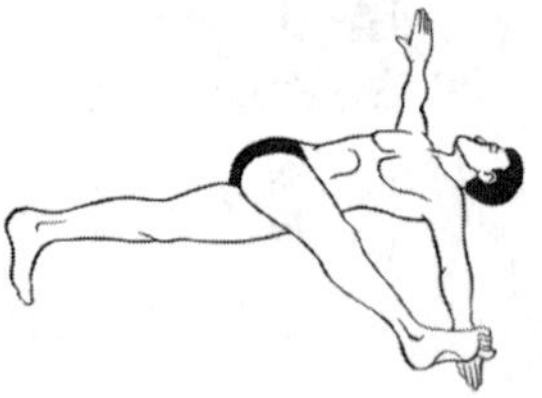	두손을 벌리고 발을 교차하여 좌우로 보낸다. 발이 손 끝에 닿을 정도로 하는데, 고개는 반대로 한다.
15	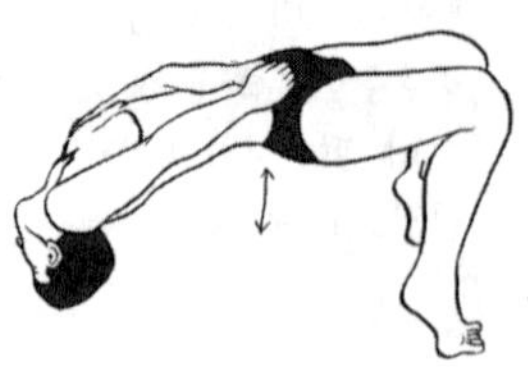	두손을 배에 얹고 발가락과 머리만 바닥에 댄 채 몸 전체를 든다.

	동작그림	동작설명
16	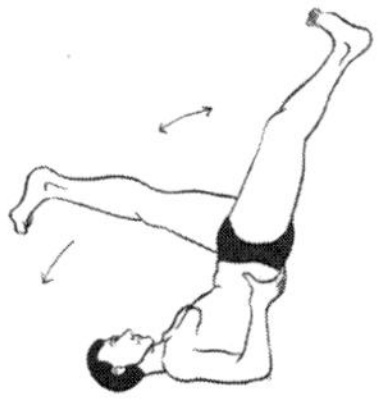	두손을 허리에 대고 두발을 머리 뒤로 넘긴다.
17	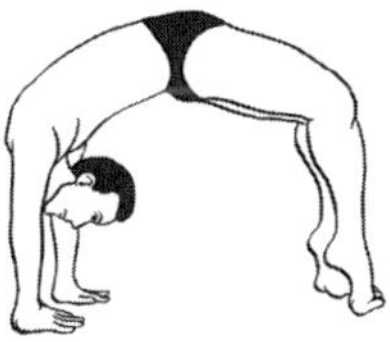	두손과 양발가락을 바닥에 대고 몸 전체를 든다.
18	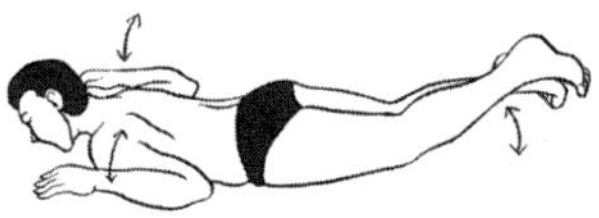	천천히 엎드린 채 두손과 양발가락으로 바닥을 두드린다.
19	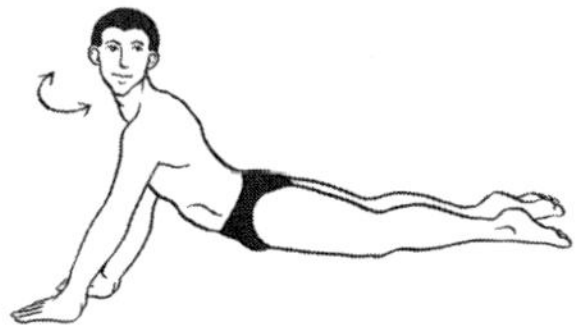	두손을 어깨에 대고 윗몸을 들어 좌우로 목을 돌린다.
20	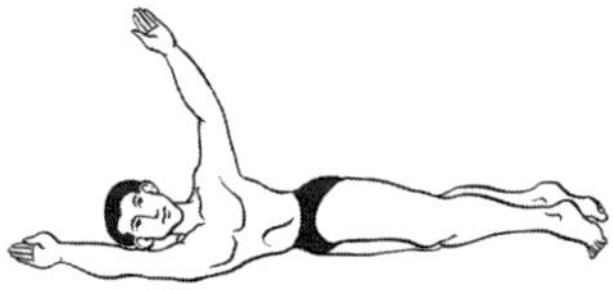	엎드린 자세에서 윗몸을 좌우로 틀어 준다. 이것은 반복하여 실시한다.

	동작그림	동작설명
21	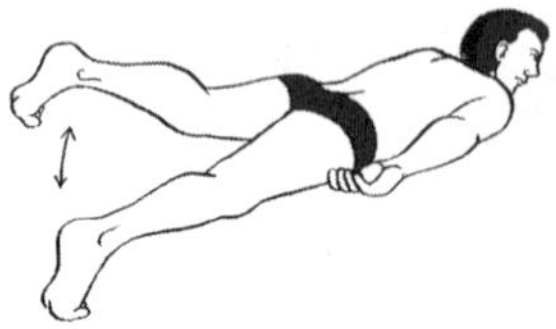	두손을 양옆에 붙이고 두발을 교차하여 위로 올린다.
22	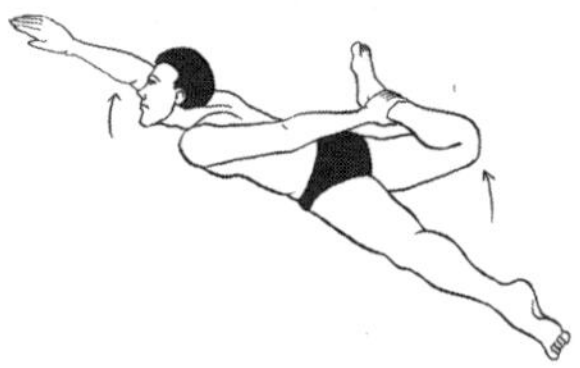	발목을 교차하여 잡고 상체와 하체를 든다.
23	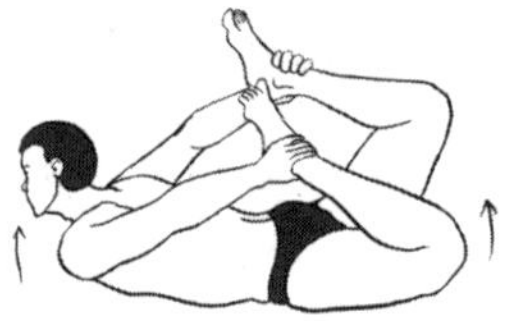	단전만 바닥에 대고 두손으로 양발목을 잡고 상체와 하체를 든다.
24	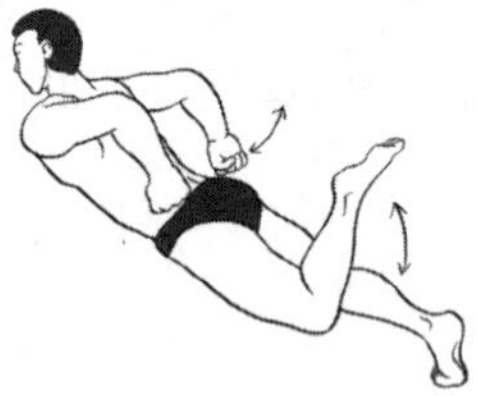	양발가락으로 바닥을 두드리며 두손으로 허리 부분을 가볍게 두드린다.
25	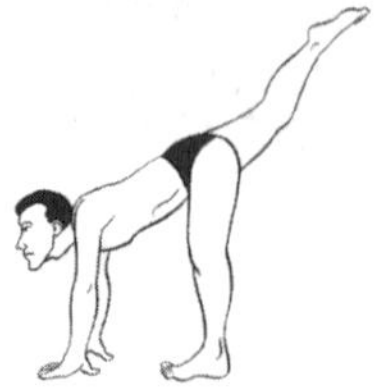	두손을 바닥에 짚고 두발을 교차하여 위로 올린다.

	동작그림	동작설명
26	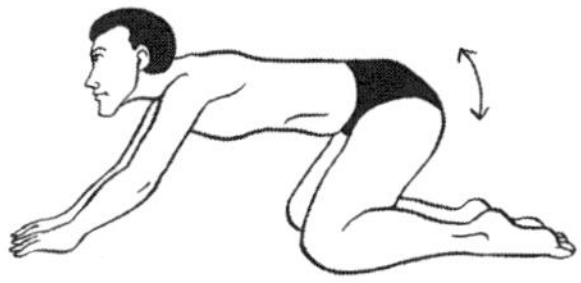	두손을 바닥에 짚고 무릎을 굽혔다 편다.
27	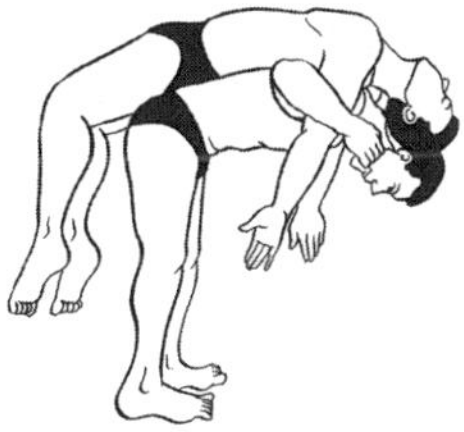	두 사람이 등을 맞대고 교대로 업어 준다.
28	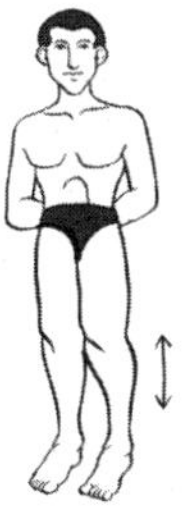	제자리에서 뜀뛰기를 한다
29	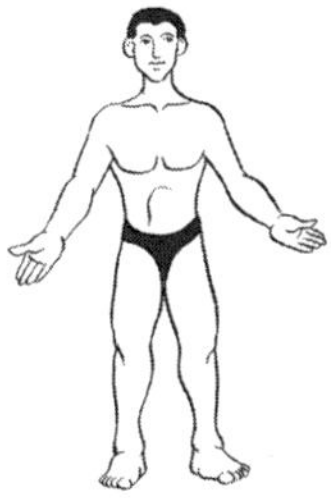	숨을 크게 내쉰다.

중기단법(中氣丹法) 후편

	본법	별법	동작그림	동작설명
1	신심법	전법	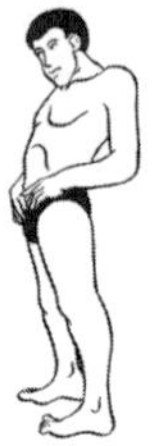	똑바로 서서 단전을 약간 내밀고 두 엄지손가락과 맞대어 단전에 대고 윗몸을 약간 뒤로 젖히고 고개는 앞으로 숙이고 단전호흡을 한다.
2	신심법	후법	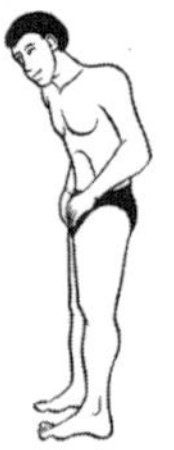	신심법(身心法)의 전법과 반대 동작을 한다.
3	신심법	좌법	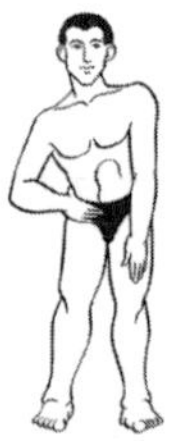	똑바로 서서 윗몸을 오른쪽으로 굽히며 오른손을 옆구리에 수직으로 대고 왼손은 길게 늘어뜨리고 단전호흡을 한다.
4	신심법	우법	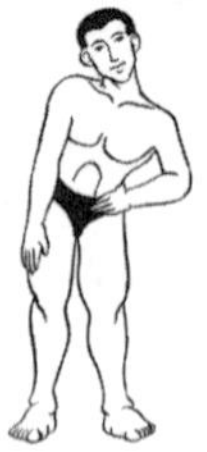	신심법의 좌법과 반대 동작을 한다.

	본법	별법	동작그림	동작설명
5	신심법	동법	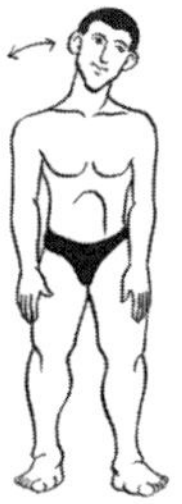	똑바로 서서 손을 자연스럽게 늘어뜨리고 머리만 좌우로 움직이며 단전호흡을 한다.
6	신심법	상법	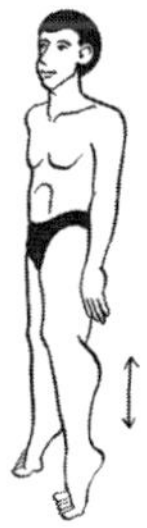	똑바로 서서 들이마실 때는 발뒤꿈치를 들고 내쉴 때는 발뒤꿈치를 내리며 단전호흡을 한다.
7	신심법	하법	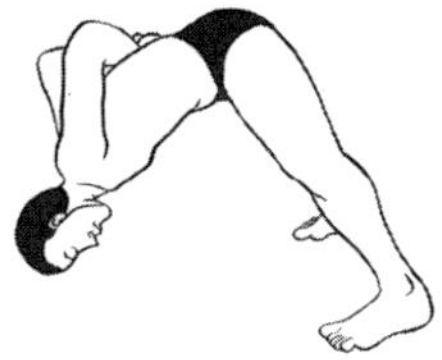	앞으로 굽혀 머리를 땅에 대고 두손을 깍지끼어 허리에 대고 단전호흡을 한다.
8	신심법	중법	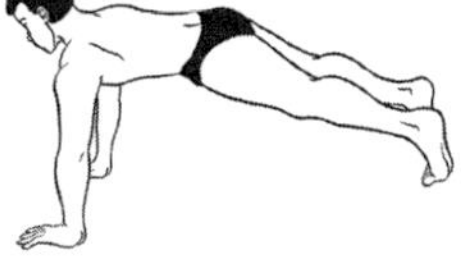	엎드려 뻗친 자세로 단전호흡을 한다.

	본법	별법	동작그림	동작설명
9	신심법	압법	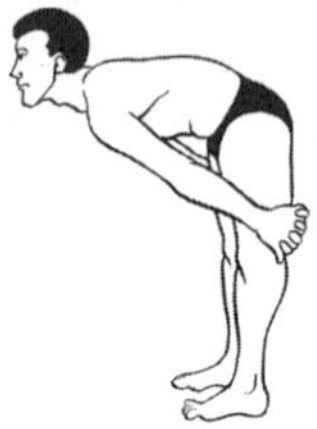	천천히 일어서며 윗몸을 앞으로 굽혀 두손을 무릎 뒤로 깍지끼어 잡고 고개를 들고 단전호흡을 한다.
10	신심법	동법	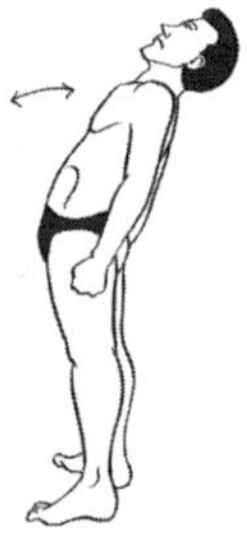	똑바로 서서 호흡에 따라 윗몸만 앞뒤로 움직이며 단전호흡을 한다.
11	파심법	수법	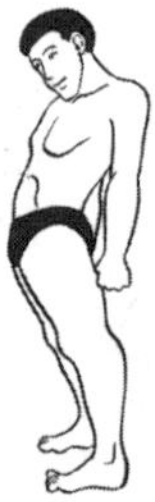	똑바로 서서 허리를 뒤로 젖히며 두손을 길게 늘어뜨리고 목은 앞으로 숙이고 단전호흡을 한다.
12	파심법	화법	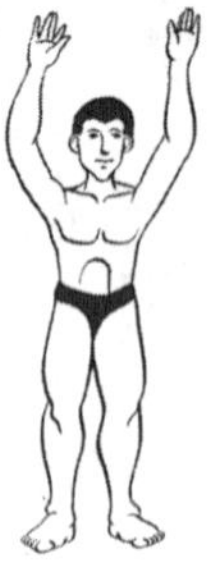	똑바로 서서 두손을 자연스럽게 높이 들고 단전호흡을 한다.

	본법	별법	동작그림	동작설명
13	파심법	목법		똑바로 서서 두손을 자연스럽게 옆으로 뻗고 단전호흡을 한다.
14	파심법	금법		똑바로 서서 내쉴 때는 두손을 가볍게 주먹 쥐고 단전을 살며시 두드리며 단전호흡을 한다.
15	파심법	토법		똑바로 서서 두손을 목 뒤로 자연스럽게 깍지끼고 발 끝에 힘을 주고 몸을 전후좌우로 움직이며 단전호흡을 한다.
16	전심법	정법		천천히 가부좌 자세로 합장을 하고 단전호흡을 한다.

	본법	별법	동작그림	동작설명
17	전심법	좌법	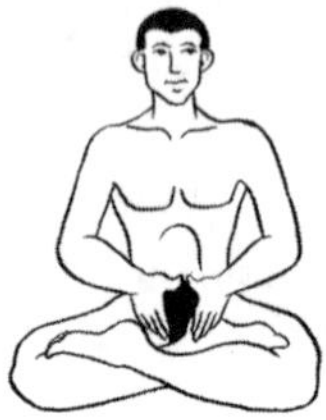	가부좌 자세로 두손을 그대로 단전에 갖다대고 엄지손가락과 집게손가락을 붙여서 대고 단전호흡을 한다.
18	전심법	입법	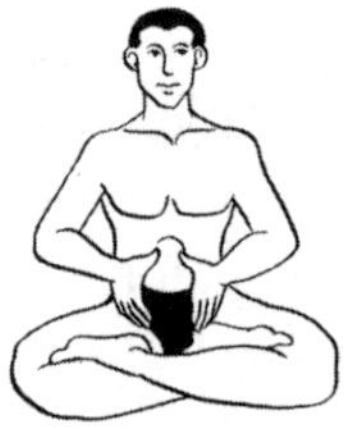	가부좌 자세로 두손을 단전 좌우편에 대고 가슴을 곧게 펴고 단전호흡을 한다.
19	전심법	측법	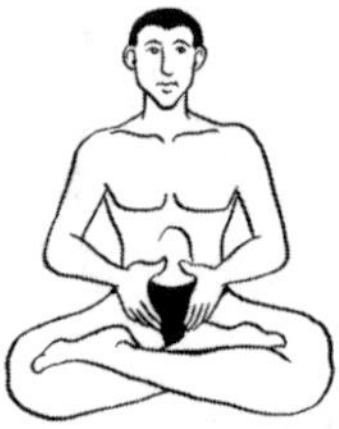	가부좌 자세로 두손을 단전 좌우편에 대고 호흡할 때마다 교대로 좌우편을 가볍게 누르며 단전호흡을 한다.
20	전심법	동법	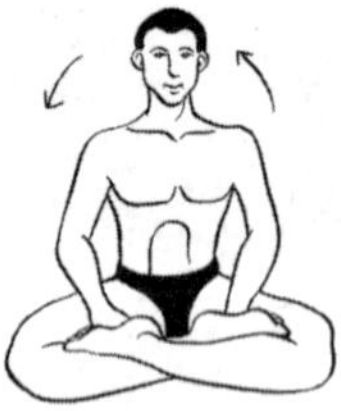	가부좌 자세로 두손을 무릎 위에 자연스럽게 놓고 단전호흡을 한다. 앞뒤로 살며시 윗몸을 움직여 주며 행공한다.

	본법	별법	동작그림	동작설명
21	사리정별법	수법	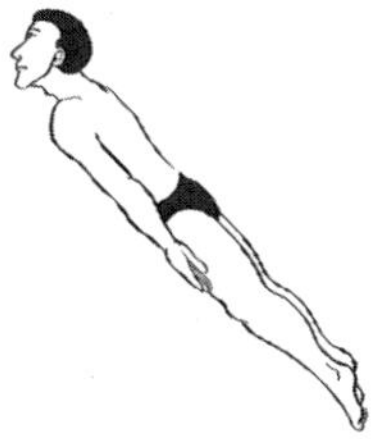	편안히 엎드려 두손을 양 옆구리 옆에 손바닥이 하늘로 향하도록 놓고 빰을 땅에 대고 단전호흡을 한다.
22	사리정별법	화법	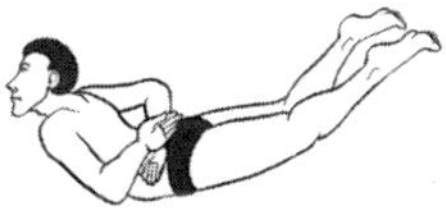	두손을 뒤로 깍지끼어 허리에 대고 단전만 땅에 대고 상체와 하체를 들고 단전호흡을 한다.
23	사리정별법	목법	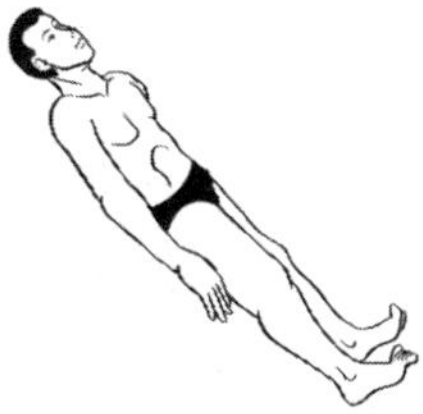	편안히 반듯하게 누워서 단전호흡을 한다.
24	사리정별법	금법	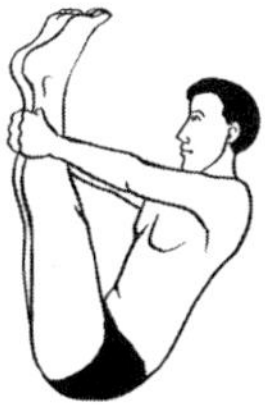	엉덩이 밑부분만 바닥에 대고 상체와 하체를 들고 두손으로 두발 끝을 잡고 단전호흡을 한다.
25	사리정별법	토법	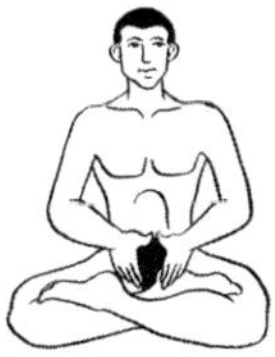	편안한 자세로 앉아 무아무념(無我無念)의 깊은 경지에서 단전호흡을 한다.

셋째 마당

각종 암의 증상 및 처방

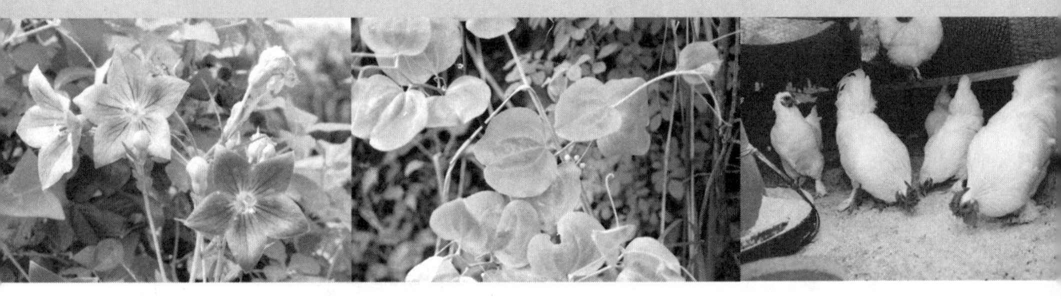

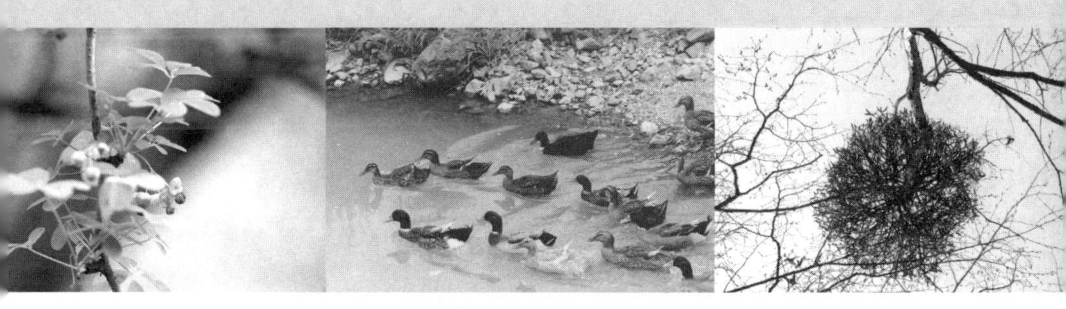

위암 / 간암 / 폐암 / 유방암 / 자궁암 / 췌장암 / 인두암 / 담낭암 / 담도암 / 뇌암 / 결장암 / 소장암 / 대장암 / 갑상선암 / 요도암 / 신장암 / 고환암 / 설암 / 식도암 / 방광암 / 후두암 / 골종양 / 피부암 / 직장암 / 전립선암 / 임파선암 / 백혈병

위암(胃癌)

위암은 우리나라에서 가장 흔히 발생하는 암으로 전체 암 사망자의 35퍼센트를 차지합니다. 또 여자보다 남자가 1.5배쯤 더 많이 걸립니다. 위암은 만성 위염이나 위궤양에서 암으로 진행되는 경우가 많습니다. 위에 병이 있으면 위점막의 세포가 약해져서 암에 걸리기 쉬운 상태가 되는데 이러한 상태를 전암(前癌) 상태라고 합니다. 일본 오사카 대학의 연구결과에 따르면 만성 위염에서 위암이 된 경우가 41퍼센트, 위궤양에서 위암이 된 경우도 41퍼센트나 된다고 했습니다. 만성 위궤양과 만성 위염은 암으로 진행될 가능성이 크므로 이들 질병을 조기에 치료하는 것이 위암을 예방하는 일이라 할 수 있습니다.

위암은 위의 가운데에서부터 음식물이 나가는 출구인 유문부에 걸쳐 자주 발생합니다. 이곳은 위궤양이 가장 많이 생기는 곳이기도 한데 전체 위암의 70퍼센트쯤이 이 부위에서 발생합니다. 위암은 초기에 아무런 증상이 없는 무증후기(無症候期)가 있는데 이 기간이 상당히 깁니다. 이 기간은 몸의 면역계가 암을 막기 위해 싸우는 시기라고 볼 수 있습니다. 위는 상당히 큰 장기이므로 위 가운데 부위에 암이 생겨 웬만큼 크게 자라도 아무런 증상이 나타나지 않을 때가 많습니다. 그러나 암이 악액질을 내뿜기 때문에 서서히 빈혈이 생기고 잠출혈(潛出血)도 있게 됩니다.

잠출혈이란 위나 장에서 출혈이 일어나서 항문으로 대변과 함께 배설될 때까지 시간이 상당히 걸려서 피가 검게 변한 것입니다. 잠출혈은 위암 진단에 중요한 단서가 됩니다. 암이 위점막이나 점막 하층까지 진행된 것을 조기 위암이라고 하고 근육층을 지나 윗주머니의 장막층까지 이른 것을 진행암이라고 합니다. 위암이 점막, 점막 하층 및 근육층에 이르도록 커지더라도 여기까지에는 아픔을 느끼게 하는 신경이 없기 때문에 통증을 느끼지 못하므로 환자는 아무런 증상도 느낄 수 없습니다. 암이 위의 바깥인 장막층까지 이르러서야 통증을 느끼게 됩니다.

위암의 주요 증상

배 위쪽의 불쾌감

윗배가 가끔 쓰리거나 체한 듯한 느낌, 음식을 조금만 먹어도 배가 부른 듯한 느낌이 나타나고 트림이 자주 납니다. 헛배가 부른 듯한 느낌은 대개 밥 먹고 난 뒤에 나타나고, 또 병이 깊어 가면서 식사량이 줄어들고 고기나 맛이 진한 음식을 먹기 어려워집니다. 위암에 걸리면 암이 내뿜는 독소 때문에 위벽에서 염산을 제대로 분비하지 못하게 됩니다. 위암 환자의 60퍼센트쯤은 무위산증이고 나머지 30퍼센트쯤은 저위산증입니다. 위액에 들어있는 소화효소인 펩신은 위액의 산성도가 PH2일 때 가장 왕성한 단백질 소화 작용을 하는데 이것을 효소의 최적 PH라고 합니다. 그런데 위의 염산이 없거나 적게 분비되면 펩신의 최적 PH가 유지될 수 없으므로 소화기능이 매우 약해지거나 없어집니다.

설사

위의 소화기능이 나빠지기 때문에 설사가 일어납니다. 설사는 대개 상한 음식을 먹거나 음식을 잘못 먹었을 때 일어나는 것이지만, 위암으로 인한 설사는 제대로 된 식사를 해서 그럴 이유가 없는데 설사가 납니다. 이 설사는 잘 낫지 않고 설사약을 먹으면 잠깐 그쳤다가 다시 계속되는 특징이 있습니다.

구토 · 구역질

구역질이나 구토는 유문부에 응어리가 생겨 유문부가 좁아져서 음식물이 통과하기 어려워졌을 때 자주 일어납니다. 또 식도에서 위로 음식이 내려가는 입구인 분문이 암으로 막혀 있을 때에도 구역질이나 구토가 납니다.

체중 감소 · 피로 · 식욕 부진

입맛이 없거나 음식을 조금 먹어도 배가 부르며, 갑자기 전에 즐기던 음식이 싫어지고 다른 음식이 먹고 싶어지는 등 입맛이 바뀝니다. 이런 증상이 오래 계속되면 몸이 야위고 빈혈이 오며, 쉬 피로해지고 무력감을 느껴 아무 일도 하기 싫어집니다.

위 부위의 통증

위 부위가 송곳으로 찌르는 듯 몹시 아프기도 하고 무언가 짓누르는 듯한 느낌과 약간 쓰린 증세 같은 것이 수시로 나타납니다. 제산제와 진통제를 먹으면 대개 일시적으로 통증이 없어집니다.

토혈 · 흑색변

입으로 피를 토하거나 새까만 변이 나올 수 있는데 이것은 암의 출혈로 인한 것입니다. 위의 아래 부분에 생긴 암은 대량 출혈을 일으키기 쉽습니다. 대변이 갑자기 까맣게 나오면 위암을 의심해 볼 필요가 있습니다.

복수 · 복부 팽만 · 황달

위암이 다른 곳으로 전이한 뒤에 나타나는 현상입니다. 간이나 임파선 같은 곳에 전이했을 때 나타납니다.

위암의 전이

대개 간, 복막, 부신, 췌장, 뼈, 위장관, 비장, 중추신경계, 비뇨기관의 순으로 전이합니다. 위암은 커지면서 주위의 기관을 직접 침윤합니다. 따라서 췌장, 식도, 대장 등이 침윤됩니다. 임파선을 통하여 조기에 유문에 가까운 소만이나 흉부 대동맥에 이어져 있는 임파선에 전이되고, 또 골반강 쪽의 임파선절로 전이하기도 합니다. 이밖에도 혈액을 타고 여러 곳으로 전이될 수 있습니다.

유황약오리 한방요법

약재의 종류와 분량	본처방 분량	1첩 분량
유황약오리(털, 똥 제거)	2마리	오리머리(털 제거) 1개
밭마늘	2접(굵은 것 1접, 작은 것 1접)	6쪽(굵은 것 3쪽, 작은 것 3쪽)
굵은파(뿌리 포함, 흰 부분만 사용)	25뿌리	1개의 1/5
다슬기(민물고둥)	10kg	40g
별갑(자라등껍질, 볶아서 사용)	3.5근	8.8g
행인(살구씨, 볶아서 사용)	3.5근	8.8g
백개자(볶아서 사용)	3.5근	8.8g
신곡(볶아서 사용)	3.5근	8.8g
맥아(보리엿기름, 볶아서 사용)	3.5근	8.8g
공사인(볶아서 사용)	5근	12.5g
익지인(볶아서 사용)	5근	12.5g
백두구(볶아서 사용)	5근	12.5g
초두구(볶아서 사용)	5근	12.5g
금은화(인동덩굴꽃)	3.5근	8.8g
유근피(느릅나무 뿌리껍질)	3.5근	8.8g
포공영(민들레)	3.5근	8.8g
산사	1.5근	3.7g
목향	1.5근	3.7g
하고초	1.5근	3.7g
생강	1.5근	3.7g
감초	1.5근	3.7g
대추	1.5근	3.7g
석고(소양체질에만 사용)	3.5근	8.8g

간암(肝癌)

간암은 위암에 이어서 우리나라 사람들이 두번째로 많이 걸리는 암입니다. 특히 40대 남자들의 간암발병률은 세계에서 가장 높다고 합니다. 간암은 황인종과 흑인종에게 많고 백인들한테는 적습니다. 한국, 일본, 중국, 인도네시아, 미얀마 같은 아시아 사람들한테 많고 또 파푸아뉴기니 섬에도 많다고 합니다. 간암 역시 폐암과 마찬가지로 요즘에 많이 생긴 병이고 옛날에는 극히 드물었습니다. 일본의 미찌오쿠시 박사는 1907년부터 1954년까지의 의학 관계 문헌에서 67예의 간암 환자만이 있었을 뿐이라고 했습니다. 우리나라에서도 50년 전만 해도 거의 찾아보기 힘든 병이었습니다. 대부분의 간암 환자는 간암 진단을 받고 나면 진행속도가 빨라 치료가 쉽지 않습니다.

간은 과묵한 장기, 또는 침묵의 명수라고 할 만큼 웬만큼 탈이 나서는 그 증상이 거의 나타나지 않습니다. 특히 간염에서 간경변증으로 간경변에서 간암으로 진행되는 경우가 많기 때문에 주의가 요망됩니다.

간암의 주요 증상

간은 암이 깊이 진행되어도 별다른 증상이 나타나지 않습니다. 대개 다음과 같은 증상이 나타나면 간의 병증을 의심하고 전문의사의 진단을 받아야 합니다.

온몸이 나른하고 피로가 자주 온다

만성 간염이나 간경변에서는 몸이 무겁고 피로감이 심합니다. 또 권태감, 짜증, 능률 저하, 성욕 감퇴, 의욕 상실 같은 증상이 나타납니다.

식욕이 없어지고 구역질이 난다

급성 간염의 초기 증상의 하나로 음식냄새만 맡아도 구역질이 납니다. 간경변이나 만성 간경변일 때에는 갑자기 기름기가 싫어질 때도 있습니다.

배가 부르고 거북하다

오른쪽 배 윗부분이 부풀어 있는 듯한 느낌이 들고 뱃속이 더

부룩하고 불편합니다. 이는 간에 생긴 암이 커져서 위를 압박하기 때문입니다. 설사와 변비가 번갈아 가면서 나타나고 대변의 상태도 일정하지 않습니다.

눈이 쉽게 피로해진다

눈은 간과 관련이 깊은 기관입니다. 간에 병이 생기면 눈동자가 쉽게 피로해지는 등의 증세가 나타납니다.

피부와 눈이 노랗게 된다

피부나 눈이 노랗게 되는 것이 황달입니다. 황달은 눈의 흰자위에서 먼저 나타나고 다음에 얼굴, 앞가슴, 온몸으로 퍼져 나갑니다.

대변은 희고 소변은 진한 갈색이 된다

황달이 심하면 대변은 반대로 희거나 회색이 됩니다. 정상적인 대변이 갈색인 것은 담즙 색소인 빌리루빈 때문인데 빌리루빈이 혈액으로 빠져나가 소변으로 나오면 소변 빛깔이 다갈색으로 짙어집니다.

몸에 붉은 반점이 생긴다

간경화나 만성 간염일 때 목, 어깨, 윗가슴 같은 곳에 붉은 반점이 나타나는 일이 많습니다. 손가락으로 누르면 붉은빛이 사라지고 떼면 다시 나타납니다. 간경변일 때 잘 나타납니다.

피부가 가렵다

담즙이 혈액으로 나와 피부에 침착되면 피부가 가려워집니다.

손바닥이 붉어진다

손가락 끝, 손바닥, 특히 엄지와 새끼손가락 밑부분의 볼록한 곳이 붉은빛을 띠게 됩니다. 발바닥에도 똑같은 증상이 나타나는데 이는 손바닥, 발바닥의 혈관이 확장되기 때문입니다.

얼굴빛이 검어지고 윤기가 없어진다

간경변의 특징입니다. 이밖에 배에 푸르스름한 반점이 돋아나 보이거나 잇몸이나 위에서 피가 나고 몸이 앞뒤로 잘 굽혀지지 않으면 간에 이상이 있는지 의심해 보아야 합니다.

남성이면서 유방이 커진다

간 장애로 인해 호르몬 분비에 탈이 생기면 남성도 여성 호르몬 분비가 많아져서 털이 빠지거나 유방이 커지고, 고환이 작아지는 등의 증상이 나타납니다.

환자의 상당수가 오른쪽 갈비뼈 아래나 오른쪽 가슴 부위에 묵직한 통증을 느낍니다. 이 통증은 일정하지 않고 둔하고 우리하니 아플 때가 많은데, 암이 횡경막으로 침범하면 오른쪽 어깨가 아프고 간이 부어 있는 듯한 덩어리나 딱딱한 덩어리가 만져집니다. 암이 복강 안으로 파열하거나 출혈을 일으키면 몹시 심한 통증이 오고 간정맥이 막혀 복수가 차면 복막염이 생기는 수가 있습니다. 간암의 증상은 위장병과 비슷하게 나타나기도 합니다. 구토가 나고 속이 더부룩한 증상이 그런 것입니다.

간암이 깊어지면 복수가 차면서 황달이 나타납니다. 이때는 상당히 깊어진 상태입니다. 그러나 간문부에 있으면 초기에도 황달이 나타납니다. 간암 환자에게 나타나는 전신증상은 피로, 식욕부진 및 체중감소 등입니다. 또 밤에 땀이 나고 미열이 자주 납니다. 간암은 증상이 겉으로 매우 느리게 나타나고 나타났더라도 알아차리기가 어렵습니다. 겉으로 증상을 느낄 정도면 이미 병이 상당히 깊어져 있는 경우도 있습니다.

간암의 전이

간 가까이에 있는 담낭, 횡경막, 위, 십이지장, 결장, 문맥과 간정맥, 하대 정맥 등으로 전이하기 쉽습니다. 또 임파선을 통하여 전신에 퍼지고 혈액을 타고 여러 곳으로 전이할 수 있습니다. 폐, 뼈, 부신 등이 간암에서 전이하기 쉬운 곳들입니다.

유황약오리 한방요법

약재의 종류와 분량	본처방 분량	1첩 분량
유황약오리(털, 똥 제거)	2마리	오리머리(털 제거) 1개
밭마늘	2접(굵은 것 1접, 작은 것 1접)	6쪽(굵은 것 3쪽 작은 것 3쪽)
굵은파(뿌리 포함, 흰 부분만 사용)	25뿌리	1개의 1/5
다슬기(민물고둥)	10kg	40g
행인(살구씨, 볶아서 사용)	3.5근	8.8g
백개자(볶아서 사용)	3.5근	8.8g
신곡(볶아서 사용)	3.5근	8.8g
맥아(보리엿기름, 볶아서 사용)	3.5근	8.8g
공사인(볶아서 사용)	3.5근	8.8g
익지인(볶아서 사용)	3.5근	8.8g
백두구(볶아서 사용)	3.5근	8.8g
노나무	3.5근	8.8g
별갑(자라등껍질, 볶아서 사용)	3.5근	8.8g
산머루덩굴	3.5근	8.8g
인진쑥	3.5근	8.8g
금은화(인동덩굴꽃)	3.5근	8.8g
유근피(느릅나무 뿌리껍질)	3.5근	8.8g
포공영(민들레)	3.5근	8.8g
초과(볶아서 사용)	1.5근	3.7g
원시호	1.5근	3.7g
천황련	1.5근	3.7g
산사	1.5근	3.7g
목향	1.5근	3.7g
하고초	1.5근	3.7g
감초	1.5근	3.7g
대추	1.5근	3.7g
생강	1.5근	3.7g
석고(소양체질에만 사용)	3.5근	3.7g

폐암(肺癌)

폐암은 서양사람들한테 제일 많은 암입니다. 서양에서는 19세기까지만 해도 별로 흔하지 않은 병이었으나 20세기에 들어서면서부터 급격하게 늘어나기 시작하여 오늘날에는 가장 많이 걸리는 암이 되었습니다. 대기오염이 심해지면서부터 갑작스레 늘어나게 된 것이지요. 폐암은 우리나라에서도 가장 빠른 속도로 늘어나고 있는 암입니다. 폐암으로 인한 사망자 수는 해마다 10퍼센트 넘게 늘어나고 있는 것으로 통계청의 '사망원인 통계연표'에 나타나고 있습니다. 모든 암 가운데 증가율이 가장 높다는 것을 의미합니다.

우리나라 남자한테 폐암은 위암과 간암 다음으로 많은 암입니다. 폐암으로 죽은 사람 수는 1988년에 4,100명으로 기하급수적으로 늘어났습니다. 오래 지나지 않아 폐암이 간암과 위암을 제치고 가장 발생빈도가 높은 암이 될 가능성도 있습니다. 물론 서양에서도 1930년대에만 해도 그리 흔한 암이 아니었습니다. 1935년에 미국에서 폐암은 발생빈도가 여덟번째로 높은 암에 지나지 않았으나 1970년대부터 단연 발생빈도가 가장 높은 암이 되었습니다.

이처럼 폐암이 엄청나게 빠른 속도로 늘어나는 것은 대기오염과 흡연, 공장매연 등과 밀접한 관련이 있는 것 같습니다. 산업의 발달로 인한 환경오염이 있기 전에는 폐암 환자가 극히 드물었습니다. 우리가 잠시도 쉬지 않고 들이마시는 공기에는 자동차의 배기가스, 공장의 매연이나 유독가스, 담배연기 등 갖가지 해로운 물질이 많이 들어 있습니다. 이들 자동차의 배기가스나 공장매연 등에는 아황산가스, 벤조피렌, 일산화탄소, 이산화탄소, 납, 크롬, 석면 등 폐에 치명적인 질병을 일으킬 수 있는 것들이 적지 않습니다. 갖가지 공장이나 작업장의 공기 중에도 폐암을 일으킬 수 있는 물질이 많이 들어 있습니다. 플라스틱을 만드는 공장에서는 카드뮴이 폐에 몹시 해롭습니다. 이밖에 철공소나 광산에서 일하는 사람도 폐암발생률이 보통 사람보다 10배 이상 높다는 통계가 있습니다. 폐암을 비롯 갖가지 폐질환은 공기 중에 떠다니는 갖가지 오염물질이 폐에 쌓여서 폐조직이 산화, 파괴되면서 생기는 것으로 보입니다. 대기환경을 개선하여 늘 맑은 공기 속에서 생활한다면 폐암은 훨씬 줄어들 것이 틀림없습니다. 담배도 폐암의 중요한 원인임을 부정할 수 없습니다. 하루에 담배를 두 갑씩 피우는 사람은 담배를 피우지 않는 사람보다 폐암에 걸릴 위험이 20배 이상 높다고 합니다. 그러나 담배를 하루 세 갑 이상씩 피워도 잘 걸리지 않는 체질도 있는 것 같습니다. 아메리카 인디언들은 오래전부터 담배를 피웠으나 폐암에는 거의 걸리지 않는 유전적 특질을 지니고 있기 때문인 것으로 보입니다. 아무튼 폐암에 걸리지 않기 위해서는 금연을 해야 합니다. 간혹 폐암 환자가 담배를 끊지 못하는 것을 보는데, 그러한 자세로는 폐암을 고치기가 어렵습니다.

폐의 구조와 기능

폐는 마치 나무가 거꾸로 서 있는 듯한 모양으로 기관지에서 갈라져 나온 가지가 뻗어 있습니다. 나무줄기는 기관(氣管)에, 큰 가지는 기관지에, 작은 가지는 세기관지(細氣管枝)에 해당된다고 볼 수 있습니다. 말초 기관지, 즉 세기관지의 끝에는 나뭇잎에 해당되는 미세한 공기주머니들이 포도송이처럼 다닥다닥 붙어 있는데 이것이 폐포(肺胞)입니다. 한 사람의 폐포의 표면적을 모두 합치면 웬만한 테니스장 넓이만큼 되는데 우리가 코로 들이마시는 공기 중에서 산소를 혈액 속으로 흡수하고 이산화탄소를 밖으로 내보내는 작용을 합니다. 이런 작용을 가스교환 작용이라고 합니다. 이 작용을 통해서 몸 안에 신선한 산소를 공급받고, 대사과정에서 생긴 노폐물인 이산화탄소를 몸 밖으로 내보내는 것이지요. 어른은 1분에 16번쯤 숨을 쉬는데, 한 번 쉴 때에 0.5리터의 공기를 들이마신다고 합니다. 5분만 숨을 쉬지 않아도 목숨을 잃게 되는 것이지요. 숨을 힘껏 들이마셨다가 다시 힘껏 내뿜을 때 폐에서 나오는 공기의 총량을 폐활량이라고 하는데 대략 6리터쯤 됩니다. 폐는 우리 몸에서 가장 정교한 화학공장의 하나라고 할 수 있습니다.

폐암의 발생원인

흡연

많은 학자나 연구가들이 담배를 폐암 발생의 가장 큰 원인으로 손꼽고 있습니다. 다른 원인, 곧 대기오염이나 석면, 납, 아황산가스 같은 공해물질이나 유전성 요인 등보다 더 크다는 것이지요. 담배를 하루 한 갑씩 10년 넘게 피운 사람은 담배를 피우지 않는 사람보다 폐암에 걸릴 확률이 8배에서 15배나 높고, 하루 두 갑을 피우는 사람은 10배에서 25배나 높다고 합니다. 그러나 담배를 피우던 사람이 담배를 끊은 지 5년이 지나면 폐암 발생률이 담배를 안 피운 사람과 같아진다고 합니다. 담배가 폐암에 걸리게 하는 중요 원인 중의 하나임은 틀림없습니다. 우리나라 사람은 세계에서 담배를 가장 많이 피우는 것으로 통계조사에 나타나 있습니다. 미국 사람들보다 2배 이상 담배를 많이 피운다고 하지요. 그러나 담배를 많이 피워도 폐암에 걸리지 않는 사람이 있고 담배를 전혀 피우지 않아도 폐암에 걸리는 사람이 있습니다. 아메리카 인디언들은 수백 년 전부터 담배를 피워 왔지만 폐암에 걸리는 일은 극히 드물었습니다. 이를 보면 담배가 반드시 폐암의 원인이 되는 것은 아님을 알 수 있습니다. 20년 넘게 담배연구를 해온 리차페시 박사는 전통적인 방법으로 자연 건조하여 만든 담배는 폐암과 관련이 없다고 했습니다. 러시아나 중국 같은 나라에서는 담배를 자연 건조시키는데 그런 나라에서는 흡연을 폐암의 원인으로 문제삼지 않는다고 합니다.

대기오염

오늘날 대도시의 심각한 오염은 폐암의 가장 큰 원인임에 틀림없습니다. 자동차 배기가스 속에 들어 있는 아황산가스, 일산화탄소, 납, 이산화질소 등은 폐에 치명적인 위험물질입니다. 또 갖가지 방사능 물질, 석면, 니켈, 비소, 이산화크롬, 카드뮴, 수은 등 산업현장에서 다루는 중금속 물질도 폐암의 주요 원인이 될 수 있습니다. 이들 유독가스, 유해물질들 중에는 나일론 같은 화학섬유를 부식시킬 만큼 독성이 강한 것들이 적지 않습니다. 이처럼 독성이 강한 것들을 숨으로 들이마시면서 폐가 온전하기를 바랄 수 없지요.

살충제나 살균제, 제초제 등의 농약살포 또한 폐암의 큰 원인이 됩니다. 논밭에서 농약을 치다가 쓰러지는 경우가 드물지 않고, 또 대기오염이 거의 없는 시골에서도 폐암 환자가 적지 않게 발생하고 있습니다. 요즈음에는 시골에서도 논밭에 농약을 얼마나 자주, 많이 치는지 농약냄새 때문에 논밭 근처에 가까이 갈

수도 없을 지경이 되었습니다'. 농약냄새나 농약먼지도 폐에 심각한 영향을 미칩니다.

대기오염+흡연

폐암 환자가 급격히 기하급수적으로 늘어나는 이유는 '대기오염+담배' 라는 상승작용 때문이라고 할 수 있습니다. 심각한 대기오염에 담배연기가 더해져서 폐암에 걸릴 위험이 10배 20배로 더 커진 것이지요. 담배를 지속적으로 피우거나 오염된 공기를 오래 들이마시면 폐의 섬모운동이 제대로 이루어지지 못하거나 폐세포가 파괴되고 호흡기계의 중층 상피조직의 수가 줄어들게 됩니다. 이렇게 되면 기침이 나오고 가래가 생기기 시작하는데, 기관지염, 진폐증, 폐기종, 폐렴 등 갖가지 폐질환을 오랫동안 방치하면 폐점막은 차츰 돌이킬 수 없을 정도로 손상되어 결국 폐표면의 세포조직이 변질됩니다. 이 변질된 상태가 암으로 발전하기 직전의 상태인 전암(前癌) 상태입니다.

폐암의 주요 증상

기침

기침은 기관과 기관지 속의 분비물이나 밖에서 들어온 이물질을 내뱉기 위해 생기는 반사운동입니다. 폐암 환자는 마른기침을 하게 되는데 이 기침은 매우 완고하여 기침약을 먹어도 전혀 효과가 없는 것이 특징이지요. 기침은 폐암에서 가장 흔히 나타나는 증상입니다. 기관지 내벽에 덩어리가 생기므로 그 자극으로 기침을 하게 되는데 폐문 같은 굵은 기관지에 생긴 암일 때 특히 기침이 심하게 납니다. 말초 기관지에 생긴 폐암도 기관지를 따라 폐문 쪽으로 번져 가면 기침이 나게 되며 폐문이나 임파선으로 전이했을 때에도 기침이 나오게 됩니다. 대개 처음에는 가래가 나오지 않고 마른기침을 하게 되다가 병이 깊어지면서 기침이 더 잦아지고 가래도 나오게 됩니다. 기침이 심해지면서 폐의 기능에 장애가 생겨 호흡 곤란, 흉통, 실신, 두통, 각혈, 늑골 골절 등의 2차 증상이 일어날 수 있습니다. 늑골 골절은 가벼운 운동으로도 생길 수 있습니다

혈담 · 각혈

혈담은 가래에 피가 섞여 나오는 증상입니다. 혈담은 암조직이 헐거나 암조직의 혈관이 터졌을 때 나타납니다. 암조직에는 혈관이 많은데 기침이 심할 때 혈관이 터져 혈담이 나오거나 각혈을 할 수도 있습니다. 혈담에는 가래에 피가 섞여 있는 것, 가래 전체가 분홍빛으로 되는 것, 가래에 검붉은 핏덩이가 들어 있는 것 등 여러 가지입니다. 초기에는 가래에 피가 조금씩 섞여 나오다가 차츰 핏덩이가 섞여 나오거나 가래 전체가 빨갛게 되어 나옵니다. 2차 감염으로 화농하게 되면 가래는 맑은 빛깔에서 누런 빛깔의 고름처럼 변합니다. 각혈은 목에서 폐에 이르는 기도에서 일어나는 출혈입니다. 대개 새빨간 피를 거품처럼 토

하게 되는데 핏덩이는 들어 있지 않고 호흡 곤란이 함께 나타나는 수가 많습니다. 각혈로 인해 피를 토해 내는 양은 그다지 많지 않습니다.

가래

가래는 기관지를 덮고 있는 분비물이 나오는 것입니다. 건강한 사람은 기관지의 점액선에서 하루에 100밀리리터 정도의 분비물이 나옵니다. 그러나 폐와 기관지에 염증이나 궤양 같은 것이 생기면 정상적인 분비물말고도 상피세포, 식세포, 죽은 세포의 잔해, 죽은 피, 세균 등이 섞여 있게 됩니다. 폐암이 점차 기관지 점막으로 번져 가면 기관지 안에 점액이 고이고 가래의 양이 많아지게 됩니다. 가래는 보통 투명한 점액성 가래와 불투명한 녹색의 고름 같은 가래로 나눌 수 있습니다. 합병증으로 폐렴이 되면 가래는 고름처럼 바뀌고 열이 납니다.

흉통

흉통은 폐암이 깊어지면서 나타나는 증상입니다. 폐암 초기에는 암이 있는 폐 속의 불쾌감, 압박감 등만 나타나다가 차츰 암이 깊어지면서 몸을 움직이거나 숨을 쉴 때 가슴이 결리는 등의 증상이 나타납니다. 흉통은 폐암의 상태에 따라서 전혀 나타나지 않는 사람도 있고 견디기 어려울 만큼 몹시 격렬하게 나타나는 사람도 있으며, 증상도 마구 쑤시는 것, 우리하니 아픈 것, 따끔따끔하게 아픈 것 등 매우 다양합니다. 흉통은 암조직이 신경을 압박하거나 침범할 때 나타납니다. 또 암이 기관지를 압박하거나 기관지를 막아 가래가 잘 나오지 못하여 폐렴이 생기면 염증이 흉막을 자극하여 통증이 생깁니다.

암이 가슴부위의 근육에 침윤하며 혈관이나 늑간 신경을 침범하여 통증이 오고, 또 늑골에 암이 전이하면 격심한 통증을 일으킵니다. 통증이 격심한 폐암의 한 종류로 판코스트 폐암이란 것이 있습니다. 폐암에는 늑막에 물이 고이는 경우가 더러 있는데 물이 적게 고일 때에는 통증이 심하고 일정량 이상으로 많이 고이면 오히려 통증이 줄어듭니다. 그 대신 몸을 움직일 때에 기침을 더 많이 하게 됩니다.

얼굴 부종

폐암이 커지거나 임파절에 전이하면 흉부의 가운데 있는 상대정맥을 압박하므로 머리에서 심장으로 들어가는 혈액이 잘 통과하지 못하게 되어 얼굴이 붓고 붉어집니다. 얼굴이 붓는 증상은 그다지 흔하게 나타나지는 않습니다.

발열

폐암의 초기 증상은 감기나 감기몸살 비슷할 때가 많습니다. 감기약을 먹어도 낫지 않고 미열이 계속되거나 열이 내렸다가 올랐다가 하는 증상이 반복되면 폐암을 의심해 보아야 합니다. 발열은 폐암으로 인한 폐렴, 기관지염 등의 2차 감염으로 생기는 것이 보통이지만, 암이 커져서 녹아내려 공동(空洞)이 생기고 그 속에 고름이 고이면 처음에는 열이 나고 그 다음에 고름 섞인 가래가 나오게 됩니다.

호흡 곤란

호흡 곤란은 대개 나이가 많은 사람한테 나타납니다. 폐가 확장되어 숨을 토해 내는 힘이 약해져서 생기는 것으로 암이 웬만큼 깊어진 뒤에 나타납니다. 기관지가 막히거나 늑막에 물이 고였거나 암이 상대 정맥을 눌러 혈액순환이 어려워 호흡 곤란이 나타나기도 합니다.

체중 감소

밥을 잘 먹는데도 몸이 야위고 별 이유 없이 몸무게가 줄고 식욕이 떨어지며 쉽게 피로해집니다. 몸이 마르는 이유는 단백동화 작용 능력이 저하되어 영양을 몸 안에 제대로 흡수하지 못하게 되기 때문입니다.

목소리가 변한다

성대신경이 마비되면 목이 쉬거나 소리를 낼 수 없게 됩니다. 가슴과 배의 중간에 있는 횡경막에 폐암이 침범하면 횡경막의 신경을 자극하여 딸꾹질이 생깁니다. 별다른 이유 없이 딸꾹질이 생기면 폐암을 의심해 볼 필요가 있습니다.

폐암의 전이

폐암은 주위에 직접 넓게 퍼져 가거나 임파선으로 전이하거나 혈관 속으로 들어가는 것의 세 가지로 전이합니다. 대개 폐암은 뼈, 뇌, 간, 신장, 부신 등으로 잘 전이합니다. 뇌에 전이하면 건망증, 정신착란이 생기고 이상한 말이나 행동을 하게 되며 두통이나 구역질 등도 나타나게 됩니다. 간으로 전이되면 황달, 발열 등이 나타날 수 있고 뼈로 전이되면 통증이 매우 격렬하게 나타나는 경우가 많습니다.

유황약오리 한방요법

약재의 종류와 분량	본처방 분량	1첩 분량
유황약오리(털, 똥 제거)	2마리	오리머리(털 제거) 1개
밭마늘	2접(굵은 것 1접, 작은 것 1접)	6쪽(굵은 것 3쪽, 작은 것 3쪽)
굵은파(뿌리 포함, 흰 부분만 사용)	25뿌리	1개의 1/5
다슬기(민물고둥)	10kg	40g
행인(살구씨, 볶아서 사용)	3.5근	8.8g
백개자(볶아서 사용)	3.5근	8.8g
신곡(볶아서 사용)	3.5근	8.8g
맥아(보리엿기름, 볶아서 사용)	3.5근	8.8g
금은화(인동덩굴꽃)	3.5근	8.8g
유근피(느릅나무 뿌리껍질)	3.5근	8.8g
포공영(민들레)	3.5근	8.8g
공사인(볶아서 사용)	3.5근	8.8g
익지인(볶아서 사용)	3.5근	8.8g
백두구(볶아서 사용)	3.5근	8.8g
석룡자(생강으로 법제하여 사용)	300~600g	2~3마리
백강잠(생강으로 법제하여 사용)	3.5근	8.8g
별갑(자라등껍질, 볶아서 사용)	3.5근	8.8g
과루인(볶아서 사용)	3.5근	8.8g
적하수오	1.5근	3.7g
백하수오	1.5근	3.7g
산사	1.5근	3.7g
목향	1.5근	3.7g
하고초	1.5근	3.7g
생강	1.5근	3.7g
감초	1.5근	3.7g
대추	1.5근	3.7g
석고(소양체질에만 사용)	3.5근	8.8g

유방암(乳房癌)

유방암은 서양 여성들에게 많고 우리나라 여성들한테는 적게 나타나는 편입니다. 그러나 요즘 들어 발병숫자가 빠른 속도로 늘어나고 있습니다. 유방암은 우리나라 여성들이 걸리는 암 가운데 자궁암, 위암 다음으로 세번째로 많이 걸리는 암입니다. 미국이나 유럽 같은 데에는 유방암이 여성의 암 가운데 제일 많다고 합니다.

유방암은 나이 많은 처녀, 과부 등 혼자 사는 여성과 젖을 먹이지 않는 여성에게 많이 발생합니다. 대개 40~50세의 여성한테서 흔히 발생합니다. 결혼했어도 아이가 없거나 적고, 또 아이가 많아도 젖을 먹이지 않거나 인공유산한 여성에게 많습니다. 이것은 정상적이지 못한 생활로 말미암아 호르몬 분비에 탈이 생겼기 때문입니다. 일본의 히라야마 박사는 도쿄 시내 각 대학병원의 환자를 대상으로 조사하여 유방암에 걸리기 쉬운 사람을 다음과 같이 분류했습니다.

- 40~44세가 제일 높고 다음은 45~49세였다. 곧 유방암은 여성의 갱년기 현상과 밀접한 관련이 있다.
- 생활수준이 높은 사람일수록 걸리기 쉽다. 또 고기를 많이 먹는 사람이 더 잘 걸린다.
- 학력이 높을수록 걸리기 쉽다.
- 나이나 학력이 같을 때는 임신횟수가 적을수록 잘 걸리고, 미혼자는 기혼자의 3배, 나이가 많아서 결혼한 사람은 2배나 높았다.
- 담배를 피우는 사람은 피우지 않는 사람보다 2배, 고기를 먹는 사람은 채식을 하는 사람보다 2배나 많이 걸린다.
- 유방에 유선염이나 상처가 있는 사람은 2배 반이나 높았다.
- 유방을 애무하거나 마사지하는 사람은 그렇지 않은 사람보다 유방암에 적게 걸린다.

유방암의 주요 증상

유방암은 초기에는 열도 없고 통증도 없으면서 응어리만 만져지는 것이 전형적인 증상입니다. 콩알만하던 것이 차츰 자라나서 커지게 됩니다. 오래 지나면 피부를 뚫고 밖으로 드러나는데 유방 주위의 피부가 울퉁불퉁하게 터지고 갈라져서 궤양이 됩니다. 이같은 생김새가 마치 바위와 같아서 옛날에는 한자로 바위 암(巖)이라 썼고 서양에서는 게와 같다고 했습니다. 유방암의 덩어리는 대개 딱딱하지만 반드시 그렇지만은 않습니다. 약간 물렁한 것도 있고, 몹시 딱딱한 것도 있습니다. 또 눌러서 아픈 것이 있고 아프지 않은 것이 있습니다. 유방암이 피부 밖으로 터져나오면 심한 냄새가 나며 썩고 곪기도 합니다. 이것은 악액질이라 하여 유방암뿐만 아니라 모든 암에서 증상이 악화되면 수반될 수 있는 증상입니다. 유방암이 심해지면 어깨와 목덜미의 임파선에 종류(腫瘤)가 만져지고 통증이 심하며 온몸이 쇠약해집니다. 안쪽으로 흉근(胸筋)과 늑골까지 퍼지면 통증이 극심해집니다. 유방암은 겨드랑이와 임파선에 전이되고 더 나아가 늑막, 폐, 간, 뼈 등으로 전이되기도 합니다. 수시로 유방을 만져보아 평소에 없던 멍울이 만져지거나 이상이 느껴지면 전문의사의 진단을 받는 것이 중요합니다.

유황약오리 한방요법

약재의 종류와 분량	본처방 분량	1첩 분량
유황약오리(털, 똥 제거)	2마리	오리머리(털 제거) 1개
밭마늘	2접(굵은 것 1접, 작은 것 1접)	6쪽(굵은 것 3쪽, 작은 것 3쪽)
굵은파(뿌리 포함, 흰 부분만 사용)	25뿌리	1개의 1/5
다슬기(민물고둥)	10kg	40g
행인(살구씨, 볶아서 사용)	3.5근	8.8g
백개자(볶아서 사용)	3.5근	8.8g
신곡(볶아서 사용)	3.5근	8.8g
맥아(보리엿기름, 볶아서 사용)	3.5근	8.8g
금은화(인동덩굴꽃)	3.5근	8.8g
유근피(느릅나무 뿌리껍질)	3.5근	8.8g
포공영(민들레)	3.5근	8.8g
공사인(볶아서 사용)	3.5근	8.8g
익지인(볶아서 사용)	3.5근	8.8g
백두구(볶아서 사용)	3.5근	8.8g
석룡자(생강으로 법제하여 사용)	300~600g	2~3마리
백강잠(생강으로 법제하여 사용)	3.5근	8.8g
별갑(자라등껍질, 볶아서 사용)	3.5근	8.8g
과루인(볶아서 사용)	3.5근	8.8g
적하수오	1.5근	3.7g
백하수오	1.5근	3.7g
산사	1.5근	3.7g
목향	1.5근	3.7g
하고초	1.5근	3.7g
생강	1.5근	3.7g
감초	1.5근	3.7g
대추	1.5근	3.7g
석고(소양체질에만 사용)	3.5근	8.8g

자궁암(子宮癌)

자궁암은 우리나라 여성들에게 가장 흔히 발생하는 암입니다. 여성의 암 가운데 40퍼센트쯤이 성기에서 생기는데 그 가운데 85퍼센트 정도가 자궁암이라고 합니다. 30대에도 걸리고 10대에도 걸리는 수가 있으나 이런 경우는 흔하지 않고 대개 40대 폐경 무렵부터 많이 걸립니다. 자궁암은 자궁의 입구와 목에 해당하는 자궁 경부에 생기는 것이고, 자궁체암은 태아가 자라는 자궁 체부에 생기는 것을 말합니다. 우리나라 여성들은 자궁경부암에 많이 걸리고 서양 여성들은 자궁체암에 많이 걸립니다. 일본, 인도 사람, 그리고 흑인들에게도 자궁경부암이 많습니다.

자궁경부암은 초기부터 출혈이 일어나므로 이것이 중요한 자각증상이 됩니다. 출혈은 암조직이 작은 혈관벽을 파괴하기 때문에 일어납니다. 암으로 인한 출혈과 월경을 구별하기 어려울 때가 많으므로 잘 살펴보아야 합니다. 난소암은 초기에는 거의 발견되지 않고 또 대부분의 환자는 암이 많이 진행된 뒤에 발견되므로 평소 암을 예방하는 생활과 정기적인 검진이 중요합니다.

자궁암의 자가진단

여성의 생식기에서 생기는 암을 스스로 진단하는 방법은 다음과 같은 것들이 있습니다.

- 아랫배에 아무런 통증이 없이 냉이나 대하가 차츰 많아지며 냄새가 나거나 피가 섞여 나온다.
- 아랫배에 아무런 통증이 없이 응어리가 만져진다.
- 출혈이 일어난다. 통증이 없고 처음에는 매우 적은 양이지만 차츰 많아진다. 월경이 아닌 시기에 출혈이 있거나 출혈이 불규칙적이고 월경량이 지나치게 많다. 또는 성행위 뒤에 출혈이 있다.

자궁경부암은 뚜렷한 증세가 나타나지 않습니다. 0기나 1기 초에는 그 증상이 전혀 나타나지 않고 말기에는 큰 출혈이 있을 수 있습니다. 대하는 출혈보다 먼저 나타나는데 암 초기에는 물 같은 분비물이나 노란색, 또는 다갈색, 핑크빛 분비물이 나옵니다. 때로는 핏덩이가 조금 섞이고 생리도 순조롭지 못합니다. 자궁암이 진행되어 4기에 이르면 대소변을 보기 어려울 뿐만 아니라 통증을 느끼고 소변이나 대변에 피가 섞이게 됩니다. 허리와 아랫배, 항문 부위가 아프고 소변을 볼 때 밑이 빠지는 것처럼 아프고 뒤가 묵직합니다. 대변이 가늘게 나오기도 하고 잘 나오지 않기도 하며, 변비나 설사가 생깁니다. 소변을 볼 때 통증이 심하고 질 분비물에서 악취가 심하게 납니다. 때로는 방광이나 직장에 구멍이 뚫려 대소변이 수시로 나오게 되어 패혈증을 일으켜 어려움에 처하기도 합니다. 자궁암은 직장, 방광, 간, 임파선, 뼈와 생식기관으로 전이할 수 있습니다.

유황약오리 한방요법

약재의 종류와 분량	본처방 분량	1첩 분량
유황약오리(털, 똥 제거)	2마리	오리머리(털 제거) 1개
밭마늘	2접(굵은 것 1접, 작은 것 1접)	6쪽(굵은 것 3쪽, 작은 것 3쪽)
굵은파(뿌리 포함, 흰 부분만 사용)	25뿌리	1개의 1/5
다슬기(민물고둥)	10kg	40g
행인(살구씨, 볶아서 사용)	3.5근	8.8g
백개자(볶아서 사용)	3.5근	8.8g
신곡(볶아서 사용)	3.5근	8.8g
맥아(보리엿기름, 볶아서 사용)	3.5근	8.8g
금은화(인동덩굴꽃)	3.5근	8.8g
유근피(느릅나무 뿌리껍질)	3.5근	8.8g
포공영(민들레)	3.5근	8.8g
공사인(볶아서 사용)	3.5근	8.8g
익지인(볶아서 사용)	3.5근	8.8g
백두구(볶아서 사용)	3.5근	8.8g
석룡자(생강으로 법제하여 사용)	300~600g	2~3마리
백강잠(생강으로 법제하여 사용)	3.5근	8.8g
별갑(자라등껍질, 볶아서 사용)	3.5근	8.8g
과루인(볶아서 사용)	3.5근	8.8g
적하수오	1.5근	3.7g
백하수오	1.5근	3.7g
산사	1.5근	3.7g
목향	1.5근	3.7g
하고초	1.5근	3.7g
생강	1.5근	3.7g
감초	1.5근	3.7g
대추	1.5근	3.7g
석고(소양체질에만 사용)	3.5근	8.8g

췌장암(膵臟癌)

췌장암은 소화기 암 중에서 치료하기 어려운 질환으로 알려져 있습니다. 초기 발견도 쉽지 않고 자각증상도 초기에는 거의 없는 편입니다. 췌장에서 만들어지는 췌액은 췌관이라는 도관에 모아져서 십이지장으로 보내집니다. 췌장암은 췌관, 또는 췌관 세지의 내면을 덮고 있는 세포에서 발생하는 것이 대다수입니다. 간혹 체액을 분비하는 세포 자체에서도 발생됩니다. 그 외에 췌도선암도 있지만 이것은 췌도선종이라고 하는 양성 종양이 암으로 변한 것으로 발생빈도는 적습니다. 췌장은 오른쪽으로부터 췌두부, 췌체부, 췌미부로 나눌 수 있습니다. 췌장암의 3분의 2 이상은 췌두부에서 발생합니다.

췌장암의 주요 증상

췌두부암은 담관과 밀접한 관계가 있으므로 황달을 수반하는 경우가 많습니다. 이는 췌두부에서 발생한 암이 담관을 막아서 담즙의 흐름을 차단하면서 오는 현상입니다. 물론 담관에 종양이 발생해도 담즙의 흐름을 막아서 황달이 나타납니다. 평소와 달리 전신 권태감, 식욕 감퇴, 상복부의 통증이나 불쾌감, 체중 감소 외에 여러 증상이 나타나는 경우가 있습니다. 위 증상 외에 소화장애 등으로 위장검사를 하고도 별 이상이 발견되지 않는 경우는 췌장에 대한 정밀검진을 받아 보는 것이 좋습니다.

유황약오리 한방요법

약재의 종류와 분량	본처방 분량	1첩 분량
유황약오리(털, 똥 제거)	2마리	오리머리(털 제거) 1개
밭마늘	2접(굵은 것 1접, 작은 것 1접)	6쪽(굵은 것 3쪽, 작은 것 3쪽)
굵은파(뿌리 포함, 흰 부분만 사용)	25뿌리	1개의 1/5
다슬기(민물고둥)	10kg	40g
별갑(자라등껍질, 볶아서 사용)	3.5근	8.8g
행인(살구씨, 볶아서 사용)	3.5근	8.8g
백개자(볶아서 사용)	3.5근	8.8g
신곡(볶아서 사용)	3.5근	8.8g
맥아(보리엿기름, 볶아서 사용)	3.5근	8.8g
공사인(볶아서 사용)	5근	12.5g
익지인(볶아서 사용)	5근	12.5g
백두구(볶아서 사용)	5근	12.5g
초두구(볶아서 사용)	5근	12.5g
금은화(인동덩굴꽃)	3.5근	8.8g
유근피(느릅나무 뿌리껍질)	3.5근	8.8g
포공영(민들레)	3.5근	8.8g
산사	1.5근	3.7g
목향	1.5근	3.7g
하고초	1.5근	3.7g
생강	1.5근	3.7g
감초	1.5근	3.7g
대추	1.5근	3.7g
석고(소양체질에만 사용)	3.5근	8.8g

인두암(咽頭癌)

인두는 위로는 비강 앞으로는 구강으로 이어지고 식도 및 후두에 접속된 기관입니다. 이곳에 발생하는 암을 인두암이라고 부릅니다. 인두는 그 위치에 따라 비인강, 구인두, 후두인두로 분류되며 발생부위에 따라 나타나는 증세가 약간씩 다르며 그 중 비인강에 가장 많이 발생합니다.

인두암의 주요 증상

초기 증세는 목에 이물감이 있기도 하며 코피가 나오거나 코가 막혀 콧소리를 냅니다. 또한 인두에 염증을 일으켜 통증이 느껴지기도 하며 한쪽 귀에서 이상한 소리가 들리기도 합니다.

유황약오리 한방요법

약재의 종류와 분량	본처방 분량	1첩 분량
유황약오리(털, 똥 제거)	2마리	오리머리(털 제거) 1개
밭마늘	2접(굵은 것 1접, 작은 것 1접)	6쪽(굵은 것 3쪽, 작은 것 3쪽)
굵은파(뿌리 포함, 흰 부분만 사용)	25뿌리	1개의 1/5
다슬기(민물고둥)	10kg	40g
행인(살구씨, 볶아서 사용)	3.5근	8.8g
백개자(볶아서 사용)	3.5근	8.8g
신곡(볶아서 사용)	3.5근	8.8g
맥아(보리엿기름, 볶아서 사용)	3.5근	8.8g
금은화(인동덩굴꽃)	3.5근	8.8g
유근피(느릅나무 뿌리껍질)	3.5근	8.8g
포공영(민들레)	3.5근	8.8g
공사인(볶아서 사용)	3.5근	8.8g
익지인(볶아서 사용)	3.5근	8.8g
백두구(볶아서 사용)	3.5근	8.8g
석룡자(생강으로 법제하여 사용)	300~600g	2마리
백강잠(생강으로 법제하여 사용)	3.5근	8.8g
별갑(자라등껍질, 볶아서 사용)	3.5근	8.8g
과루인(볶아서 사용)	3.5근	8.8g
적하수오	1.5근	3.7g
백하수오	1.5근	3.7g
산사	1.5근	3.7g
목향	1.5근	3.7g
하고초	1.5근	3.7g
생강	1.5근	3.7g
감초	1.5근	3.7g
대추	1.5근	3.7g
석고(소양체질에만 사용)	3.5근	8.8g

담낭암(膽囊癌)

담낭은 담즙을 저장하는 곳으로서 위치는 간의 우엽 밑에 있으며 위쪽은 간질에 부착되고 아래쪽은 앞배의 벽에 붙어 있습니다. 이 담낭에 암이 발생하면 담낭암이라 부릅니다. 담낭암의 70~80퍼센트는 담석을 갖고 있으며 담즙성분의 이상이 암으로 발전하는 경우가 많습니다.

담낭암의 주요 증상

초기에 체중이 감소하고 빈혈이 일어나며 몸이 점차 쇠약해지고 구토가 자주 일어나기도 합니다. 병이 진행되면 오한과 신열이 나고 황달이 수반되고 통증이 오는 경우도 있습니다. 또한 병증의 진행에 따라 간으로 전이되는 경우가 많습니다.

유황약오리 한방요법

약재의 종류와 분량	본처방 분량	1첩 분량
유황약오리(털, 똥 제거)	2마리	오리머리(털 제거) 1개
밭마늘	2접(굵은 것 1접, 작은 것 1접)	6쪽(굵은 것 3쪽, 작은 것 3쪽)
굵은파(뿌리 포함, 흰 부분만 사용)	25뿌리	1개의 1/5
다슬기(민물고둥)	10kg	40g
행인(살구씨, 볶아서 사용)	3.5근	8.8g
백개자(볶아서 사용)	3.5근	8.8g
신곡(볶아서 사용)	3.5근	8.8g
맥아(보리엿기름, 볶아서 사용)	3.5근	8.8g
공사인(볶아서 사용)	3.5근	8.8g
익지인(볶아서 사용)	3.5근	8.8g
백두구(볶아서 사용)	3.5근	8.8g
노나무(개오동나무)	3.5근	8.8g
별갑(자라등껍질, 볶아서 사용)	3.5근	8.8g
산머루덩굴	3.5근	8.8g
인진쑥	3.5근	8.8g
금은화(인동덩굴꽃)	3.5근	8.8g
유근피(느릅나무 뿌리껍질)	3.5근	8.8g
포공영(민들레)	3.5근	8.8g
초과(볶아서 사용)	1.5근	3.7g
원시호	1.5근	3.7g
천황련	1.5근	3.7g
산사	1.5근	3.7g
목향	1.5근	3.7g
하고초	1.5근	3.7g
생강	1.5근	3.7g
감초	1.5근	3.7g
대추	1.5근	3.7g
석고(소양체질에만 사용)	3.5근	8.8g

담도암(膽道癌)

담도암은 담즙이 내려가는 관에 종양이 발생하는 것을 말합니다. 담도암은 50대의 남자에게 많이 발생하는 암으로서 주위의 임파선과 간장, 췌장, 담낭 등으로 전이되고 폐장이나 부신 쪽으로 퍼지는 경우도 있습니다.

담도암의 주요 증상

초기 증세로는 등과 어깨에 동통이 일어나며 신열과 오한이 나면서 간장이 서서히 커집니다. 담낭으로 내려가지 못한 담즙으로 인하여 영향이 오는 경우도 있는데, 이때 대변은 회백색으로 변하여 간장에 영향을 줍니다. 병증이 진행되면 황달이 나타나기도 하고 통증이 심한 경우도 있습니다.

유황약오리 한방요법

약재의 종류와 분량	본처방 분량	1첩 분량
유황약오리(털, 똥 제거)	2마리	오리머리(털 제거) 1개
밭마늘	2접(굵은 것 1접, 작은 것 1접)	6쪽(굵은 것 3쪽, 작은 것 3쪽)
굵은파(뿌리 포함, 흰 부분만 사용)	25뿌리	1개의 1/5
다슬기(민물고둥)	10kg	40g
행인(살구씨, 볶아서 사용)	3.5근	8.8g
백개자(볶아서 사용)	3.5근	8.8g
신곡(볶아서 사용)	3.5근	8.8g
맥아(보리엿기름, 볶아서 사용)	3.5근	8.8g
공사인(볶아서 사용)	3.5근	8.8g
익지인(볶아서 사용)	3.5근	8.8g
백두구(볶아서 사용)	3.5근	8.8g
노나무(개오동나무)	3.5근	8.8g
별갑(자라등껍질, 볶아서 사용)	3.5근	8.8g
산머루덩굴	3.5근	8.8g
인진쑥	3.5근	8.8g
금은화(인동덩굴꽃)	3.5근	8.8g
유근피(느릅나무 뿌리껍질)	3.5근	8.8g
포공영(민들레)	3.5근	8.8g
초과(볶아서 사용)	1.5근	3.7g
원시호	1.5근	3.7g
천황련	1.5근	3.7g
산사	1.5근	3.7g
목향	1.5근	3.7g
하고초	1.5근	3.7g
생강	1.5근	3.7g
감초	1.5근	3.7g
대추	1.5근	3.7g
석고(소양체질에만 사용)	3.5근	8.8g

뇌암(腦癌)

뇌종양은 뇌질과 뇌막에 주로 발생하는데, 뇌혈관, 뇌하수체 뇌신경에서 발생하는 종양 등도 이에 해당합니다. 또 폐암, 유방암이 뇌에 전이한 경우는 전이성 뇌종양으로 부릅니다. 발병비율을 보면 남성이 여성보다 비교적 많이 발생하는 경향이 있으며 소아의 경우 소뇌에, 성인의 경우 대뇌에 많이 발생하고 있습니다.

뇌암의 주요 증상

뇌종양의 주요 증상은 두통입니다. 구토는 초기 증세의 하나이며 경련이 자주 발생하는 경우도 있습니다. 또 시력 저하와 시야의 이상도 나타날 수 있고 이상한 소리가 들린다든지 현기증 등이 수반되기도 합니다.

유황약오리 한방요법

※ 두통과 어지러움이 심한 경우는 뇌암(1), 심하지 않은 경우는 뇌암(2) 처방을 사용합니다.

뇌암(1) 두통과 어지러움 증상이 심한 경우

약재의 종류와 분량	1첩 분량	1제(20첩) 분량
오리머리	1개	15개
밭마늘	6쪽	15통
굵은파	1개의 1/5	2개
다슬기(민물고둥)	11.25g	225g
상백피	8.8g	175g
천마	4.3g	85g
향부자	4.3g	85g
연자육	4.3g	85g
진피	4.3g	85g
산조인(검게 볶은것)	4.3g	85g
소회향(약간 볶은것)	2.8g	56g
소엽	2.8g	56g
갈근	2.8g	56g
우슬	2.8g	56g
적복령	2.8g	56g
오약	2.8g	56g
현호색	2.3g	45g
홍화	2.3g	45g
생강	5쪽	30g

뇌암(2) 두통과 어지러움 증상이 심하지 않은 경우

약재의 종류와 분량	본처방 분량	1첩 분량
유황약오리(털, 똥 제거)	2마리	오리머리(털 제거) 1개
밭마늘	2접(굵은 것 1접, 작은 것 1접)	6쪽(굵은 것 3쪽, 작은 것 3쪽)
굵은파(뿌리 포함, 흰 부분만 사용)	25뿌리	1개의 1/5
다슬기(민물고둥)	10kg	40g
행인(살구씨, 볶아서 사용)	3.5근	8.8g
백개자(볶아서 사용)	3.5근	8.8g
신곡(볶아서 사용)	3.5근	8.8g
맥아(보리엿기름, 볶아서 사용)	3.5근	8.8g
금은화(인동덩굴꽃)	3.5근	8.8g
유근피(느릅나무 뿌리껍질)	3.5근	8.8g
포공영(민들레)	3.5근	8.8g
석룡자(생강으로 법제하여 사용)	300~600g	2~3마리
백강잠(생강으로 법제하여 사용)	3.5근	8.8g
구기자	1.5근	3.7g
오미자	1.5근	3.7g
산수유	1.5근	3.7g
생산약(마뿌리)	1.5근	3.7g
차전자(질경이씨, 볶아서 사용)	1.5근	3.7g
목통(으름덩굴)	1.5근	3.7g
석위	3.5근	8.8g
산사	1.5근	3.7g
목향	1.5근	3.7g
생강	1.5근	3.7g
감초	1.5근	3.7g
대추	1.5근	3.7g
천마	1.5근	3.7g
원지	1.5근	3.7g
하고초	1.5근	3.7g
석고(소양체질에만 사용)	3.5근	8.8g

결장암(結腸癌)

결장은 대장에서 맹장과 직장을 제외한 가운데 부분을 말합니다. 또한 내부에 많은 주름벽이 있어서 음식물의 운행을 돕고 소장에서 내려온 음식물에서 수분을 흡수합니다. 맹장과 잇닿는 상행결장 중간 윗부분 밑을 건너가는 부분을 횡행결장, 왼쪽 아래로 내려간 부분을 하행결장, 직장과 잇닿아 있는 부분을 S상결장이라고 하며 결장에 생긴 암을 결장암이라고 합니다. 결장암은 동양인보다 서양인에게 많은 질환인데 식생활 문화의 차이에서 오는 현상으로 볼 수 있습니다.

결장암의 주요 증상

결장암은 초기에 거의 자각증상이 없으며 병이 진행되면서 빈혈이나 체중 감소, 소화장애 등이 나타날 수 있습니다.

유황약오리 한방요법

약재의 종류와 분량	본처방 분량	1첩 분량
유황약오리(털, 똥 제거)	2마리	오리머리(털 제거) 1개
밭마늘	2접(굵은 것 1접, 작은 것 1접)	6쪽(굵은 것 3쪽, 작은 것 3쪽)
굵은파(뿌리 포함, 흰 부분만 사용)	25뿌리	1개의 1/5
다슬기(민물고둥)	10kg	40g
행인(살구씨, 볶아서 사용)	3.5근	8.8g
백개자(볶아서 사용)	3.5근	8.8g
신곡(볶아서 사용)	3.5근	8.8g
맥아(보리엿기름, 볶아서 사용)	3.5근	8.8g
금은화(인동덩굴꽃)	3.5근	8.8g
유근피(느릅나무 뿌리껍질)	3.5근	8.8g
포공영(민들레)	3.5근	8.8g
공사인(볶아서 사용)	3.5근	8.8g
익지인(볶아서 사용)	3.5근	8.8g
백두구(볶아서 사용)	3.5근	8.8g
석룡자(생강으로 법제하여 사용)	300~600g	2~3마리
백강잠(생강으로 법제하여 사용)	3.5근	8.8g
별갑(자라등껍질, 볶아서 사용)	3.5근	8.8g
과루인(볶아서 사용)	3.5근	8.8g
적하수오	1.5근	3.7g
백하수오	1.5근	3.7g
산사	1.5근	3.7g
목향	1.5근	3.7g
하고초	1.5근	3.7g
생강	1.5근	3.7g
감초	1.5근	3.7g
대추	1.5근	3.7g
석고(소양체질에만 사용)	3.5근	8.8g

소장암(小腸癌)

소장은 위에 이어서 음식물을 소화 · 흡수하는 장기로서 대장에 비해서 훨씬 깁니다. 우리나라도 소장암이 상당히 많이 발병하는 것으로 알려져 있습니다. 소장암의 경우도 위암과 마찬가지로 하층, 근층, 또는 장막으로 바깥쪽을 향해 확대해 나갑니다.

소장암의 주요 증상

초기에는 증세가 잘 나타나지 않으며 변에 피가 섞여 나올 수 있으므로 변을 유심히 관찰할 필요가 있습니다. 또 장내에 종양의 크기가 확대되면서 뱃속이 편치 않은 소화장애를 느낄 수가 있습니다. 그외에 혈색이 나빠지고 쉽게 피로하며 숨이 가쁘고 현기증이나 두통증세가 나타나기도 합니다.

유황약오리 한방요법

약재의 종류와 분량	본처방 분량	1첩 분량
유황약오리(털, 똥 제거)	2마리	오리머리(털 제거) 1개
밭마늘	2접(굵은 것 1접, 작은 것 1접)	6쪽(굵은 것 3쪽, 작은 것 3쪽)
굵은파(뿌리 포함, 흰 부분만 사용)	25뿌리	1개의 1/5
다슬기(민물고둥)	10kg	40g
별갑(자라등껍질, 볶아서 사용)	3.5근	8.8g
행인(살구씨, 볶아서 사용)	3.5근	8.8g
백개자(볶아서 사용)	3.5근	8.8g
신곡(볶아서 사용)	3.5근	8.8g
맥아(보리엿기름, 볶아서 사용)	3.5근	8.8g
공사인(볶아서 사용)	5근	12.5g
익지인(볶아서 사용)	5근	12.5g
백두구(볶아서 사용)	5근	12.5g
초두구(볶아서 사용)	5근	12.5g
금은화(인동덩굴꽃)	3.5근	8.8g
유근피(느릅나무 뿌리껍질)	3.5근	8.8g
포공영(민들레)	3.5근	8.8g
산사	1.5근	3.7g
목향	1.5근	3.7g
하고초	1.5근	3.7g
생강	1.5근	3.7g
감초	1.5근	3.7g
대추	1.5근	3.7g
석고(소양체질에만 사용)	3.5근	8.8g

대장암(大腸癌)

대장암은 소장의 끝부분에서부터 항문에 이르는 부분을 말합니다. 대장은 소장보다 굵고 짧으며, 식물성 섬유의 소화와 소화된 음식물로부터 수분을 흡수하는 기능을 합니다.

대장암의 주요 증상

혈변, 점액변이 주요 증상으로 나타납니다. 배변습관에 이상이 오고 뒤가 무거움을 느끼기도 합니다. 또 위쪽 대장암에서는 항문과의 거리가 있어서인지 배가 부른 듯 답답하거나 방귀가 자주 나오고 변비가 생기기도 합니다. 그외 증상으로는 대변색깔이 달라지기도 하며 빈혈이 오기도 하고 체중 감소와 식욕 부진이 동반되기도 합니다.

유황약오리 한방요법

약재의 종류와 분량	본처방 분량	1첩 분량
유황약오리(털, 똥 제거)	2마리	오리머리(털 제거) 1개
밭마늘	2접(굵은 것 1접, 작은 것 1접)	6쪽(굵은 것 3쪽, 작은 것 3쪽)
굵은파(뿌리 포함, 흰 부분만 사용)	25뿌리	1개의 1/5
다슬기(민물고둥)	10kg	40g
행인(살구씨, 볶아서 사용)	3.5근	8.8g
백개자(볶아서 사용)	3.5근	8.8g
신곡(볶아서 사용)	3.5근	8.8g
맥아(보리엿기름, 볶아서 사용)	3.5근	8.8g
금은화(인동덩굴꽃)	3.5근	8.8g
유근피(느릅나무 뿌리껍질)	3.5근	8.8g
포공영(민들레)	3.5근	8.8g
공사인(볶아서 사용)	3.5근	8.8g
익지인(볶아서 사용)	3.5근	8.8g
백두구(볶아서 사용)	3.5근	8.8g
석룡자(생강으로 법제하여 사용)	300~600g	2~3마리
백강잠(생강으로 법제하여 사용)	3.5근	8.8g
별갑(자라등껍질, 볶아서 사용)	3.5근	8.8g
과루인(볶아서 사용)	3.5근	8.8g
적하수오	1.5근	3.7g
백하수오	1.5근	3.7g
산사	1.5근	3.7g
목향	1.5근	3.7g
하고초	1.5근	3.7g
생강	1.5근	3.7g
감초	1.5근	3.7g
대추	1.5근	3.7g
석고(소양체질에만 사용)	3.5근	8.8g

갑상선암(甲狀腺癌)

갑상선은 갑상선 호르몬을 분비하는 장기로서 후두 밑에 위치하는 전경에 있으며 좌우 양엽으로 나뉘어 있습니다. 갑상선암은 조직학적으로 세 가지 형태로 분류되고 있습니다.

유두 갑상선암

비교적 악성도가 낮고 그 성장속도가 느립니다. 30대 전후에 많이 발생되고 있으며 전이가 빠르지 않아 초기에 발견하면 치료율이 높습니다.

미분화 갑상선암

60~70세에 많이 발생하는 암으로 처음부터 급속히 성장하여 주위 임파선과 다른 장기에 혈관과 임파관을 통해 전이되는 경

우도 있습니다.

여포성 갑상선암

전체 갑상선 중에서 약 4분의 1 정도 차지하는 암으로서 40~50세에 가장 많이 발생하고 있습니다.

갑상선암의 주요 증상

전에 병력이 있었던 갑상선이 갑자기 커지거나 단단해지는 현상이 나타날 수 있습니다. 초기에는 별다른 증세가 나타나지 않지만 시간이 지날수록 종양이 커져서 주위의 임파선에 침윤하면 임파선도 만져집니다. 보통 암종 자체에는 통증을 느끼지 않으나 목, 얼굴 같은 곳으로 퍼지면 통증을 느끼게 됩니다.

유황약오리 한방요법

갑상선암(1) 폐기능이 약한 경우

약재의 종류와 분량	본처방 분량	1첩 분량
유황약오리(털, 똥 제거)	2마리	오리머리(털 제거) 1개
밭마늘	2접(굵은 것 1접, 작은 것 1접)	6쪽(굵은 것 3쪽, 작은 것 3쪽)
굵은파(뿌리 포함, 흰 부분만 사용)	25뿌리	1개의 1/5
다슬기(민물고둥)	10kg	40g
행인(살구씨, 볶아서 사용)	3.5근	8.8g
백개자(볶아서 사용)	3.5근	8.8g
신곡(볶아서 사용)	3.5근	8.8g
맥아(보리엿기름, 볶아서 사용)	3.5근	8.8g
금은화(인동덩굴꽃)	3.5근	8.8g
유근피(느릅나무 뿌리껍질)	3.5근	8.8g
포공영(민들레)	3.5근	8.8g
공사인(볶아서 사용)	3.5근	8.8g
익지인(볶아서 사용)	3.5근	8.8g
백두구(볶아서 사용)	3.5근	8.8g
석룡자(생강으로 법제하여 사용)	300~600g	2~3마리
백강잠(생강으로 법제하여 사용)	3.5근	8.8g
별갑(자라등껍질, 볶아서 사용)	3.5근	8.8g
과루인(볶아서 사용)	3.5근	8.8g
적하수오	1.5근	3.7g
백하수오	1.5근	3.7g
산사	1.5근	3.7g
목향	1.5근	3.7g
하고초	1.5근	3.7g
생강	1.5근	3.7g
감초	1.5근	3.7g
대추	1.5근	3.7g
석고(소양체질에만 사용)	3.5근	8.8g

갑상선암(2) 신장기능이 약한 경우

약재의 종류와 분량	본처방 분량	1첩 분량
유황약오리(털, 똥 제거)	2마리	오리머리(털 제거) 1개
밭마늘	2접(굵은 것 1접, 작은 것 1접)	6쪽(굵은 것 3쪽, 작은 것 3쪽)
굵은파(뿌리 포함, 흰 부분만 사용)	25뿌리	1개의 1/5
다슬기(민물고둥)	10kg	40g
금은화(인동덩굴꽃)	3.5근	8.8g
유근피(느릅나무 뿌리껍질)	3.5근	8.8g
포공영(민들레)	3.5근	8.8g
행인(살구씨, 볶아서 사용)	3.5근	8.8g
백개자(볶아서 사용)	3.5근	8.8g
신곡(볶아서 사용)	3.5근	8.8g
맥아(보리엿기름, 볶아서 사용)	3.5근	8.8g
석위초	3.5근	8.8g
백강잠(생강으로 법제하여 사용)	3.5근	8.8g
석룡자(생강으로 법제하여 사용)	300~600g	2~3마리
구기자	1.5근	3.7g
오미자	1.5근	3.7g
산수유	1.5근	3.7g
생산약(마뿌리)	1.5근	3.7g
차전자(질경이씨, 볶아서 사용)	1.5근	3.7g
목통(으름덩굴)	1.5근	3.7g
목향	1.5근	3.7g
산사	1.5근	3.7g
하고초	1.5근	3.7g
생강	1.5근	3.7g
감초	1.5근	3.7g
대추	1.5근	3.7g
석고(소양체질에만 사용)	3.5근	8.8g

요도암(尿道癌)

요도는 오줌을 방광에서 몸 밖으로 내보내는 길인데, 여기에 발생하는 암을 요도암이라 부릅니다. 요도암은 40~60세 전후의 연령층에 많이 발생합니다.

요도암의 주요 증상

초기 증세로는 오줌을 누거나 성관계시 요도에 통증이 수반되는 경우가 있으며 오줌 누기가 힘들고 오줌이 막혀서 잘 나오지 않는 경우도 있습니다. 위와 같은 증상이 의심스러우면 속히 전문의사의 진단을 받아 보아야 합니다.

유황약오리 한방요법

약재의 종류와 분량	본처방 분량	1첩 분량
유황약오리(털, 똥 제거)	2마리	오리머리(털 제거) 1개
밭마늘	2접(굵은 것 1접, 작은 것 1접)	6쪽(굵은 것 3쪽, 작은 것 3쪽)
굵은파(뿌리 포함, 흰 부분만 사용)	25뿌리	1개의 1/5
다슬기(민물고둥)	10kg	40g
행인(살구씨, 볶아서 사용)	3.5근	8.8g
백개자(볶아서 사용)	3.5근	8.8g
신곡(볶아서 사용)	3.5근	8.8g
맥아(보리엿기름, 볶아서 사용)	3.5근	8.8g
금은화(인동덩굴꽃)	3.5근	8.8g
유근피(느릅나무 뿌리껍질)	3.5근	8.8g
포공영(민들레)	3.5근	8.8g
백강잠(생강으로 법제하여 사용)	3.5근	8.8g
석룡자(생강으로 법제하여 사용)	300~600g	2~3마리
구기자	1.5근	3.7g
오미자	1.5근	3.7g
산수유	1.5근	3.7g
생산약(마뿌리)	1.5근	3.7g
차전자(질경이씨, 볶아서 사용)	1.5근	3.7g
석위초	3.5근	8.8g
호장근	3.5근	8.8g
목통(으름덩굴)	3.5근	8.8g
산사	1.5근	3.7g
목향	1.5근	3.7g
생강	1.5근	3.7g
감초	1.5근	3.7g
대추	1.5근	3.7g
하고초	1.5근	3.7g
석고(소양체질에만 사용)	3.5근	8.8g

신장암(腎臟癌)

신장암은 증상이 거의 없고 진행이 몹시 느려서 몇 년, 혹은 10년쯤 지나서 발견되는 수도 있습니다. 신장암의 주요 증상은 피오줌, 신장부위의 응어리, 옆구리의 통증 등 세 가지입니다. 특히 혈뇨는 초기에 흔히 있을 수 있는 증상으로 혈뇨가 확인되면 즉시 전문의사의 진단을 받는 것이 좋습니다.

신장암의 주요 증상

피오줌

아픔이 전혀 없이 눈으로 알 수 있을 정도로 피오줌이 나옵니다. 붉은 포도주 빛깔이며 한 번 나왔다가 멎기도 하고 여러 번 계속해서 나오기도 합니다. 한 번 나온 뒤 아무 탈이 없다가 2~3년 뒤에 다시 나오는 경우도 있습니다. 그러나 신장암에 걸려도 피오줌이 전혀 나오지 않을 수도 있습니다.

신장부위의 응어리

신장은 옆구리 갈비뼈 밑에 있습니다. 갈비뼈 밑에 응어리가 만져지면 병이 상당히 깊어진 것입니다. 응어리는 딱딱할 수도 있고 약간 물렁할 수도 있는데, 왼쪽이나 오른쪽 한 군데에만 있거나 양쪽에 다 있을 수도 있습니다. 이때 피로, 체중 감소, 식욕부진 등이 일어나기도 합니다.

신장부위의 아픔

응어리가 느껴지면 배, 등, 허리, 옆구리가 몹시 아프거나, 우리하니 아파 잠을 제대로 잘 수 없게 됩니다. 이밖에 몸이 쉽게 피로해지고 나른해지며 입맛이 떨어지고 몸무게가 줄어드는 증상도 함께 나타납니다.

유황약오리 한방요법

약재의 종류와 분량	본처방 분량	1첩 분량
유황약오리(털, 똥 제거)	2마리	오리머리(털 제거) 1개
밭마늘	2접(굵은 것 1접, 작은 것 1접)	6쪽(굵은 것 3쪽, 작은 것 3쪽)
굵은파(뿌리 포함, 흰 부분만 사용)	25뿌리	1개의 1/5
다슬기(민물고둥)	10kg	40g
금은화(인동덩굴꽃)	3.5근	8.8g
유근피(느릅나무 뿌리껍질)	3.5근	8.8g
포공영(민들레)	3.5근	8.8g
행인(살구씨, 볶아서 사용)	3.5근	8.8g
백개자(볶아서 사용)	3.5근	8.8g
신곡(볶아서 사용)	3.5근	8.8g
맥아(보리엿기름, 볶아서 사용)	3.5근	8.8g
석위초	3.5근	8.8g
백강잠(생강으로 법제하여 사용)	3.5근	8.8g
석룡자(생강으로 법제하여 사용)	300~600g	2~3마리
구기자	1.5근	3.7g
오미자	1.5근	3.7g
산수유	1.5근	3.7g
생산약(마뿌리)	1.5근	3.7g
차전자(질경이씨, 볶아서 사용)	1.5근	3.7g
목통(으름덩굴)	1.5근	3.7g
목향	1.5근	3.7g
산사	1.5근	3.7g
하고초	1.5근	3.7g
생강	1.5근	3.7g
감초	1.5근	3.7g
대추	1.5근	3.7g
석고(소양체질에만 사용)	3.5근	8.8g

고환암(睾丸癌)

고환암은 남자 비뇨생식기 계통 종양의 4퍼센트를 차지하며 20~40대에 많이 발생합니다. 고환암이 발생할 수 있는 의학적인 소견으로는 외상을 입었을 경우와 고환의 온도조절에 방해가 되었을 때와 내분비계에 이상이 있을 때, 또 염증이 오래 계속됐을 때 등을 들 수 있습니다.

고환암의 주요 증상

표면이 울퉁불퉁하고 규칙적이며 큰 덩어리가 만져지기도 합니다. 손으로 눌렀을 때 통증이 있을 수도 있고 없는 경우도 있습니다. 또 음낭 속의 압박감과 무거운 고환이 당기는 듯한 통증이 수반되기도 합니다. 암이 진행됨에 따라 온몸이 쇠약해지고 식욕이 저하됩니다.

유황약오리 한방요법

약재의 종류와 분량	본처방 분량	1첩 분량
유황약오리(털, 똥 제거)	2마리	오리머리(털 제거) 1개
밭마늘	2접(굵은 것 1접, 작은 것 1접)	6쪽(굵은 것 3쪽, 작은 것 3쪽)
굵은파(뿌리 포함, 흰 부분만 사용)	25뿌리	1개의 1/5
다슬기(민물고둥)	10kg	40g
금은화(인동덩굴꽃)	3.5근	8.8g
유근피(느릅나무 뿌리껍질)	3.5근	8.8g
포공영(민들레)	3.5근	8.8g
행인(살구씨, 볶아서 사용)	3.5근	8.8g
백개자(볶아서 사용)	3.5근	8.8g
신곡(볶아서 사용)	3.5근	8.8g
맥아(보리엿기름, 볶아서 사용)	3.5근	8.8g
석위초	3.5근	8.8g
백강잠(생강으로 법제하여 사용)	3.5근	8.8g
석룡자(생강으로 법제하여 사용)	300~600g	2~3마리
구기자	1.5근	3.7g
오미자	1.5근	3.7g
산수유	1.5근	3.7g
생산약(마뿌리)	1.5근	3.7g
차전자(질경이씨, 볶아서 사용)	1.5근	3.7g
목통(으름덩굴)	1.5근	3.7g
목향	1.5근	3.7g
산사	1.5근	3.7g
하고초	1.5근	3.7g
생강	1.5근	3.7g
감초	1.5근	3.7g
대추	1.5근	3.7g
석고(소양체질에만 사용)	3.5근	8.8g

설암(舌癌)

설암은 구강의 암 중에서 가장 많으며 구강의 점막에 어떤 이상이 생기면 통증이나 이상감을 민감하게 느끼므로 다른 암과 비교해서 조기 발견이 용이합니다. 설암 중에는 중앙부에 궤양이 생기는 것과 그렇지 않은 것이 있습니다. 궤양이 생긴 경우는 음식물이 닿으면 통증이나 출혈이 생기므로 조기 발견이 용이하고 궤양이 없는 경우에는 자각증상이 적기 때문에 발견이 늦어지는 경우도 있습니다.

설암의 주요 증상

설암의 증세는 통증과 출혈입니다. 일반적인 구내염의 경우에는 1주일 전후에 대부분 치료가 되지만 오래 잘 치료되지 않는 입 안의 궤양에 대해서는 정밀진단을 받아 보는 것이 좋습니다. 설암은 비교적 빨리 임파선에 옮겨가기 때문에 신속한 대응이 필요합니다. 특히 음식물을 섭취하기도 불편한 경우가 많습니다. 구강 내 염증이 발생하지 않도록 항상 입 안을 청결하게 하고 양치질을 할 때 죽염을 치약과 함께 활용하는 것도 좋은 예방법입니다.

유황약오리 한방요법

약재의 종류와 분량	본처방 분량	1첩 분량
유황약오리(털, 똥 제거)	2마리	오리머리(털 제거) 1개
밭마늘	2접(굵은 것 1접, 작은 것 1접)	6쪽(굵은 것 3쪽, 작은 것 3쪽)
굵은파(뿌리 포함, 흰 부분만 사용)	25뿌리	1개의 1/5
다슬기(민물고둥)	10kg	40g
금은화(인동덩굴꽃)	3.5근	8.8g
유근피(느릅나무 뿌리껍질)	3.5근	8.8g
포공영(민들레)	3.5근	8.8g
행인(살구씨, 볶아서 사용)	3.5근	8.8g
백개자(볶아서 사용)	3.5근	8.8g
신곡(볶아서 사용)	3.5근	8.8g
맥아(보리엿기름, 볶아서 사용)	3.5근	8.8g
석위초	3.5근	8.8g
백강잠(생강으로 법제하여 사용)	3.5근	8.8g
석룡자(생강으로 법제하여 사용)	300~600g	2~3마리
구기자	1.5근	3.7g
오미자	1.5근	3.7g
산수유	1.5근	3.7g
생산약(마뿌리)	1.5근	3.7g
차전자(질경이씨, 볶아서 사용)	1.5근	3.7g
목통(으름덩굴)	1.5근	3.7g
목향	1.5근	3.7g
산사	1.5근	3.7g
하고초	1.5근	3.7g
생강	1.5근	3.7g
감초	1.5근	3.7g
대추	1.5근	3.7g
석고(소양체질에만 사용)	3.5근	8.8g

식도암(食道癌)

식도의 악성 종양에는 암과 육종이 있는데 거의 암종에 해당됩니다. 소화기 계통 암에서 위암, 간암 다음으로 많이 발생하는 것으로 나와 있습니다. 보통 50~60세에 많이 발병하는데 여자보다는 남자에게서 10분의 1 가량 더 많이 나타납니다. 또 서양인보다 한국이나 일본 등 동양인에게 더 많이 나타납니다. 특히 뜨거운 음식을 삼가고 알코올 도수가 높은 술을 주의하는 것도 중요합니다.

식도암의 주요 증상

식도암은 본인도 모르는 사이에 병이 깊어지는 경우가 많습니다. 흔한 증상으로 음식을 삼켰을 때 오는 이상 증상입니다. 무엇이 막히는 느낌, 얼얼하며 가슴의 통증이나 불쾌감 등의 증상이 있습니다. 또 음식물이 잘 넘어가지 않기도 하고 삼킨 음식물이 도로 넘어오기도 하며 처음에는 딱딱한 음식이 잘 넘어가지 않다가 병증이 심해지면 부드러운 음식도 넘기기가 용이하지 않습니다. 병이 깊어지면 음식을 먹은 뒤 가슴이나 명치 끝에 통증이 오는 경우도 있습니다. 이 통증은 얼얼한 경우도 있고 견디기 어려울 만큼 심하기도 합니다. 또 암이 후두신경을 침입하면 목소리가 쉬고 피를 토하거나 혈변을 보는 예도 있습니다. 상체와 팔다리에 부종이 있을 수 있으며 기침이 나고 숨이 가빠지는 등의 증상이 나타나기도 합니다.

유황약오리 한방요법

약재의 종류와 분량	본처방 분량	1첩 분량
유황약오리(털, 똥 제거)	2마리	오리머리(털 제거) 1개
밭마늘	2접(굵은 것 1접, 작은 것 1접)	6쪽(굵은 것 3쪽, 작은 것 3쪽)
굵은파(뿌리 포함, 흰 부분만 사용)	25뿌리	1개의 1/5
다슬기(민물고둥)	10kg	40g
별갑(자라등껍질, 볶아서 사용)	3.5근	8.8g
행인(살구씨, 볶아서 사용)	3.5근	8.8g
백개자(볶아서 사용)	3.5근	8.8g
신곡(볶아서 사용)	3.5근	8.8g
맥아(보리엿기름, 볶아서 사용)	3.5근	8.8g
공사인(볶아서 사용)	5근	12.5g
익지인(볶아서 사용)	5근	12.5g
백두구(볶아서 사용)	5근	12.5g
초두구(볶아서 사용)	5근	12.5g
금은화(인동덩굴꽃)	3.5근	8.8g
유근피(느릅나무 뿌리껍질)	3.5근	8.8g
포공영(민들레)	3.5근	8.8g
산사	1.5근	3.7g
목향	1.5근	3.7g
하고초	1.5근	3.7g
생강	1.5근	3.7g
감초	1.5근	3.7g
대추	1.5근	3.7g
석고(소양체질에만 사용)	3.5근	8.8g

방광암(膀胱癌)

비뇨기 계통 암 중에서 발병률이 가장 높은 것이 방광암이고 남녀의 비율은 2 대 1로 남자가 많은 편입니다. 40세 이후에 발생하는데, 특히 50~70세 노년층에서 많이 발병합니다. 또 방광암은 전체 암의 2~3퍼센트를 차지하고 있으며 비뇨생식기 계통 종양의 20~50퍼센트를 점유하고 있습니다.

방광암의 주요 증상

초기에는 아픔이 없이 가끔 피오줌을 누게 됩니다. 갑자기 피오줌이 나왔다가 멈추기도 합니다. 병이 깊어질수록 피오줌을 누는 일이 잦아지고 양도 많아집니다. 병이 심해져서 암이나 핏덩이 등이 오줌길을 막게 되며 오줌이 시원스럽게 나오지 않고 고통이 뒤따르게 되는 경우도 있습니다.

유황약오리 한방요법

약재의 종류와 분량	본처방 분량	1첩 분량
유황약오리(털, 똥 제거)	2마리	오리머리(털 제거) 1개
밭마늘	2접(굵은 것 1접, 작은 것 1접)	6쪽(굵은 것 3쪽, 작은 것 3쪽)
굵은파(뿌리 포함, 흰 부분만 사용)	25뿌리	1개의 1/5
다슬기(민물고둥)	10kg	40g
행인(살구씨, 볶아서 사용)	3.5근	8.8g
백개자(볶아서 사용)	3.5근	8.8g
신곡(볶아서 사용)	3.5근	8.8g
맥아(보리엿기름, 볶아서 사용)	3.5근	8.8g
금은화(인동덩굴꽃)	3.5근	8.8g
유근피(느릅나무 뿌리껍질)	3.5근	8.8g
포공영(민들레)	3.5근	8.8g
백강잠(생강으로 법제하여 사용)	3.5근	8.8g
석룡자(생강으로 법제하여 사용)	300~600g	2~3마리
구기자	1.5근	3.7g
오미자	1.5근	3.7g
산수유	1.5근	3.7g
생산약(마뿌리)	1.5근	3.7g
차전자(질경이씨, 볶아서 사용)	1.5근	3.7g
석위초	3.5근	8.8g
호장근	3.5근	8.8g
목통(으름덩굴)	3.5근	8.8g
산사	1.5근	3.7g
목향	1.5근	3.7g
하고초	1.5근	3.7g
생강	1.5근	3.7g
감초	1.5근	3.7g
대추	1.5근	3.7g
석고(소양체질에만 사용)	3.5근	8.8g

후두암(喉頭癌)

후두암은 후두에 발생하는 암으로서 크게 내암과 외암으로 구분하는데, 내암은 성대 자체에 발생하는 암이고 외암은 성대 이외에 발생하는 암을 말합니다. 후두암은 주로 성대를 많이 사용하는 사람과 흡연양이 많은 사람, 대기오염이 심한 곳에 거주하는 사람이 발생률이 높은 것으로 알려져 있습니다.

후두암의 주요 증상

후두암의 초기 증세는 목이 쉬고 암이 진행됨에 따라 목소리가 잘 나오지 않거나 호흡이 곤란해지는 것입니다. 내암은 성대에 발생하는 수가 많으며 부분적으로 발생하는 종양과 광범위하게 발생하여 주위의 조직으로 번지는 경우도 있습니다. 외암에서는 후두 입구나 그 주위에 발생하는 예가 많습니다. 특히 내암에 비해 악성으로 주위 조직을 침범하거나 전이를 일으킵니다. 위의 두 종류는 혈담을 보이는 예가 많습니다.

유황약오리 한방요법

후두암(1) 폐기능이 약한 경우

약재의 종류와 분량	본처방 분량	1첩 분량
유황약오리(털, 똥 제거)	2마리	오리머리(털 제거) 1개
밭마늘	2접(굵은 것 1접, 작은 것 1접)	6쪽(굵은 것 3쪽, 작은 것 3쪽)
굵은파(뿌리 포함, 흰 부분만 사용)	25뿌리	1개의 1/5
다슬기(민물고둥)	10kg	40g
행인(살구씨, 볶아서 사용)	3.5근	8.8g
백개자(볶아서 사용)	3.5근	8.8g
신곡(볶아서 사용)	3.5근	8.8g
맥아(보리엿기름, 볶아서 사용)	3.5근	8.8g
금은화(인동덩굴꽃)	3.5근	8.8g
유근피(느릅나무 뿌리껍질)	3.5근	8.8g
포공영(민들레)	3.5근	8.8g
공사인(볶아서 사용)	3.5근	8.8g
익지인(볶아서 사용)	3.5근	8.8g
백두구(볶아서 사용)	3.5근	8.8g
석룡자(생강으로 법제하여 사용)	300~600g	2~3마리
백강잠(생강으로 법제하여 사용)	3.5근	8.8g
별갑(자라등껍질, 볶아서 사용)	3.5근	8.8g
과루인(볶아서 사용)	3.5근	8.8g
적하수오	1.5근	3.7g
백하수오	1.5근	3.7g
산사	1.5근	3.7g
목향	1.5근	3.7g
하고초	1.5근	3.7g
생강	1.5근	3.7g
감초	1.5근	3.7g
대추	1.5근	3.7g
석고(소양체질에만 사용)	3.5근	8.8g

후두암(2) 신장기능이 약한 경우

약재의 종류와 분량	본처방 분량	1첩 분량
유황약오리(털, 똥 제거)	2마리	오리머리(털 제거) 1개
밭마늘	2접(굵은 것 1접, 작은 것 1접)	6쪽(굵은 것 3쪽, 작은 것 3쪽)
굵은파(뿌리 포함, 흰 부분만 사용)	25뿌리	1개의 1/5
다슬기(민물고둥)	10kg	40g
금은화(인동덩굴꽃)	3.5근	8.8g
유근피(느릅나무 뿌리껍질)	3.5근	8.8g
포공영(민들레)	3.5근	8.8g
행인(살구씨, 볶아서 사용)	3.5근	8.8g
백개자(볶아서 사용)	3.5근	8.8g
신곡(볶아서 사용)	3.5근	8.8g
맥아(보리엿기름, 볶아서 사용)	3.5근	8.8g
석위초	3.5근	8.8g
백강잠(생강으로 법제하여 사용)	3.5근	8.8g
석룡자(생강으로 법제하여 사용)	300~600g	2~3마리
구기자	1.5근	3.7g
오미자	1.5근	3.7g
산수유	1.5근	3.7g
생산약(마뿌리)	1.5근	3.7g
차전자(질경이씨, 볶아서 사용)	1.5근	3.7g
목통(으름덩굴)	1.5근	3.7g
목향	1.5근	3.7g
산사	1.5근	3.7g
하고초	1.5근	3.7g
생강	1.5근	3.7g
감초	1.5근	3.7g
대추	1.5근	3.7g
석고(소양체질에만 사용)	3.5근	8.8g

골종양(骨腫瘍)

골종양에는 골육종, 연골육종, 섬유종 등이 있는데 골육종은 10대 청소년에게도 나타납니다. 종양이 어느 부위에 있건 통증이 수반되는 경우가 많습니다.

골종양의 주요 증상

처음에는 아무런 증상이 없다가도 운동할 때나 계단을 오르내릴 때, 또는 무거운 것을 들었을 때, 바로 앉았을 때, 암이 있는 부위를 눌렀을 때 통증이 나타납니다. 병증이 깊어질수록 통증이 심해지면서 통증이 심해지고 부어오르면 나중에는 종양 크기가 커져서 상당히 외부로 표출되기도 합니다. 병이 깊어지면 몸은 갈수록 쇠약해지고 식욕도 저하되며 뼈로 전이되기도 합니다.

유황약오리 한방요법

약재의 종류와 분량	본처방 분량	1첩 분량
유황약오리(털, 똥 제거)	2마리	오리머리(털 제거) 1개
밭마늘	2접(굵은 것 1접, 작은 것 1접)	6쪽(굵은 것 3쪽, 작은 것 3쪽)
굵은파(뿌리 포함, 흰 부분만 사용)	25뿌리	1개의 1/5
다슬기(민물고둥)	10kg	40g
행인(살구씨, 볶아서 사용)	3.5근	8.8g
백개자(볶아서 사용)	3.5근	8.8g
신곡(볶아서 사용)	3.5근	8.8g
맥아(보리엿기름, 볶아서 사용)	3.5근	8.8g
금은화(인동덩굴꽃)	3.5근	8.8g
유근피(느릅나무 뿌리껍질)	3.5근	8.8g
포공영(민들레)	3.5근	8.8g
강활	3.5근	8.8g
우슬	3.5근	8.8g
원방풍	3.5근	8.8g
속단	3.5근	8.8g
모과	3.5근	8.8g
익모초	3.5근	8.8g
석룡자(생강으로 법제하여 사용)	1근	3~4마리
백강잠(생강으로 법제하여 사용)	3.5근	8.8g
공사인(볶아서 사용)	3.5근	8.8g
익지인(볶아서 사용)	3.5근	8.8g
백두구(볶아서 사용)	3.5근	8.8g
초두구(볶아서 사용)	3.5근	8.8g
홍화씨(볶아서 사용)	3.5근	8.8g
백출	3.5근	8.8g
천궁	3.5근	8.8g
당귀	3.5근	8.8g
동송근(조선소나무 동쪽으로 뻗은 뿌리)	7근	18g
하고초	1.5근	3.7g
생강	1.5근	3.7g
감초	1.5근	3.7g
대추	1.5근	3.7g
석고(소양체질에만 사용)	3.5근	8.8g

피부암(皮膚癌)

우리 피부의 어느 곳이라도 암종이 발병할 수 있습니다. 특히 다년간 생활에 아무런 지장이 없었던 사마귀, 점, 티눈, 궤양성 짓무르기 등이 악성화되는 경우가 있습니다. 화상을 입은 후 흉터의 갈라진 틈이 궤양이 되며 짓물러서 암으로 변할 수도 있습니다. 티눈도 그것 자체는 염려되지 않지만 다년간 치료하지 않고 만성 자극으로 암발생을 유발할 수도 있습니다. 또 피부암을 사마귀로 잘못 알고 상처를 입혀서 악화시키는 경우도 있습니다. 점, 티눈, 사마귀 등이 색이 갑자기 변했을 경우와 크기가 별안간 커졌을 경우, 피부 표면이 짓무르고 그 주위가 굳어지고 커졌을 경우 전문의사의 진단을 받는 것이 중요합니다.

유황약오리 한방요법

약재의 종류와 분량	본처방 분량	1첩 분량
유황약오리(털, 똥 제거)	2마리	오리머리(털 제거) 1개
밭마늘	2접(굵은 것 1접, 작은 것 1접)	6쪽(굵은 것 3쪽, 작은 것 3쪽)
굵은파(뿌리 포함, 흰 부분만 사용)	25뿌리	1개의 1/5
다슬기(민물고둥)	10kg	40g
행인(살구씨, 볶아서 사용)	3.5근	8.8g
백개자(볶아서 사용)	3.5근	8.8g
신곡(볶아서 사용)	3.5근	8.8g
맥아(보리엿기름, 볶아서 사용)	3.5근	8.8g
금은화(인동덩굴꽃)	3.5근	8.8g
유근피(느릅나무 뿌리껍질)	3.5근	8.8g
포공영(민들레)	3.5근	8.8g
공사인(볶아서 사용)	3.5근	8.8g
익지인(볶아서 사용)	3.5근	8.8g
백두구(볶아서 사용)	3.5근	8.8g
석룡자(생강으로 법제하여 사용)	300~600g	2~3마리
백강잠(생강으로 법제하여 사용)	3.5근	8.8g
별갑(자라등껍질, 볶아서 사용)	3.5근	8.8g
과루인(볶아서 사용)	3.5근	8.8g
적하수오	1.5근	3.7g
백하수오	1.5근	3.7g
산사	1.5근	3.7g
목향	1.5근	3.7g
하고초	1.5근	3.7g
생강	1.5근	3.7g
감초	1.5근	3.7g
대추	1.5근	3.7g
석고(소양체질에만 사용)	3.5근	8.8g

직장암(直腸癌)

직장이란 항문에서 위쪽으로 10센티미터 이내의 부분을 말합니다. 직장암은 이 직장의 내면을 싸고 있는 점막에 생기는 암입니다. 직장암은 50대에 발병률이 가장 높게 나타납니다. 서양인은 동양인에 비해 직장암보다 대장암이 많은데 우리나라에서 미국으로 이민을 가면 대장암이 늘어나는 것을 볼 수 있습니다. 이는 식생활의 변화와 깊은 관련이 있는 것으로 여겨집니다.

직장암의 주요 증상

직장은 전신상태에 미치는 영향이 적은 장기이므로 초기에는 쇠약, 영양 부족 등은 잘 나타나지 않습니다. 또 장의 제일 하단부에 있으므로 처음부터 배가 붓거나 통증이 있는 경우도 많지 않습니다. 중요한 초기 증상은 배변이 자주 마려우며, 변이 가늘어지거나 하는 것입니다. 가장 흔한 증상은 배변시 출혈하는 현상입니다. 또 치질로 장기간 고생하다 직장암으로 발전되는 경우도 있습니다. 병증이 깊어지면서 피로, 체중 감소, 빈혈, 식욕부진 등이 나타납니다. 이와 같은 증상이 의심스러우면 전문병원을 찾아 진단을 받아 보는 것이 좋습니다.

유황약오리 한방요법

약재의 종류와 분량	본처방 분량	1첩 분량
유황약오리(털, 똥 제거)	2마리	오리머리(털 제거) 1개
밭마늘	2접(굵은 것 1접, 작은 것 1접)	6쪽(굵은 것 3쪽, 작은 것 3쪽)
굵은파(뿌리 포함, 흰 부분만 사용)	25뿌리	1개의 1/5
다슬기(민물고둥)	10kg	40g
행인(살구씨, 볶아서 사용)	3.5근	8.8g
백개자(볶아서 사용)	3.5근	8.8g
신곡(볶아서 사용)	3.5근	8.8g
맥아(보리엿기름, 볶아서 사용)	3.5근	8.8g
금은화(인동덩굴꽃)	3.5근	8.8g
유근피(느릅나무 뿌리껍질)	3.5근	8.8g
포공영(민들레)	3.5근	8.8g
공사인(볶아서 사용)	3.5근	8.8g
익지인(볶아서 사용)	3.5근	8.8g
백두구(볶아서 사용)	3.5근	8.8g
석룡자(생강으로 법제하여 사용)	300~600g	2~3마리
백강잠(생강으로 법제하여 사용)	3.5근	8.8g
별갑(자라등껍질, 볶아서 사용)	3.5근	8.8g
과루인(볶아서 사용)	3.5근	8.8g
적하수오	1.5근	3.7g
백하수오	1.5근	3.7g
산사	1.5근	3.7g
목향	1.5근	3.7g
하고초	1.5근	3.7g
생강	1.5근	3.7g
감초	1.5근	3.7g
대추	1.5근	3.7g
석고(소양체질에만 사용)	3.5근	8.8g

전립선암(前立腺癌)

전립선은 방광과 요도의 접속부분에 요도를 둘러싸는 형상을 이루고 있는 것을 말합니다. 전립선에 주로 발병하는 증상은 전립선 비대증과 전립선암을 들 수 있습니다. 전립선 비대증은 양성으로 커져도 전립선 밖까지 파급되는 일이 드물고 다른 장부에 전이되는 경우도 적습니다. 전립선암은 악성 종양이기 때문에 양성 종양에 비해 전이가 빠릅니다.

전립선암의 주요 증상

전립선암은 전립선이 커져서 전립선 요도가 좁아지기 때문에 배뇨가 점점 힘들어지고 오줌을 자주 누게 됩니다. 또한 전신이 쇠약해지며 허리와 골반부에 통증이 심하고 직장에 압박감이 있으며 배변시에도 통증이 수반되는 경우가 있습니다.

유황약오리 한방요법

약재의 종류와 분량	본처방 분량	1첩 분량
유황약오리(털, 똥 제거)	2마리	오리머리(털 제거) 1개
밭마늘	2접(굵은 것 1접, 작은 것 1접)	6쪽(굵은 것 3쪽, 작은 것 3쪽)
굵은파(뿌리 포함, 흰 부분만 사용)	25뿌리	1개의 1/5
다슬기(민물고둥)	10kg	40g
금은화(인동덩굴꽃)	3.5근	8.8g
유근피(느릅나무 뿌리껍질)	3.5근	8.8g
포공영(민들레)	3.5근	8.8g
행인(살구씨, 볶아서 사용)	3.5근	8.8g
백개자(볶아서 사용)	3.5근	8.8g
신곡(볶아서 사용)	3.5근	8.8g
맥아(보리엿기름, 볶아서 사용)	3.5근	8.8g
석위초	3.5근	8.8g
백강잠(생강으로 법제하여 사용)	3.5근	8.8g
석룡자(생강으로 법제하여 사용)	300~600g	2~3마리
구기자	1.5근	3.7g
오미자	1.5근	3.7g
산수유	1.5근	3.7g
생산약(마뿌리)	1.5근	3.7g
차전자(질경이씨, 볶아서 사용)	1.5근	3.7g
목통(으름덩굴)	1.5근	3.7g
목향	1.5근	3.7g
산사	1.5근	3.7g
하고초	1.5근	3.7g
생강	1.5근	3.7g
감초	1.5근	3.7g
대추	1.5근	3.7g
석고(소양체질에만 사용)	3.5근	8.8g

임파선암(淋巴腺癌)

임파조직에 원발성으로 생기는 악성 종양을 임파선암, 혹은 임파육종, 악성 림프종이라고 합니다. 20~40세 사이의 사람에게도 흔히 나타나는데 대개 한쪽 목이나 겨드랑이 같은 곳에 생깁니다. 악성 임파종은 우리나라나 일본 같은 동양사람들에게 더 많이 나타납니다. 우리가 흔히 가래톳이 선다고 하는데 이것은 염증에 의해서 나타나는 현상이며 병원치료로 곧 호전됩니다.

임파선암의 주요 증상

국소 증상

목, 겨드랑이, 가슴, 사타구니 같은 곳의 임파절에 멍울이 생겨서 차츰 커집니다. 아프지도 않고 열이 나지도 않으며 곪거나 하지도 않습니다. 이 멍울은 꽤 단단한 것도 있고, 탄력이 있는 것도 있습니다. 이 멍울은 빨리 자라서 피부를 뚫고 나와 궤양을 일으키기도 하고 혈액을 타고 여러 곳으로 전이하기도 합니다.

전신 증상

열이 나거나 잠을 잘 때 땀을 흘리고 피부가 가려운 증상이 나타납니다. 또 몸이 나른하고 피곤하며 몸무게가 줄고 밥맛이 없으며 헛배가 부르거나 아프고 구토가 나기도 합니다. 병이 깊어지면 손발이 붓고 가끔 배에 물이 차서 복막염이나 흉막염을 일으키는 수가 있습니다. 종양세포가 골수에 침입하면 백혈병과 비슷한 증세가 나타나기도 합니다. 임파선암은 골수, 간, 비장, 신장 등으로 전이할 수 있습니다.

유황약오리 한방요법

임파선암(1) 폐기능이 약한 경우

약재의 종류와 분량	본처방 분량	1첩 분량
유황약오리(털, 똥 제거)	2마리	오리머리(털 제거) 1개
밭마늘	2접(굵은 것 1접, 작은 것 1접)	6쪽(굵은 것 3쪽, 작은 것 3쪽)
굵은파(뿌리 포함, 흰 부분만 사용)	25뿌리	1개의 1/5
다슬기(민물고둥)	10kg	40g
행인(살구씨, 볶아서 사용)	3.5근	8.8g
백개자(볶아서 사용)	3.5근	8.8g
신곡(볶아서 사용)	3.5근	8.8g
맥아(보리엿기름, 볶아서 사용)	3.5근	8.8g
금은화(인동덩굴꽃)	3.5근	8.8g
유근피(느릅나무 뿌리껍질)	3.5근	8.8g
포공영(민들레)	3.5근	8.8g
공사인(볶아서 사용)	3.5근	8.8g
익지인(볶아서 사용)	3.5근	8.8g
백두구(볶아서 사용)	3.5근	8.8g
석룡자(생강으로 법제하여 사용)	300~600g	2~3마리
백강잠(생강으로 법제하여 사용)	3.5근	8.8g
별갑(자라등껍질, 볶아서 사용)	3.5근	8.8g
과루인(볶아서 사용)	3.5근	8.8g
적하수오	1.5근	3.7g
백하수오	1.5근	3.7g
산사	1.5근	3.7g
목향	1.5근	3.7g
하고초	1.5근	3.7g
생강	1.5근	3.7g
감초	1.5근	3.7g
대추	1.5근	3.7g
석고(소양체질에만 사용)	3.5근	8.8g

임파선암(2) 신장기능이 약한 경우

약재의 종류와 분량	본처방 분량	1첩 분량
유황약오리(털, 똥 제거)	2마리	오리머리(털 제거) 1개
밭마늘	2접(굵은 것 1접, 작은 것 1접)	6쪽(굵은 것 3쪽, 작은 것 3쪽)
굵은파(뿌리 포함, 흰 부분만 사용)	25뿌리	1개의 1/5
다슬기(민물고둥)	10kg	40g
금은화(인동덩굴꽃)	3.5근	8.8g
유근피(느릅나무 뿌리껍질)	3.5근	8.8g
포공영(민들레)	3.5근	8.8g
행인(살구씨, 볶아서 사용)	3.5근	8.8g
백개자(볶아서 사용)	3.5근	8.8g
신곡(볶아서 사용)	3.5근	8.8g
맥아(보리엿기름, 볶아서 사용)	3.5근	8.8g
석위초	3.5근	8.8g
백강잠(생강으로 법제하여 사용)	3.5근	8.8g
석룡자(생강으로 법제하여 사용)	300~600g	2~3마리
구기자	1.5근	3.7g
오미자	1.5근	3.7g
산수유	1.5근	3.7g
생산약(마뿌리)	1.5근	3.7g
차전자(질경이씨, 볶아서 사용)	1.5근	3.7g
목통(으름덩굴)	1.5근	3.7g
목향	1.5근	3.7g
산사	1.5근	3.7g
하고초	1.5근	3.7g
생강	1.5근	3.7g
감초	1.5근	3.7g
대추	1.5근	3.7g
석고(소양체질에만 사용)	3.5근	8.8g

백혈병(白血病)

혈액은 세포로 구성되어 있어 암이 발생할 수 있으며 이 혈액에서 발병하는 암을 백혈병이라고 합니다. 독일의 병리학자인 아돌프 피로효우가 혈액 속의 백혈구가 증가하여 회백색이 된다는 뜻에서 1845년에 이 병을 백혈병이라 하였습니다. 사람의 혈구는 태아 때는 간장, 비장, 골수, 임파절 등에서 만들어지나 생후부터는 골수와 임파절에서 생성되면서 신경과 호르몬 기능에 의하여 혈구수가 원만히 조절되는 것입니다. 그러나 백혈병에 걸리면 정상적인 백혈구 대신 암세포화한 백혈구가 불가역성으로 증가하기 때문에 혈액암이라 부르는 것입니다. 이 백혈병은 서양인에 비해 발병빈도가 낮다고 합니다. 문명의 발달과 함께 다른 암과 달리 성인뿐 아니라 소아에게도 많이 발병되므로 예방이 중요합니다.

백혈병은 급성 골수성 백혈병, 만성 골수성 백혈병, 급성 임파성 백혈병, 만성 임파성 백혈병 등으로 분류합니다.

백혈병의 주요 증상

백혈병은 이렇다 할 증상이 없으므로 처음에는 가벼운 감기 정도로 생각하기 쉽습니다. 초기에는 몸이 빨리 피로해지고 나른해지면서 열이 나고 코피가 나거나 잇몸에서 피가 나는 등의 증상이 나타납니다. 때로는 배가 부르거나 입맛이 없고 구역질이 수반되기도 합니다. 가벼운 상처에도 피가 잘 멎지 않고 현기증이 나며 가슴이 두근거리고 숨이 가빠지기도 합니다. 특히 급성 백혈병인 경우에는 발열, 출혈, 빈혈 등의 증상이 있는데 다른 증상 없이 빈혈증세만 있는 경우도 있습니다. 만성 골수성 백혈병은 비장의 붓는 증세로 인하여 복부 팽만감이 오는 예가 많습니다. 그외 전신 권태, 발열, 빈혈 등의 증상이 수반되는 환자도 있습니다. 만성 임파성 백혈병은 임파절 종창, 빈혈, 복부 팽창을 주요 증상으로 발병하는 경우가 많습니다.

유황약오리 한방요법

약재의 종류와 분량	본처방 분량	1첩 분량
유황약오리(털, 똥 제거)	2마리	오리머리(털 제거) 1개
밭마늘	2접(굵은 것 1접, 작은 것 1접)	6쪽(굵은 것 3쪽, 작은 것 3쪽)
굵은파(뿌리 포함, 흰 부분만 사용)	25뿌리	1개의 1/5
다슬기(민물고둥)	10kg	40g
인진쑥	3.5근	8.8g
노나무(개오동나무)	3.5근	8.8g
천궁	3.5근	8.8g
당귀	3.5근	8.8g
금은화(인동덩굴꽃)	3.5근	8.8g
유근피(느릅나무 뿌리껍질)	3.5근	8.8g
포공영(민들레)	3.5근	8.8g
행인(살구씨, 볶아서 사용)	3.5근	8.8g
백개자(볶아서 사용)	3.5근	8.8g
신곡(볶아서 사용)	3.5근	8.8g
맥아(보리엿기름, 볶아서 사용)	3.5근	8.8g
별갑(자라등껍질, 볶아서 사용)	3.5근	8.8g
과루인(하늘타리씨앗, 볶아서 사용)	3.5근	8.8g
산사	1.5근	3.7g
목향	1.5근	3.7g
하고초	1.5근	3.7g
생강	1.5근	3.7g
감초	1.5근	3.7g
대추	1.5근	3.7g
석고(소양체질에만 사용)	3.5근	8.8g

넷째 마당

항암약차, 산야초, 버섯류 및 다슬기의 종류와 효능

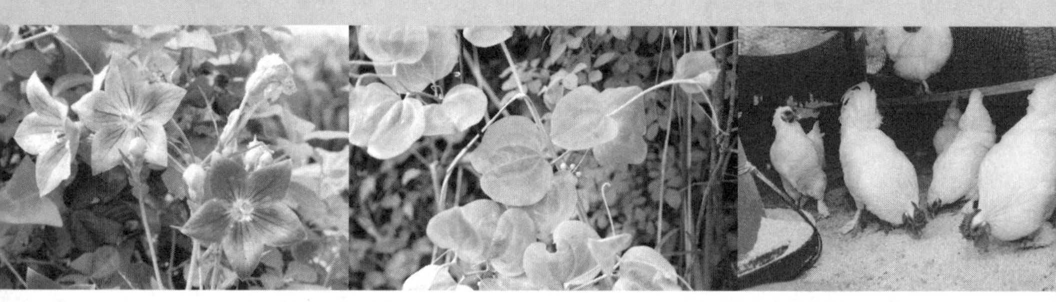

느릅나무 뿌리껍질 / 겨우살이 / 부처손 · 바위손 / 꾸지뽕나무 / 으름덩굴 / 짚신나물 / 바위솔 / 까마중 / 오갈피나무 / 산죽 / 화살나무 / 어성초 / 삼백초 / 백화사설초 / 쑥 / 머위 / 돌나물 / 달래 / 냉이 / 취나물 / 민들레 / 표고버섯 / 송이버섯 / 느타리버섯 / 다슬기

느릅나무

염증, 종기, 종창에
효과적이며
주로 뿌리껍질을
약재로 씁니다.

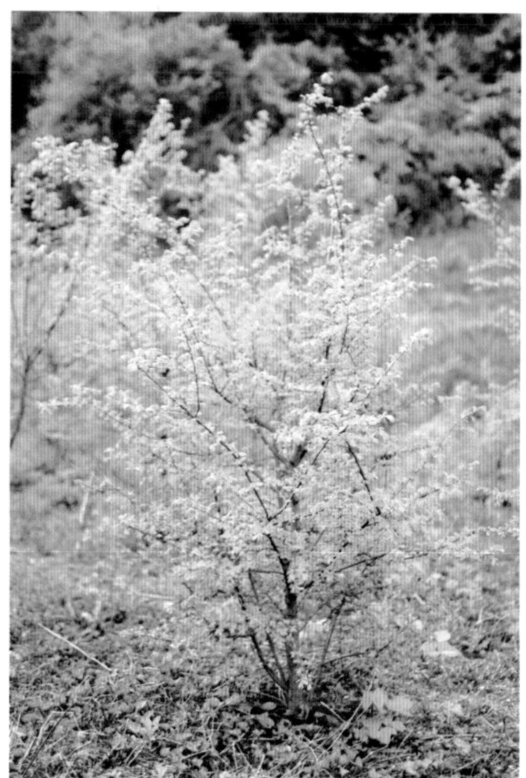

겨우살이

참나무에 기생하는 것이 좋으며 암세포를 억제하고 마음을 안정시키며 뼈와 근육을 튼튼하게 합니다.

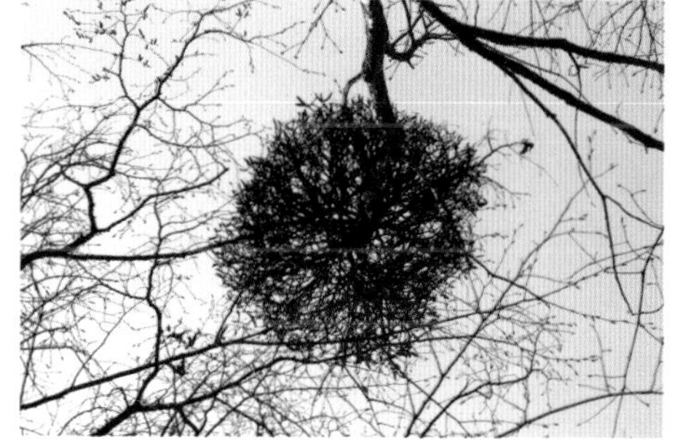

부처손(바위손)

마음을 안정시키며 여성질환과 각종 암에 좋은 약재입니다.

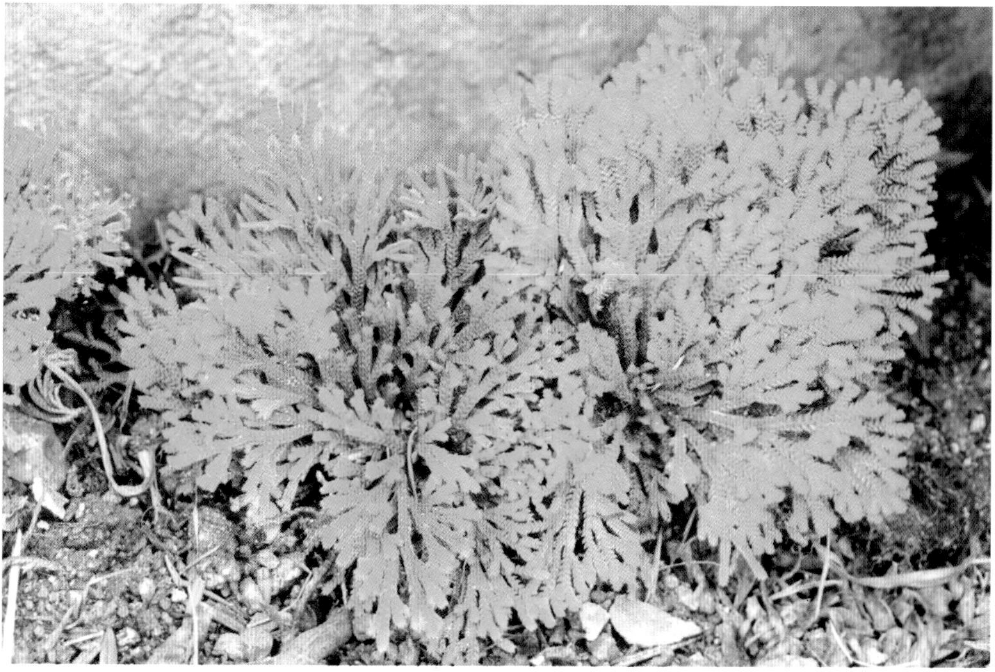

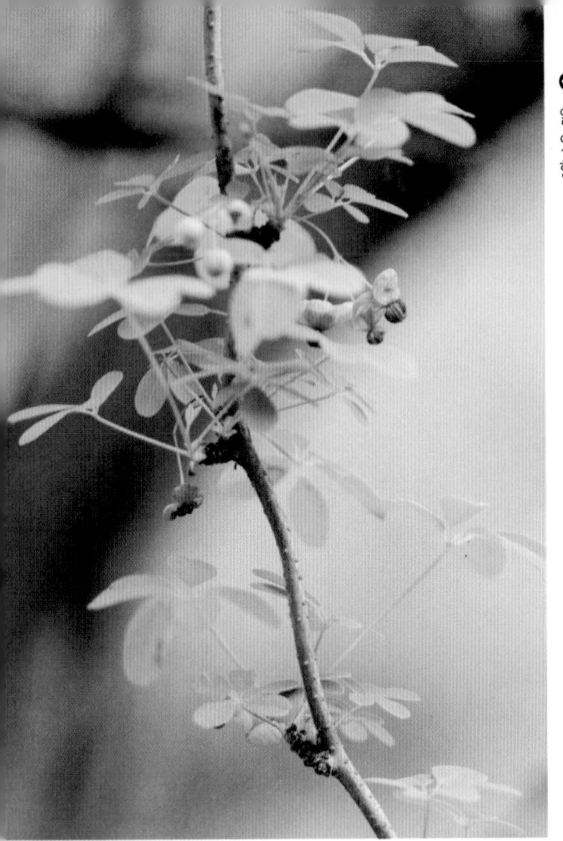

으름덩굴

열을 내리고 오줌을 잘 누게 하는 작용이 있으며 강심작용, 염증없애기작용과 항암효과가 있습니다.

짚신나물

종양, 염증에 주로 쓰이며 어린 잎은 나물로도 먹습니다.

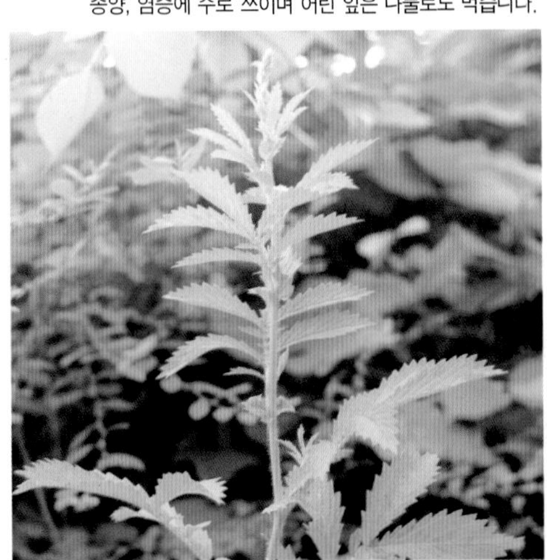

꾸지뽕나무

어혈을 없애고 소변을 잘 나가게 하고 항암효과도 높습니다.

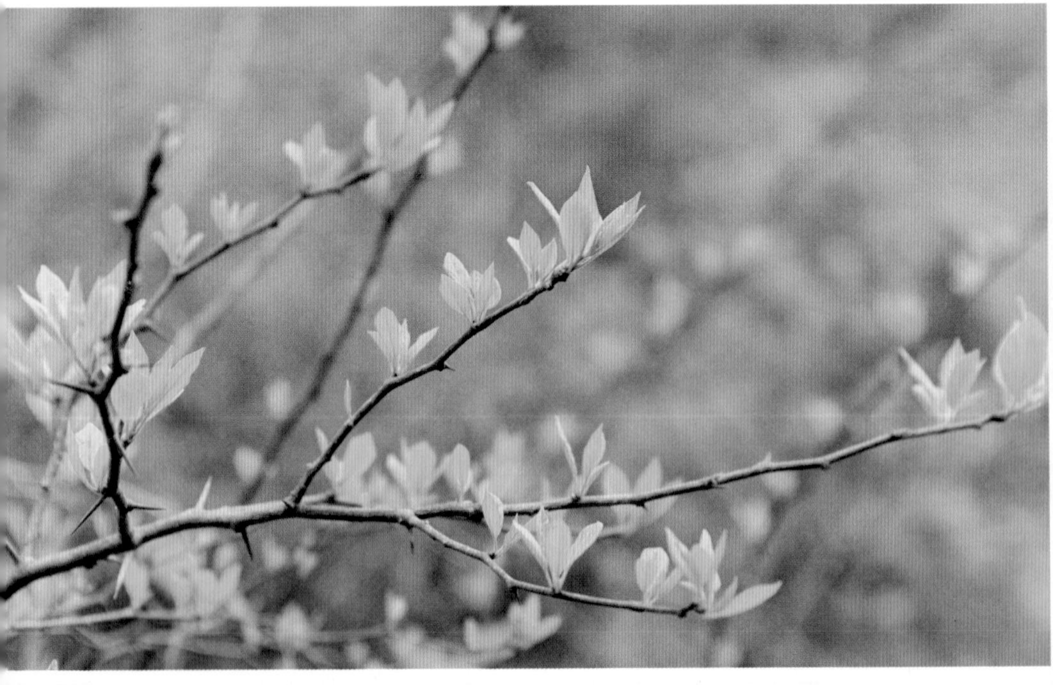

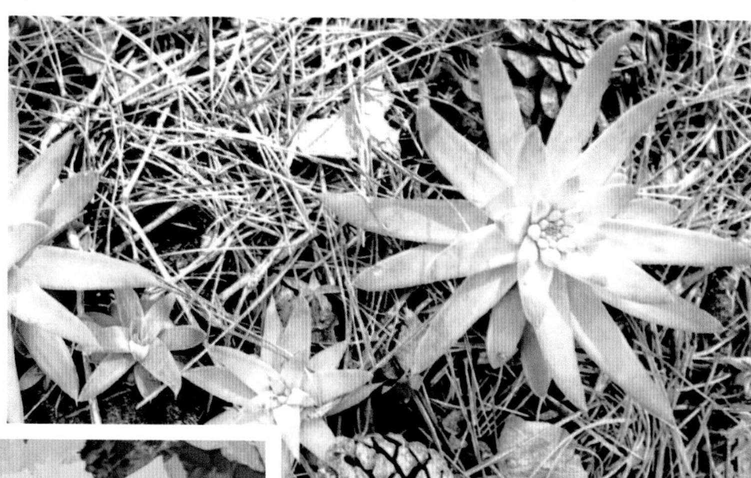

바위솔

주로 바위나 오래묵은 기와 위에서 자생하며 옹종, 치질, 피를 토하는 데 등에 쓰입니다.

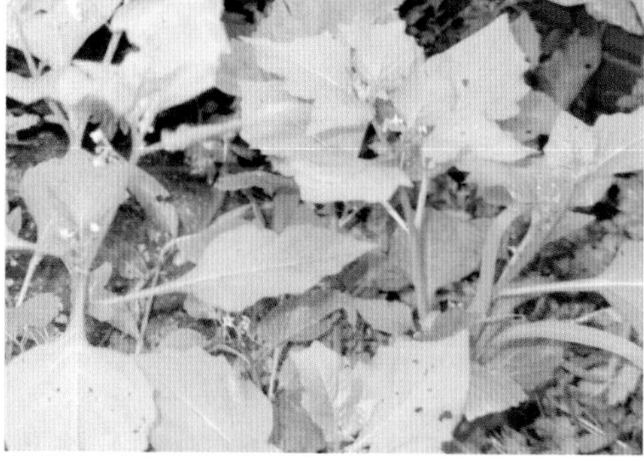

까마중

독을 풀고 혈액순환을 촉진시키며 염증없애기작용 및 항암작용과 특히 복수가 차는 데 효과적입니다.

오갈피

인체의 면역력을 높여주며 강심, 강장작용을 하고 피로회복, 백혈구 늘림에 효과가 있습니다.

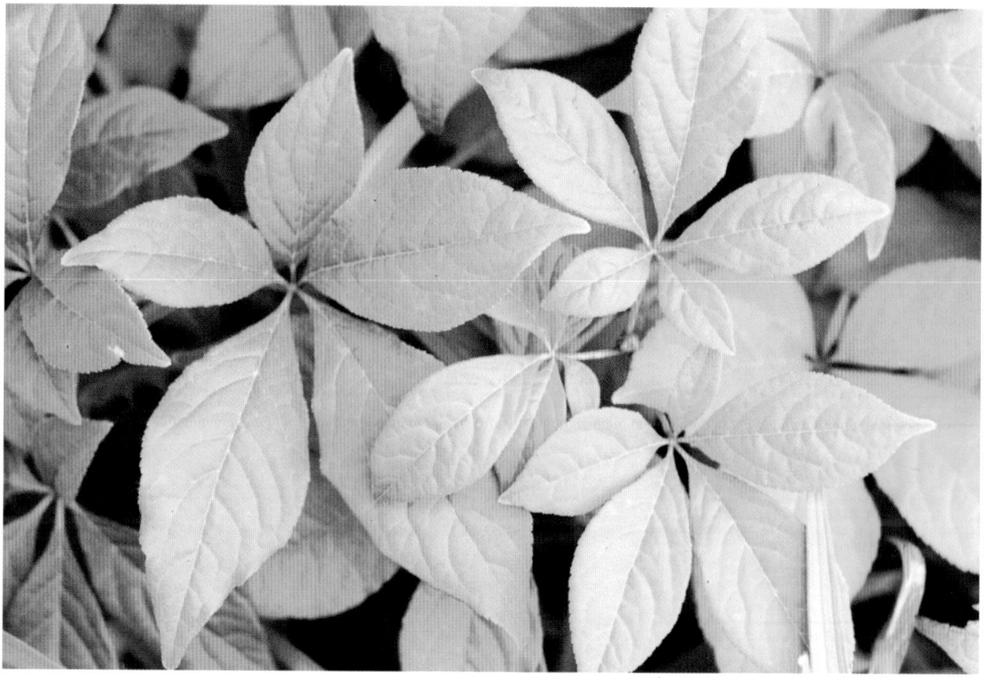

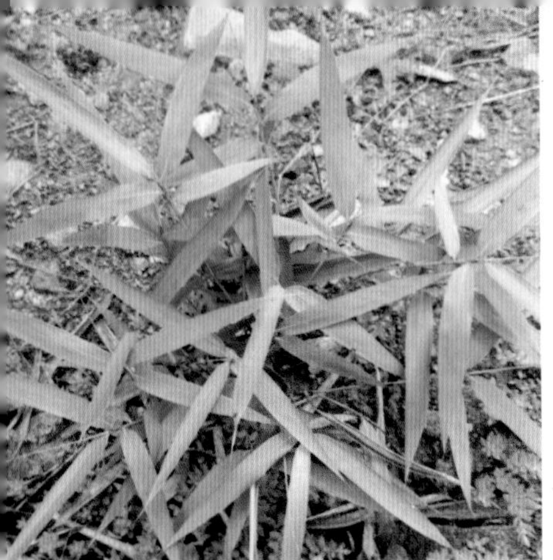

산죽

우리나라 여러 지역 산에서 자생하며 열을 내리고 오줌을 잘 누게 하며 각종 염증 및 암에 활용하면 좋습니다.

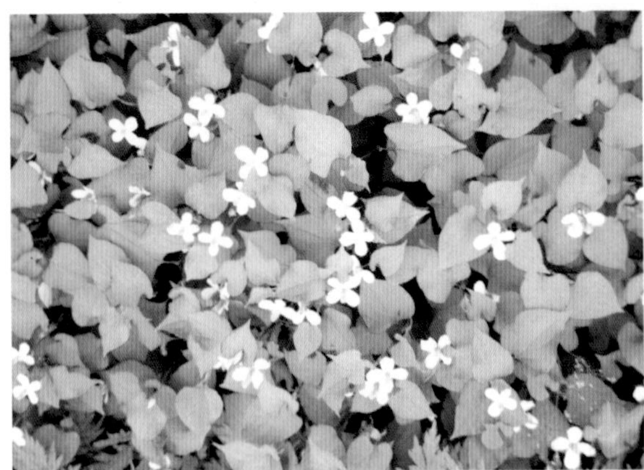

어성초

열을 내리고 독을 풀며 오줌을 잘 누게 하고 억균작용과 모세혈관 강화작용을 합니다.

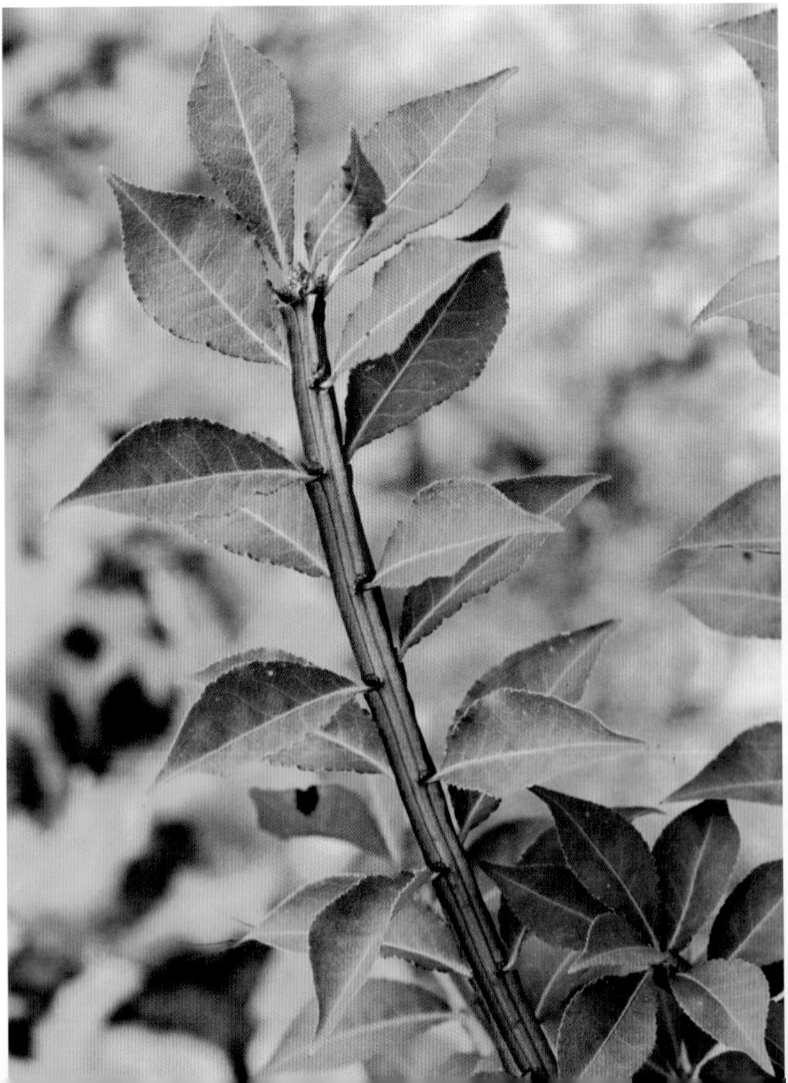

화살나무

마음을 편안하게 하고 어혈을 풀어주며 혈액순환을 좋게 합니다.

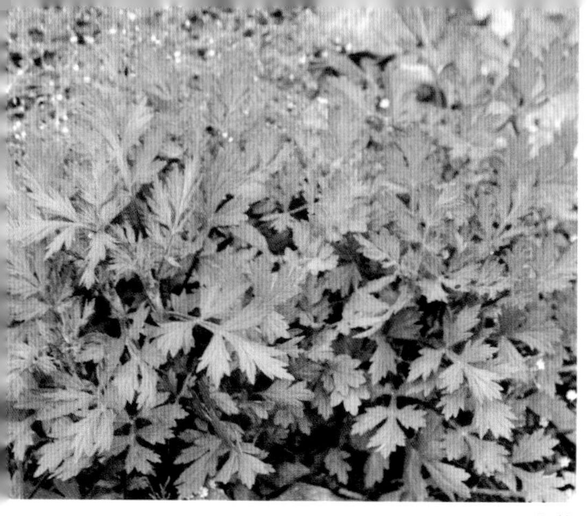

쑥

가장 흔하면서도 체질을 개선하고 면역력을 높이는 데 효과가 좋습니다. 쑥국 끓여먹기, 떡 만들어먹기, 녹즙 재료 등으로 활용합니다.

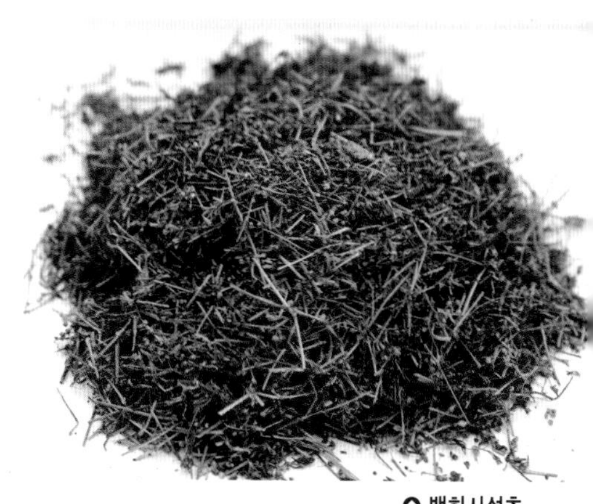

백화사설초

꽃빛깔이 하얗고, 잎모양이 뱀 혓바닥을 닮았다고 해서 백화사설초라 부르는 이 약초는 열을 내리고 독을 풀며 염증을 삭이고 오줌을 잘 나가게 하며 갖가지 종양에 널리 쓰입니다.

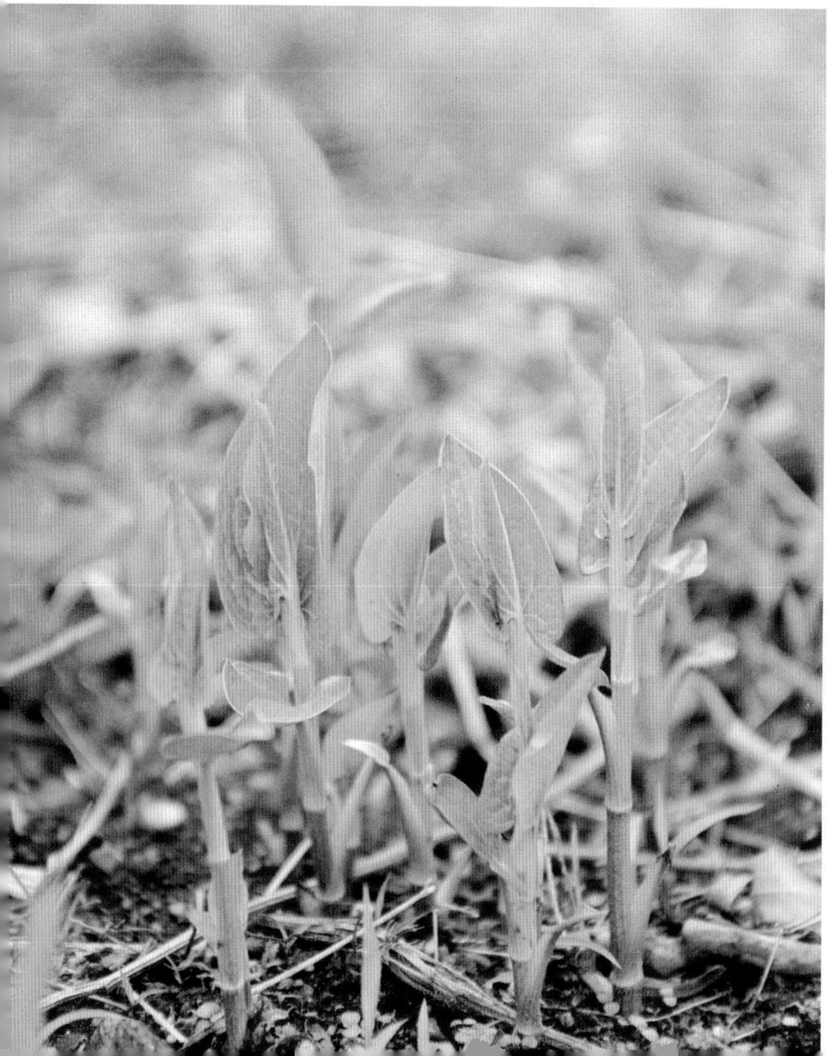

삼백초

잎, 꽃, 뿌리가 희다 하여 삼백초라 부르며 각종 암과 염증 등에 약재로 쓰입니다.

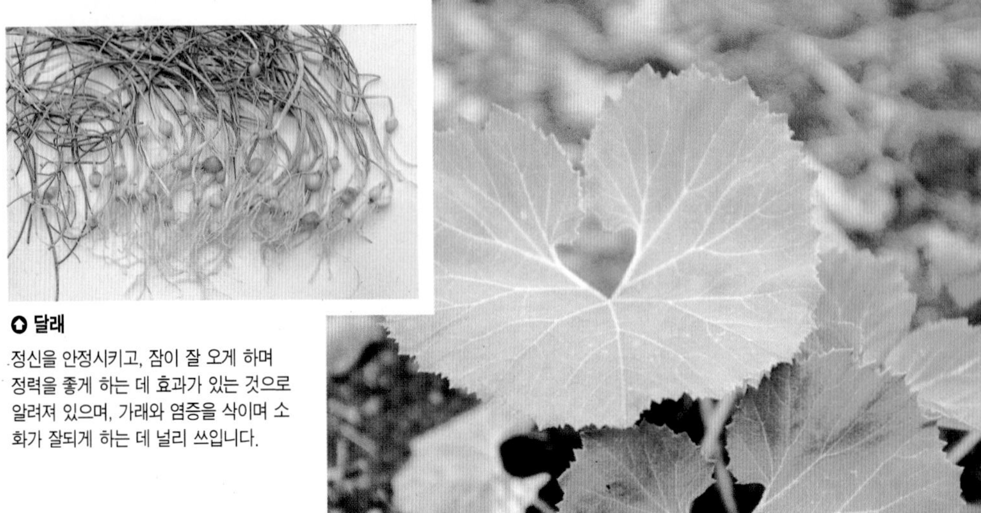

⊙ 달래

정신을 안정시키고, 잠이 잘 오게 하며 정력을 좋게 하는 데 효과가 있는 것으로 알려져 있으며, 가래와 염증을 삭이며 소화가 잘되게 하는 데 널리 쓰입니다.

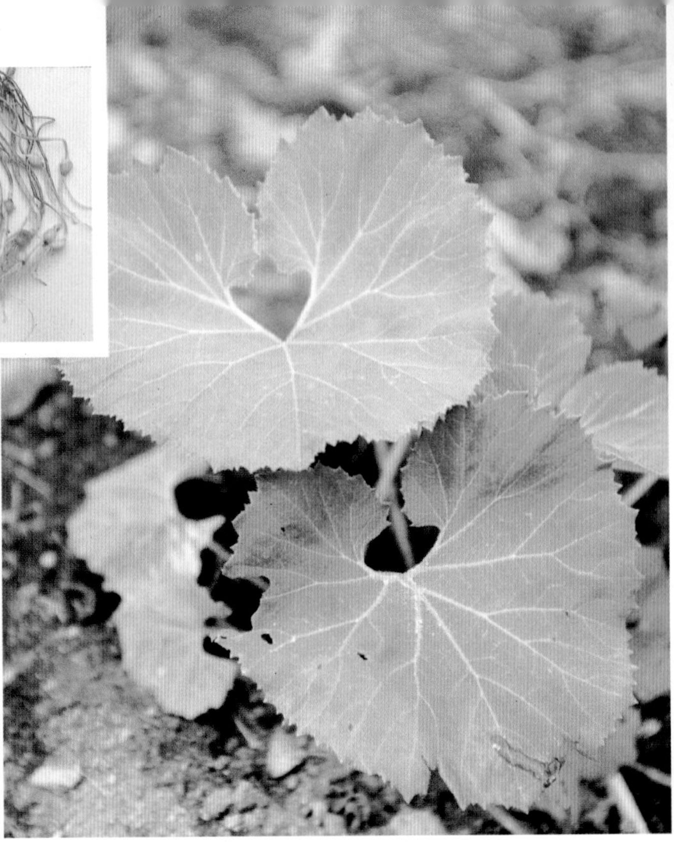

⊙ 머위

나물과 생즙으로 주로 활용하며 체질개선에 좋으며 특히 기관지계 질환에 효과적입니다. 또 각종 암과 염증 질환에도 쓰입니다.

⊙ 돌나물

열을 내리고 독을 풀어주는 효과가 있고, 특히 간질환에 효과가 좋습니다. 주로 나물과 녹즙 재료로 활용합니다.

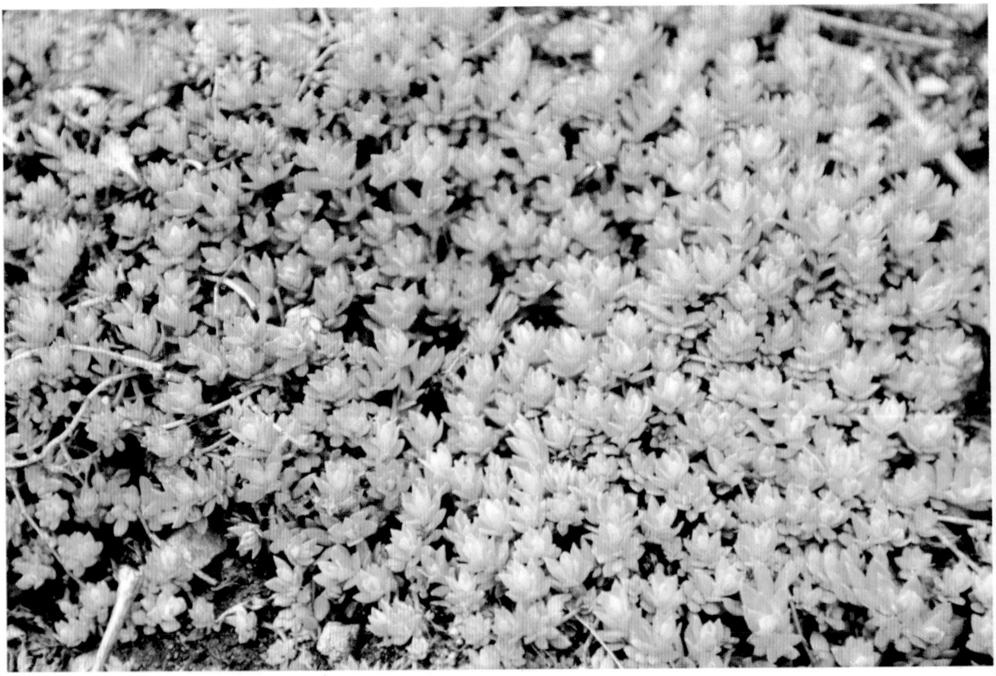

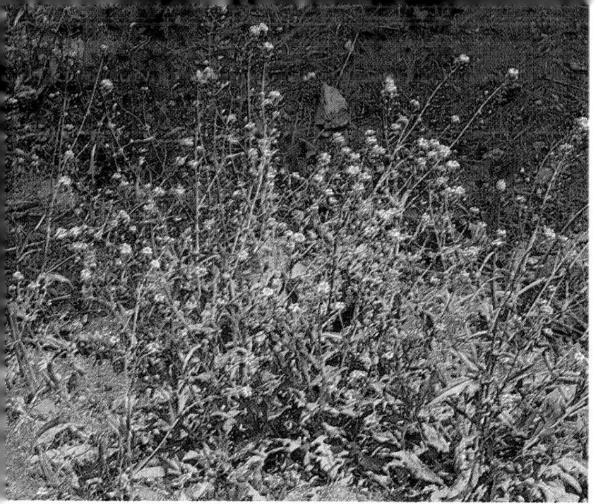

냉이

좋은 영양식품인 동시에 간장을 이롭게 하고 눈을 밝게 하며 혈압을 낮추게 하는 훌륭한 약초입니다. 냉이에 쌀을 넣고 끓인 죽은 몸이 쇠약한 사람, 만성 신장염, 빈혈, 부종 등에 매우 좋습니다.

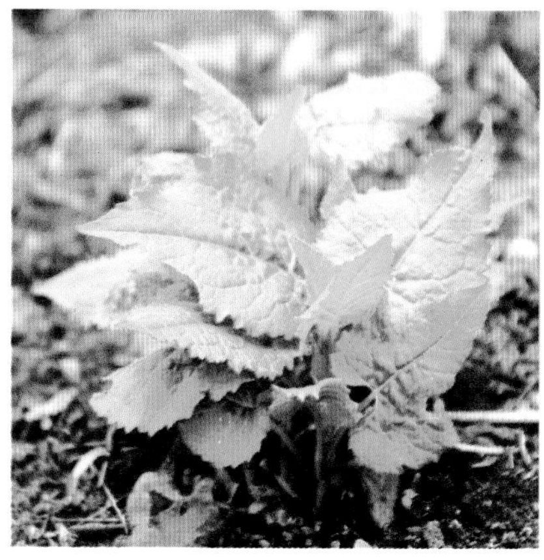

취나물

나물로 많이 활용되는 취는 사상체질 모두에게 흡수력이 좋은 나물로서 체질을 개선하고 면역력을 높여주는 식품입니다.

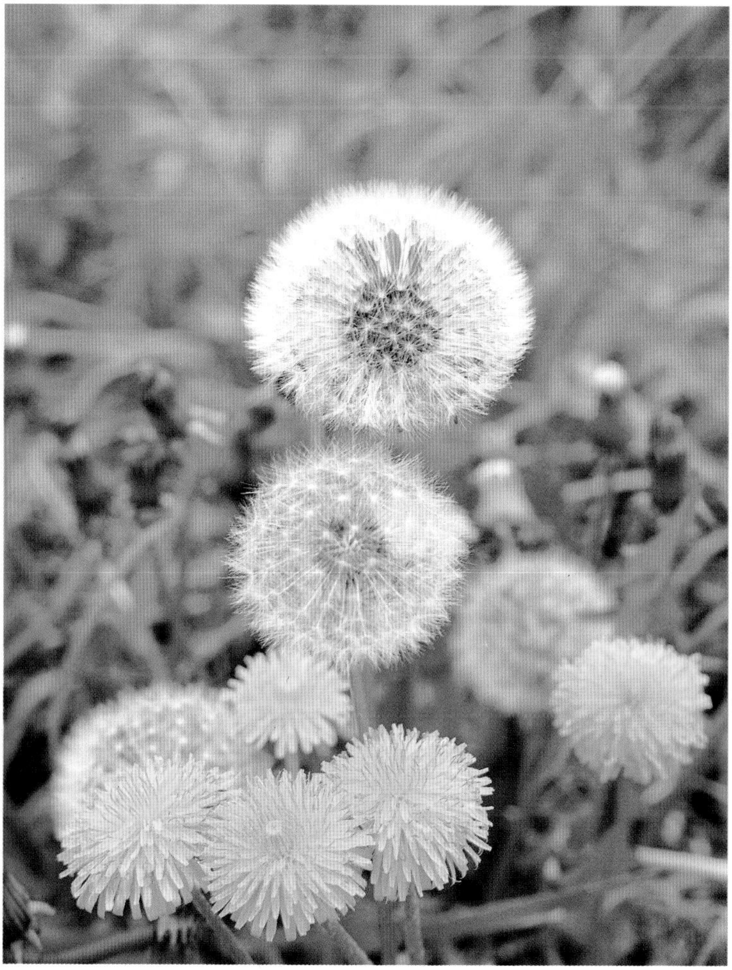

민들레

나물, 녹즙 재료, 한약재로 쓰이며 각종 염증과 암 치료에 쓰입니다.

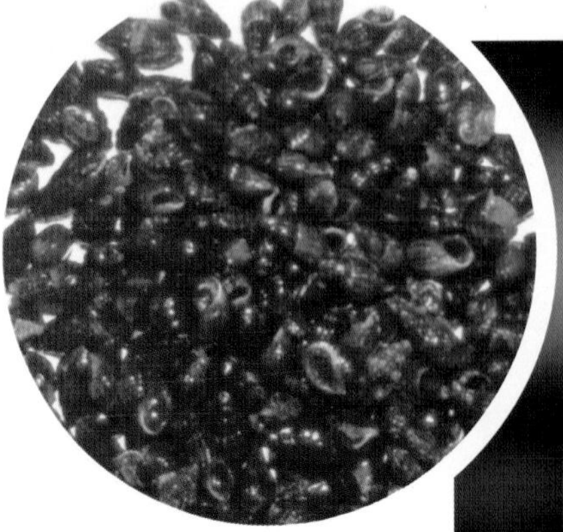

○ 다슬기

각종 암 치료에 효과적이며,
특히 간암, 간경화, 간염 등
간장 질환에 좋습니다.

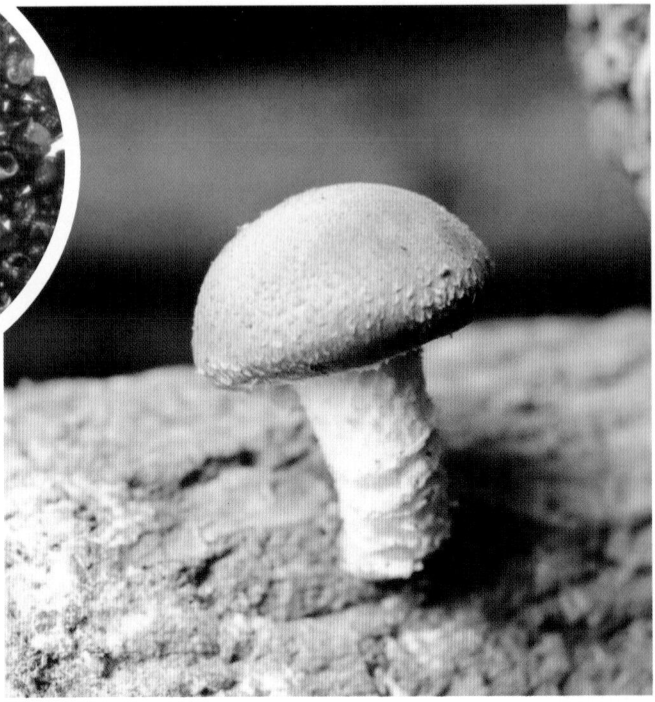

○ 표고버섯

주로 참나무에서 잘 자라며 영양이 풍부하고
체질을 개선하여 주며 항암 작용이 강합니다.

○ 자연 송이버섯

버섯 가운데 가장 항암활성이 높은 것으로 알려진 송이버섯은 버섯갓이
퍼지지 않았을 때 따서 식품으로도 이용합니다.

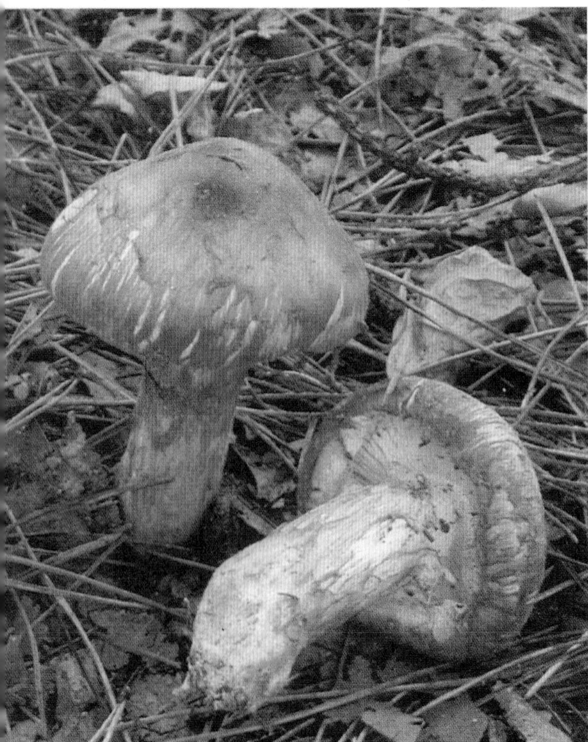

○ 느타리버섯

성질이 따뜻하여 몸을 덥혀 주고,
손발이 저린 데, 신허로 인한 요통에 씁니다.

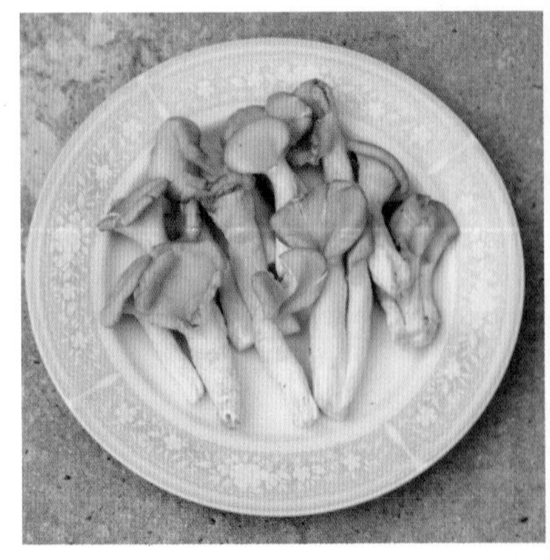

느릅나무 뿌리껍질

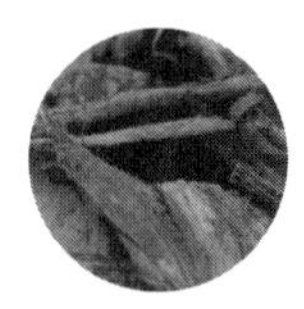

느릅나무는 키 30미터 지름 1미터 넘게까지 자라는 낙엽이 큰 키나무입니다. 그러나 키 5~10미터 정도로 자라는 중간키나무와 3~4미터쯤밖에 자라지 않는 난쟁이 느릅나무도 더러 있습니다.

우리나라 중부와 북부 지방의 산골짜기나 물가에서 흔히 자랍니다. 이른봄이나 가을에 뿌리껍질을 벗겨서 약으로 씁니다. 느릅나무를 한자로는 유(楡)라고 하고 껍질은 유피(楡皮), 또는 유백피(楡白皮), 뿌리껍질은 유근피(楡根皮)라고 합니다. 느릅나무 열매는 옛날 엽전 비슷하게 생겼는데 옛사람들은 유전(楡錢), 또는 유협전(楡莢錢)이라 불렀습니다. 열매를 따서 꽃잎과 섞어서 풀처럼 만들어 두면 발효되어 훌륭한 음식이 됩니다. 이를 느릅나무장이라고 하는데 향기가 좋아 옛사람들은 회를 먹을 때 양념으로 흔히 먹었습니다. 느릅나무 열매는 회충, 촌충, 요충 같은 뱃속의 기생충을 죽이는 효과가 있습니다.

느릅나무 껍질을 물에 담가 두면 끈끈한 진이 많이 나옵니다. 씨에도 마찬가지로 끈적끈적한 점액질이 들어 있습니다. 이 끈끈한 점액질 성분이 갖가지 종기와 종창을 치료하는 약입니다.

예로부터 느릅나무 뿌리껍질은 종창이나 종기를 고치는 약으로 이름 높았습니다. 상처나 종기로 곪았을 때 느릅나무 뿌리껍질을 짓찧어 붙이면 신기하다 할 만큼 잘 낫습니다.

느릅나무 껍질에 들어 있는 성분은 플라보노이드, 사포닌, 탄닌질, 그리고 많은 양의 점액질입니다. 씨에는 쓴맛 나는 물질이 더 들어 있습니다. 뿌리껍질은 작은창자와 방광근육의 운동을 강화하여 대변과 소변을 잘 나가게 하고 강한 염증 없애기 작용, 그리고 약한 기침멎이 작용이 있습니다. 한방이나 민간에서 뿌리껍질을 달여서 위염, 위궤양 등에 써 왔습니다. 열매와 잔가지를 위암치료에 쓰기도 합니다. 느릅나무 뿌리껍질을 달여서 먹고 암환자의 상태가 호전되었다는 사례가 더러 있습니다.

느릅나무 뿌리껍질의 항암작용에 대해서는 아직 과학적으로 밝혀진 것이 없습니다. 그러나 종기, 종창, 악창과 갖가지 옹종의 치료에 쓴다는 기록이 옛 문헌에 적혀 있는 것으로 보아서 항암작용이 꽤 있을 것으로 생각됩니다. 『동의보감』에는 느릅나무 뿌리껍질의 약성에 대해 이렇게 적혀 있습니다.

“성질은 평하고 맛이 달고 독이 없다. 잘 나가게 하는 작용이 있기 때문에 대소변이 통하지 못하는 병에 주로 쓰인다. 오줌을 잘 나가게 하고 장위의 사열(腸胃邪熱)을 없애며 부은 것을 가라앉히고 5림을 풀리게 하며 불면증, 후합증을 낫게 한다."

『동의학사전』에도 『동의보감』과 비슷한 내용이 적혀 있습니다.

"맛이 달고 성질은 평하다. 비경, 위경, 폐경, 대장경에 작용한다. 오줌을 잘 누게 하고 부은 것을 내리며 대변을 통하게 하고 위장의 열을 없앤다. 붓는 데, 소변 불리, 변비, 기침, 옹종, 단독, 젖앓이 등에 쓴다. 하루 12~30그램을 달임약, 가루약 형태로 먹는다. 외용약으로 쓸 때는 달인 물로 씻거나 가루내어 바른다."

겨우살이

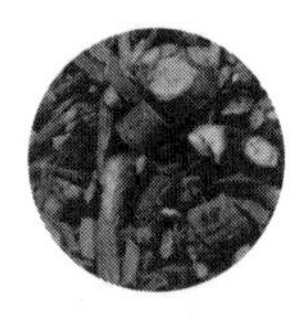

겨우살이는 참나무, 오리나무, 팽나무, 버드나무, 밤나무의 가지에 기생하는 기생목입니다. 추운 겨울에도 잎이 떨어지지 않고 높은 나무 위에서 고고한 자태를 자랑하고 있어서 동서양을 가리지 않고 신성한 식물로 여겨 왔습니다. 겨우살이는 전세계에 30속 1,500종이 살고 있는데 대개 열대지방에 많습니다. 우리나라에는 꼬리겨우살이, 겨우살이, 그리고 동백나무겨우살이의 세 종류가 자라고 있는데, 꼬리겨우살이는 강원도나 경상북도에서 드물게 볼 수 있고 겨우살이는 우리나라 어디서든 흔히 볼 수 있으며 동백나무겨우살이는 제주도를 비롯한 남해안의 동백나무숲에서 드물게 볼 수 있습니다. 어느 것이나 다 약으로 쓰는데 대개 참나무에 기생하는 겨우살이를 많이 씁니다.

겨우살이는 항암효과가 뚜렷한 것으로 입증된 대표적인 식물입니다. 우리나라에서보다는 독일, 스위스 같은 유럽에서 가장 항암활성이 높은 자연약재로 활용하고 있습니다. 스위스의 자연요법 의사 알프레드 포겔 박사는 겨우살이와 머위를 항암작용이 가장 강한 식물로 꼽았습니다. 포겔 박사는 『포겔 박사에게 물어보세요』라는 책에서 겨우살이가 고혈압, 관절염 등의 훌륭한 치료제가 된다고 설명한 다음 악성 종양환자는 꼭 겨우살이를 복용해야 한다고 썼습니다. 그 중 한 부분을 인용합니다.

"특이한 기생식물인 겨우살이는 어떤 나무에 붙어서 살기를 좋아하는데, 통상 비스쿰 알붐으로 알려져 있다. 세포의 신진대사를 촉진하는 효과 때문에 암치료에 좋은 것으로 증명되었다. 암이나 관절염 환자에게 매우 잘 들으므로 이 두 가지 병에 다 좋다. 겨우살이는 물약이나 주사로 환자한테 쓸 수 있다."

중국에서의 임상실험에 따르면 체외실험에서 겨우살이 추출물의 JTC-26 암세포 억제율이 50~70퍼센트, 또 좀흰생쥐의 사르코마-180 암세포에 대한 억제율이 77.9퍼센트로 나타났습니다. 또 겨우살이의 단백질 성분을 추출하여 동물에게 주사하였더니 사르코마-180 암세포가 90퍼센트 이상 성장이 억제되었다고 합니다. 겨우살이의 단백질 성분은 다른 항암물질보다 훨씬 낮은 농도에서 항암작용을 나타냅니다.

『약초의 이용과 성분』을 보면 북한에서도 겨우살이에서 항암물질을 찾아냈다고 했습니다. 이에 대한 부분을 옮겨 적습니다.

"구라파에 자라는 겨우살이(V.album L : 사과나무, 배나무, 버드나무, 자작나무, 피나무, 소나무 등)에는 흰무정형 물질인 비스코톡신 0.05~0.1퍼센트(대부분이 아미노산과 당이다) 비스쩨린 C15H26O2, a-비스콜(-아마린), C30H50O, -비스콜(루페올), C30H50O, 올레아놀산, 우르놀산, 알콜로이드 유사 물질 C8H11N, 콜린, 아세틸콜린, 아민(노르비스칼빈, 비스칼산의 글리세이드), 아스코르빈산카로틴, 시린기린, 고무질과 수지가 들어 있다.

비스코톡신은 세 가지 물질, 즉 비스코톡신 A2, A3, B로 순수하게 갈라졌다. 이 세 물질은 모두 46개 아미노산으로 이루어졌으나 배열순서가 다르다. 비스코톡신 A3은 유황을 다리로 한 연결이 세 곳에 있다. 즉 16번과 26번 사이, 그리고 3번과 40번, 4번과 32번 사이에 유황연결이 있다. 이 펩티드는 항암활성이 있다. 씨에는 응집소인 아그글루티닌이 있는데 미량에서 항암작용을 한다. 여기에는 N-모노메틸리진이 0.10~0.25그램 분자퍼센트, N-디메틸리진이 0.15~0.30그램 분자퍼센트, N-트리메틸리진이 0.05~0.12그램 분자퍼센트가 있으며 활성은 뒤의 것이 강하다.

이 식물은 혈압 낮춤 작용이 있는데 짧은 시간 혈압 낮춤 성분은 톨린 및 그 유도체이며 지구성 혈압 낮춤 성분은 비스코톡신 A이다. 또한 11종의 항암활성 단백질이 분리되었다. 이것들은 0.006~0.05mg/kg에서 암세포의 핵산합성을 억제한다. 단백질이 약간이라도 변성되면 항암활성이 없어진다. 4종의 단백질 성분은 강한 항원성이 있는데 10㎍ 아래에서 항체를 생산한다. 비스코톡신 A(순품이 아니다)는 사르코마 180암을 일으킨 흰생쥐의 생존기간을 대조에 비하여 98퍼센트로 더 늘렸다."

겨우살이는 신장을 보하고 혈을 보하는 좋은 약재입니다. 약성이 차지도 덥지도 않으며 독이 없으므로 어떤 사람이라도 쓸 수 있습니다. 이외에 골절을 치료하고 마음을 안정시키며 혈압과 혈당치를 낮추고 태를 안정시키는 등 다양한 약리효과를 지니고 있습니다.

『동의보감』에는 겨우살이에 대해 설명한 부분이 있습니다. 상기생(桑奇生)이라고 적혔으나 우리나라에서는 뽕나무에 기생하는 겨우살이는 거의 찾아보기 어렵고 대개 참나무에 기생한 것을 씁니다. 참나무에 기생한 것을 곡기생이라 부르기도 합니다.

"성질이 평하고 맛은 쓰고 달며 독이 없다. 힘줄, 뼈, 혈맥, 피부를 충실하게 하며 수염과 눈썹을 자라게 한다. 요통, 옹종과 쇠붙이에 다친 것을 낫게 한다. 임신 중에 하혈하는 것을 멎게 하며 안태시키고 몸푼 뒤에 있는 병과 붕루를 낫게 한다."

겨우살이는 출혈을 멎게 하고 모세혈관을 튼튼하게 하며 동맥경화를 예방하고 혈압을 낮추는 작용이 있습니다. 민간에서 관절염과 태동 불안, 고혈압으로 인한 두통 등에 겨우살이를 달여 먹어 효과를 본 사람이 많습니다.

고혈압에는 한 번에 30~60그램씩 많은 양을 달여 먹기도 하고 줄기를 진하게 달여 고약을 만들어 피부종양이나 유방암 등에 바르기도 합니다. 겨우살이 열매를 진하게 달여 고약을 만들어도 같은 효과가 있습니다.

『동의학사전』에는 겨우살이의 약성에 대해 이렇게 적혀 있습니다.

"맛은 쓰고 성질은 평하다. 간경, 신경에 작용한다. 풍습을 없애고 간신을 보하며 힘줄과 뼈를 튼튼하게 하고 태아를 안정시키며 젖이 잘 나게 한다. 약리실험에서 자궁 수축 작용, 혈압 낮춤 작용, 피멎이 작용 등이 밝혀졌다. 허리 아픔, 관절염, 태동불안, 젖이 나지 않는 데, 고혈압, 해산 후 자궁의 이완성 출혈 등에 쓴다. 하루 9~15그램을 달임약, 알약, 가루약 형태로 먹는다."

부처손 · 바위손

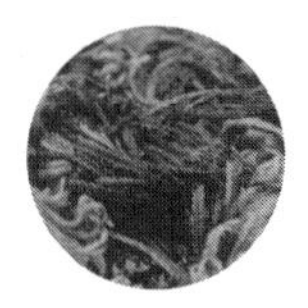

부처손은 늘푸른여러해살이풀로 우리나라 각지의 산 속 바위에 붙어 자랍니다. 줄기는 빽빽하게 모여 났고 높이는 15~25센티미터이며 비늘조각으로 된 잎이 빽빽하게 붙습니다. 비가 와서 물기가 있으면 새파랗게 살아나고 가물면 말라 오그라들어 죽은 것처럼 보입니다. 생명력이 매우 끈질긴 식물이지요. 만년초, 또는 장생불사초, 만년송, 회양초(回陽草) 등으로 부르고, 한자로는 잎이 붙은 모양이 주먹을 쥔 것과 같고 잎은 잣나무 같다고 하여 권백(卷柏)이라 부릅니다. 중국에서는 석상백(石上栢), 또는 지측백(地側栢)이라고 합니다. 부처손과 비슷한 것으로 바위손이 있는데, 언뜻 보기에 서로 구별할 수 없을 만큼 닮았고 똑같이 약으로 씁니다.

부처손은 정신을 안정시키고, 피를 멎게 하며, 혈액순환을 좋게 하는 약입니다. 독이 없고 오래 먹으면 장수한다고 합니다. 여성들의 자궁출혈이나 장출혈, 치질, 탈항, 피오줌 등에 효과가 있고, 몸을 따뜻하게 하는 데 효과가 있어 여성이 냉병으로 임신을 하지 못하는 데에도 효과가 좋습니다.

부처손과 바위손은 중국에서 암치료약으로 쓰고 있습니다. 동물 실험한 것을 보면 흰생쥐의 사르코마-180암, 자궁경부암 14, 임파종 16 등에 대한 억제작용이 증명되었고, 종양을 이식한 흰생쥐의 생존기간을 늘리고 또 부신피질의 기능을 좋게 하며 생체 내의 대사기능을 좋게 하는 것으로 나타났습니다. 전통의학에서 말하는 나쁜 것을 없애고 좋은 것을 북돋아 주는 부정거사의 작용을 지니고 있는 것입니다. 부처손을 달인 물은 종흰생쥐의 사르코마-180암에 대한 억제율이 61.2퍼센트였고 종양크기가 작은 암에 효과가 더 컸습니다.

부처손은 융모상피암, 폐암, 간암, 코암, 유방암, 자궁경부암 및 소화기관의 암에 씁니다. 방사선 요법에 민감하게 반응하는 종양에 대해 모두 일정한 치료효과가 있다고 합니다. 중산 의학원에서 융모상피암과 악성포상귀태 23예를 부처손을 치료한 결과 단기 치유 4예, 현저한 효과를 본 것이 8예, 효과를 본 것이 5예, 효과를 못 본 것이 5예로 총 유효율이 73.9퍼센트였다고 합니다. 부처손과 화학요법을 같이 써 본 결과 치료성적이 더 좋았다고 합니다. 부처손은 하루에 30~60그램을 달여서 먹거나 알약으로 만들어 먹습니다. 부처손은 암말고 간염, 편도선염, 유선염 같은 염증질환에도 효과가 있습니다.

『동의보감』에 적힌 부처손의 약성은 다음과 같습니다.

"성질은 따뜻하고 평하다(약간 차다고도 한다). 맛이 맵고 달며 독이 없다. 여자의 음부 속이 차거나 달면서 아픈 것, 월경이 없으면서 임신하지 못하는 것, 월경이 통하지 않는 것 등을 치료한다. 여러 가지 헛것에 들린 것을 없애며 마음을 진정시키고 헛것에 들려 우는 것과 탈항증(脫肛症)과 위벽증을 치료하고 신〔水藏〕을 덥게 한다. 생것으로 쓰면 어혈을 헤치고 볶아서 쓰면 피를 멎게 한다."

『동의학사전』에는 다음과 같이 적혀 있습니다.

"맛은 맵고 달며 성질은 평하다. 간경, 신경에 작용한다. 어혈을 없애고 피나는 것을 멈춘다. 달거리가 없는 데, 징가, 타박상, 배아픔, 숨이 찬 데, 피를 게우는 데, 빈혈, 뇨혈, 탈홍 등에 쓴다. 피멎이 약으로는 거멓게 태워서 쓴다. 하루 2~9그램을 달임약, 약술, 가루약 형태로 먹는다. 외용약으로 쓸 때는 짓찧어 붙이거나 가루내어 뿌린다."

꾸지뽕나무

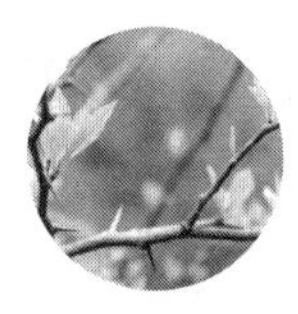

꾸지뽕나무는 뽕나무과에 딸린 낙엽작은키나무입니다. 뽕나무를 닮았다 하여 꾸지뽕나무라는 이름이 붙었습니다. 줄기에 길고 날카로운 가시가 있고 가을철에 오디를 닮은 열매가 빨갛게 익습니다. 우리나라 남부 지방의 돌 많고 메마른 땅에서 잘 자랍니다.

꾸지뽕나무는 어혈을 없애고, 소변을 잘 나가게 하며 보양효과가 높습니다. 민간에서 갖가지 암을 치료하는 데 써 왔으며, 과학적으로도 항암효과가 있는 것으로 확인되었습니다.

중국에서의 실험결과, 동물실험에서 자궁경부암 27, 사르코마-180 암세포, 엘리히복수암 등에 대해 일정한 증식 억제작용이 있는 것으로 나타났고, 또 통증을 억제하는 효과, 황색 포도상구균을 비롯한 갖가지 세균의 증식을 억제하는 효과도 있는 것으로 나타났습니다.

꾸지뽕나무는 식도암, 위암, 결장암, 직장암 같은 소화기관의 암에 주로 쓰고 폐암, 간암에도 쓸 수 있습니다. 화학요법이나 방사선 요법을 쓸 수 없는 환자들한테 써서 좋은 효과를 보고 있습니다. 중국의 상해시 종류 의원을 비롯한 28개 병원에서 266예의 소화기 암에 꾸지뽕나무 추출물을 투여하여 71.28퍼센트의 치료효과를 거두었다고 합니다. 이들 환자들은 식도암 46예, 분문암 95예, 결장암 및 직장암 46예로서 3~4기의 말기 환자가 91.7퍼센트였습니다. 꾸지뽕나무는 종양을 더 자라지 못하게 하거나 줄어들게 할 뿐만 아니라 통증을 가볍게 하고 식욕을 증진시켜 몸무게를 늘려 주고 복수를 없애 주는 작용이 있습니다. 또한 말기암 환자의 저항력을 키워 주는 효과도 있는 것으로 나타났습니다. 꾸지뽕나무는 거의 부작용 없이 암치료에 효과가 좋은 식물입니다.

이밖에 꾸지뽕나무는 뼈와 근육을 튼튼하게 하고 기관지염이나 폐결핵, 간염, 관절염 등에도 일정한 효력이 있습니다.

으름덩굴

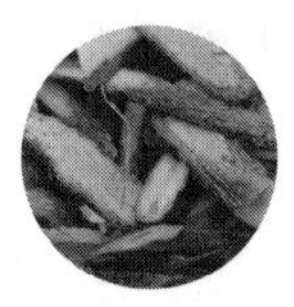

으름덩굴은 덩굴로 뻗어 가는 나무입니다. 타원꼴의 쪽잎이 손바닥 모양으로 붙습니다. 열매는 바나나를 닮았는데 으름, 또는 한국바나나라고 부릅니다. 우리나라 중부 이남의 낮은 산과 산기슭, 숲에서 흔히 자랍니다. 줄기를 목통(木通)이라고 하고 열매를 팔월찰(八月札), 씨를 예지자(預知子)라고 부르며 다 항암약으로 씁니다.

으름덩굴 달인 물은 체외실험에서 JTC-26 암세포의 억제율이 90퍼센트 이상이고 열매는 50~60퍼센트로 나타났습니다. 또 으름덩굴을 에틸알코올로 추출한 것은 좀흰생쥐의 사르코마-180암 억제율이 4.4퍼센트였고 달인 물은 21.5퍼센트였습니다.

중국에서 펴낸 『항암본초』에는 췌장암, 구강암, 임파선종양 등에 으름덩굴, 차전자를 각각 0.027그램, 반묘 0.015그램, 활석가루 0.03그램을 섞어서 만든 알약을 하루 1~2알씩 먹고, 방광암으로 피오줌을 눌 때에는 으름덩굴, 우슬, 생지황, 천문동, 맥문동, 오미자, 황백, 감초를 각각 3그램씩 달여 복용한다고 적혀 있습니다.

으름덩굴은 소변을 잘 나가게 하고 열을 내리고 독을 풀어 주는 약입니다. 또 갖가지 균을 죽이는 작용도 있습니다.

『동의학사전』에는 으름덩굴에 대해 이렇게 적혀 있습니다.

"맛은 맵고 달며 성질은 평하다(약간 차다고도 한다). 심포경, 소장경, 방광경에 작용한다. 열을 내리고 오줌을 잘 누게 하며 달거리를 통하게 하고 젖이 잘 나게 한다. 약리실험에서 이뇨작용, 강심작용, 혈압 높임 작용, 염증 없애기 작용, 위액분비 억제작용 등이 밝혀졌다. 여러 가지 원인으로 붓는 데, 오줌누기 장애, 임증, 젖 부족, 달거리가 없는 데, 열이 나면서 가슴이 답답한 데, 부스럼 등에 쓴다. 하루 4~12그램을 달임약, 가루약, 알약 형태로 먹는다."

짚신나물

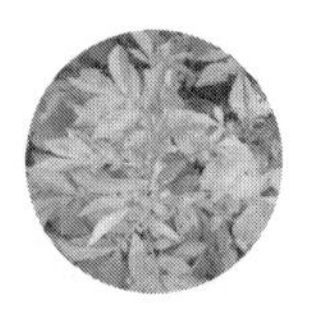

짚신나물은 장미과에 딸린 여러해살이풀입니다. 용아초, 낭아초, 선학초라 부르기도 합니다. 키는 60~150센티미터쯤 자라고 줄기와 잎에 흰털이나 있으며 버들잎 모양의 쪽잎이 어긋나게 납니다. 가지 끝에 노란색의 작은 꽃이 모여서 핍니다.

짚신나물은 옛부터 종창과 악창을 다스리는 약으로 썼습니다. 민간에서는 이 풀을 나물로 먹으면 여름철에 배탈을 앓지 않는다는 말이 전해지고 있습니다.

짚신나물은 가장 추천할 만한 항암식물의 하나입니다. 동물실험에서 짚신나물을 에탄올로 추출한 것은 좀흰생쥐의 사르코마-180암, 간암피하형 종양에 대한 억제율이 50퍼센트이고 체외실험에서 JTC-26암 억제율은 100퍼센트였다고 합니다. 또 짚신나물은 암세포를 억제하면서 정상 세포의 성장을 2배나 좋게 하는 것으로 나타났습니다.

짚신나물은 암 외에도 장염, 요도염, 같은 갖가지 염증질환의 치료와 지혈제, 강장제로 씁니다. 잎은 심장의 활동을 강화시키는 작용이 있고, 또 잎과 줄기를 달인 물은 류머티스나 습진, 설사에 효과가 있습니다.

짚신나물을 암환자에게 쓰면 암세포의 핵분열상이 줄어들고 핵막이 두꺼워지며 심지어는 핵이 파괴되거나 덩어리로 뭉쳐진다고 합니다. 짚신나물은 거의 독성이 없으면서도 현저한 항암 효과가 있는 약초입니다.

짚신나물에 대해서 『동의학사전』에는 이렇게 적혀 있습니다.

"맛은 쓰고 떫으며 성질은 평하다. 폐경, 간경, 비경에 작용한다. 피나는 것과 설사를 멈추고 독을 풀며 헌데를 잘 아물게 하고 벌레를 죽인다. 약리실험에서 짚신나물을 달인 물이 피멎이 작용(비타민 K, 탄닌, 아그리모놀), 항암작용, 염증 없애기 작용, 설사멎이 작용을 나타내고 알코올 추출물과 아그리모놀리드 성분은 강심작용과 혈압 높임 작용을 나타낸다는 것이 밝혀졌다. 아그리모놀은 촌충과 트리코모나스도 죽인다. 코피, 각혈, 피 게우기, 피오줌, 자궁 출혈, 설사, 이질 , 학질, 위암, 식도암, 대장암, 간암, 자궁암, 방광암, 트리코모나스성 질염, 부스럼 등에 쓴다. 하루 9~15그램, 신선한 것은 15~30그램을 달임약, 가루약 형태로 먹거나 생즙을 짜서 먹는다. 외용약으로 쓸 때는 짓찧어 붙인다."

바위솔(와송)

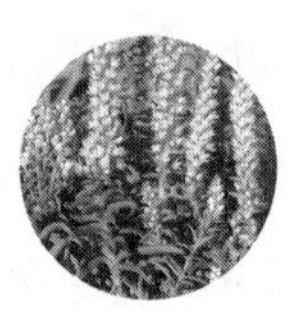

바위솔은 오래된 기와지붕 위나 깊은 산의 바위 위에 자라고 있는 여러해살이풀입니다. 잎은 살이 찌고 버들잎 모양으로 줄기를 둘러싸고 무더기로 납니다. 가을철에 작은 꽃이 줄기 끝에 이삭처럼 모여서 핍니다.

지붕의 기와 위에서 자라는 모양이 소나무 잎이나 소나무 꽃을 닮았다고 해서 와송(瓦松)이라 부르기도 합니다. 신탑, 탑송이라 부르기도 하며 여름철에 채취하여 말려서 약으로 씁니다.

바위솔은 위암을 비롯한 소화기 계통의 암에 좋은 효과가 있는 것으로 민간에 알려진 약초입니다. 간혹 효과를 보았다는 사람이 있는 것으로 미루어 꽤 높은 항암효과가 있는 것으로 보입니다.

옛 의학책에도 옹종을 치료하는 데 바위솔을 썼다는 기록이 여러 군데 보입니다. 혈액순환을 좋게 하고, 열을 내리며, 출혈을 멈추게 하는 작용도 있다고 합니다.

『동의학사전』에는 바위솔의 약성을 이렇게 적었습니다.

"맛은 시고 쓰며 성질은 서늘하다. 간경, 폐경에 작용한다. 열을 내리고 독을 풀며, 피나는 것을 멈추고 습을 없애며, 부은 것을 내린다. 약리실험에서 해열작용이 밝혀졌다. 피를 게우는 데, 코피, 혈리, 학질, 옹종, 열림, 치질, 정창, 습진, 덴 데 등에 쓴다. 간염에도 쓴다. 하루 15~30그램을 달임약, 알약 형태로 먹거나 신선한 것을 짓찧어 즙을 내어 먹는다. 외용약으로 쓸 때는 짓찧어 붙이거나 달인 물로 씻는다. 거멓게 볶아 가루내어 기초제에 개어 붙이기도 한다."

까마중

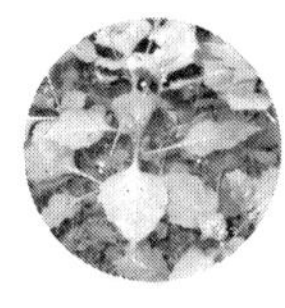

까마중은 가지과에 딸린 한해살이풀입니다. 잎은 타원꼴인데 어긋나게 붙고, 키는 1미터쯤 자랍니다. 여름철에 흰 꽃이 피어 가을에 콩알만한 열매가 까맣게 익습니다.

까마중을 달인 물은 티푸스균, 포도알균, 녹농균, 적리균, 대장균, 진균에 대한 억제작용이 있습니다. 또 항염증 작용, 혈당 낮춤 작용이 있습니다. 그리고 기침 멎이 작용, 가래 삭임 작용이 있고 혈압을 낮춥니다. 갖가지 염증, 종기, 버짐, 습진, 두통, 류머티스, 종양 등에 씁니다.

까마중은 식도암, 위암, 장암을 비롯한 소화기 계통의 암과 폐암에 씁니다. 까마중 줄기나 잎, 뿌리 30그램과 뱀딸기 15그램을 물에 달여서 복용합니다. 또 까마중 30그램, 황금 60그램, 지치 뿌리 15그램을 달여서 두 번에 나누어 날마다 복용합니다. 악성 포도상기태, 난소암, 융모막암, 폐암에 효과가 있습니다.

까마중은 민간에서 흔히 쓸 뿐더러 효과도 좋은 항암약재입니다. 까마중에 짚신나물, 오이풀 등을 함께 쓰면 항암작용이 더 강해질 뿐만 아니라 짚신나물과 오이풀의 떫은맛을 줄일 수 있습니다.

오갈피나무

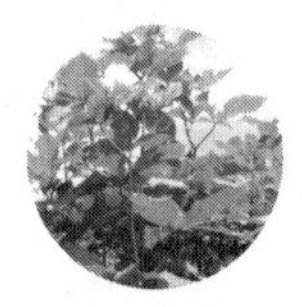

오갈피나무는 높이 2~3미터쯤 자라는 떨기나무입니다. 잎모양이 인삼을 쏙 빼닮았고 줄기나 가지에 큰 가시가 드물게 붙어 있습니다. 우리나라에는 오갈피나무가 여러 종류 자라고 있는데 그 가운데서 중부와 북부 지방의 높은 산골짜기에서 자라는 가시오갈피가 항종양 작용을 비롯 약성이 가장 높은 것으로 밝혀졌습니다.

오갈피나무는 정신적 육체적 피로를 풀어 주고 근육과 뼈를 튼튼하게 하며 질병에 대한 저항력을 높여 주고, 마비된 것을 풀어 주는 보약으로 이름 높습니다. 특히 생체의 기능 평형을 조절하여, 몹시 춥거나 덥거나 산소가 희박하거나 깊은 바다 속 같은 곳에서 오래 견딜 수 있는 적응력을 높이는 작용이 뛰어납니다.

가시오갈피는 생체의 방어기능을 높여 주는 동시에 뚜렷한 항암활성이 있습니다. 가시오갈피를 알코올로 추출한 것은 좀흰생쥐의 엘리히복수암과 사르코마-180에 대한 억제율이 40.2~68퍼센트였고, 또 정신과 육체의 피로를 회복시키는 작용이 있었으며 백혈구의 수를 늘렸다고 합니다. 또 오갈피의 알코올 추출물이 흰생쥐의 와크씨암의 전이를 막는 효과가 있었으며, 일본에서 판매하고 있는 오갈피를 달인 물은 체외실험에서 JTC-26 암세포 억제율이 90퍼센트를 넘었습니다.

중국에서는 위암에 가시오갈피 엑기스로 만든 알약을 3알씩 하루에 3번 복용하고, 방사선 치료로 인해 백혈구가 감소된 증상에는 가시오갈피 15~30그램을 시루에 쪄서 먹는다고 했습니다. 또 민간에서는 소화기 계통의 암에 가래나무의 덜 익은 푸른 열매와 가시오갈피를 2개월 동안 술로 우려내어 복용합니다. 북한에서도 유선암 80예, 구강암 80예에 가시오갈피로 만든 약을 써서 일정한 효과를 보았다고 합니다.

가시오갈피는 신경쇠약, 당뇨병, 동맥경화, 류머티스 관절염, 몸이 허약할 때 등에 매우 훌륭한 보약입니다.

『동의보감』에는 오갈피에 대해 이렇게 적혀 있습니다.

"성질이 따뜻하며(약간 차다고도 한다) 맛은 맵고 쓰며 독이 없다. 5로 7상을 보하며 기운을 돕고 정수를 보충한다. 힘줄과 뼈를 든든히 하고 의지를 굳세게 하며 남자의 음위증과 여자의 음부 가려움증을 낫게 한다. 허리와 등골뼈가 아픈 것, 두다리가 아프고 저린 것, 뼈마디가 조여드는 것, 다리에 힘이 없어 늘어진 것 등을 낫게 한다. 어린애가 세 살이 되어도 걸어다니지 못할 때 먹이면 걸어다닐 수 있게 된다. 위로 5거성(五車星)의 정기를 받아서 자라기 때문에 잎이 다섯 갈래인 것이 좋다. 오래 살게 하며 늙지 않게 하는 좋은 약이다."

『동의학사전』에는 오갈피에 대해 이렇게 적혀 있습니다.

"맛은 맵고 쓰며 성질은 따뜻하다. 간경, 신경에 작용한다. 풍습을 없애고 기를 도우며 정수를 불려 준다. 또한 힘줄과 뼈를 튼튼하게 한다. 약리실험에서 중추신경계 흥분작용, 방사선 피해막이 작용, 유기체의 비특이적 저항성을 높이는 작용, 강심작용, 강장작용 등이 밝혀졌다. 간, 신이 허하여 힘줄과 뼈가 연약하고 다리를 잘 쓰지 못하는 데, 풍습으로 허리와 무릎이 아픈 데, 팔다리가 가드라지는 데, 각기, 음위증, 음부 가려움증, 어린애의 걸음걸이가 늦어지는 데 쓴다. 또한 방사선병 예방치료에도 쓰고 신경통, 관절염, 류머티스성 관절염 등에도 쓴다. 하루 6~9그램을 달임약, 가루약, 알약, 약술 형태로 먹는다."

『동의학사전』에 가시오갈피에 대해서 이렇게 적혀 있습니다.

"맛이 맵고 쓰며 성질은 따뜻하다. 간경, 신경에 작용한다. 기를 보하고 정을 불려 주며 간신을 보한다. 약리실험에서 중추신경 흥분작용, 피로회복 촉진작용, 면역부활 작용, 방사선 막이 작용, 혈당량 낮춤 작용, 백혈구 늘림 작용, 강장작용, 염증 없애기 작용, 기침 멎이 작용, 가래 삭임 작용 등이 밝혀졌다. 몸이 약하고 기운이 없는 데, 피로, 당뇨병, 동맥경화증, 저혈압, 류머티스성 심근염, 관절염 및 류머티스성 관절염, 신경통 등에 쓴다. 하루 5~15그램을 달임약으로 쓴다."

산죽

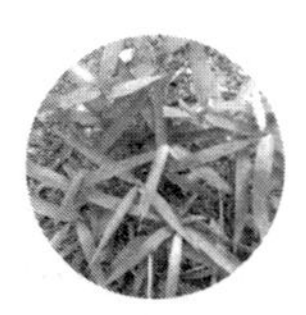

산죽은 조릿대, 시누대, 얼룩조릿대 등 산에서 자라는 키 작은 야생 대나무를 말합니다. 대개 키는 1~2미터쯤 자라고 잎은 긴 타원꼴입니다. 옛날에는 줄기를 베어서 조리나 바구니, 삼태기 같은 것을 만드는 데 흔히 썼습니다. 우리나라 남부, 중부의 산에서 흔히 자랍니다.

산죽의 잎은 항암작용, 기침멎이 작용, 살균작용, 항궤양 작용이 뚜렷합니다. 특히 산죽은 정상 세포에는 영향을 주지 않으면서 암세포를 억제하는 효과가 있습니다.

일본에서 자라는 산죽에서 추출한 다당류 물질은 간복수암 AH36에 대해 100퍼센트 억제작용이 있다는 것이 확인되었습니다. 이 추출물을 사르코마-180암을 옮긴 동물에게 하루 건너 30일 동안 먹였더니 종양이 70~90퍼센트가 줄어들었고, 사르코마-180암에 대한 억제율이 96.9퍼센트였습니다.

중국에서 자라는 담죽엽도 항암활성이 있는 것으로 확인되었고, 또 생체의 면역력을 높여 주는 작용도 있다고 합니다.

북한에서는 산죽잎에서 항암활성 물질을 추출하여 암치료에 활용하고 있습니다. 북한의 연구결과에 따르면, 산죽 추출물을 흰생쥐에게 하루 50밀리그램씩 10일 동안 먹이고 나서 엘리히 복수암 세포를 옮기면 약 절반쯤이 암에 걸리지 않았고, 또 사르코마-180 암세포를 옮기면 100퍼센트가 암에 걸리지 않았다고 합니다.

북한에서 펴낸 『동의과학 연구논문집』에는 산죽의 항종양 작용에 대해 이렇게 적혀 있습니다.

"180육종에 대한 산죽 엑스의 억제율은 20밀리그램에서 41~43퍼센트였고 10밀리그램에서는 16.1~25.5퍼센트였다. 45육종에 대한 억제율은 200밀리그램 엑스에서 50.6퍼센트, 100밀리그램에서 30.4퍼센트였다. 이때 실험동물들의 몸무게는 대조보다 줄어든 상태였다. 종양크기에 대한 억제율은 이식 후 16일에 6퍼센트, 23일에 20.8퍼센트, 29일에 8퍼센트였다. 몸무게가 실험무리에서 첫 10일 동안에는 대조무리보다 줄었으나 차츰 대조무리와 비슷해졌다."

『동의학사전』에는 산죽에 대해 이렇게 적혀 있습니다.

"산죽에는 항암성분이 많으며 여러 가지 질병에 대한 치료효과도 좋다. 맛은 달고 성질은 차다. 열을 내리고 오줌을 잘 누게 하고 폐기를 통하게 하고 피나는 것을 멈춘다. 항암작용, 항궤양

작용, 염증 없애기 작용, 진정작용, 진통작용, 위산도를 높이는 작용, 동맥경화 예방 작용, 혈압 낮춤 작용, 혈당량 낮춤 작용, 독풀이 작용, 강장작용, 억균작용 등이 실험결과 밝혀졌다. 열이 나는 데, 폐옹, 붓는 데, 오줌누기 장애, 여러 가지 원인으로 피가 나는 데, 눈병, 덴 데, 부스럼, 무좀 등에 쓴다. 또한 악성 종양, 위 및 십이지장 궤양, 만성 위염, 고혈압, 동맥경화증, 당뇨병, 편도염, 감기, 간염, 폐염, 천식 등에도 쓴다. 하루 8~10그램을 달임약으로 먹거나 마른 엑기스로 만들어 한 번에 1~3그램씩 하루 세 번 먹는다. 외용약으로 쓸 때는 엑기스를 만들어 바른다."

산죽은 항암작용말고 고혈압, 위 십이지장궤양, 만성 간염, 당뇨병에도 뚜렷한 치료효과가 있다고 합니다. 북한에서의 임상실험 예를 보면, 산죽을 달인 물이 고혈압 환자에게 80퍼센트 이상 치료효과가 있었고, 위 십이지장 궤양은 거의 100퍼센트가 효과를 보았으며, 만성 간염은 평균 88.9퍼센트, 증상이 심한 경우에는 50퍼센트의 효과가 있었다고 합니다.

화살나무

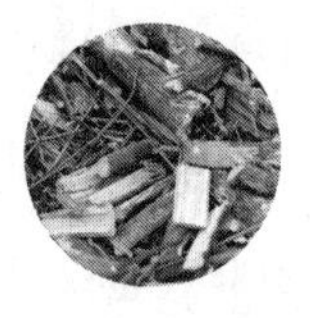

화살나무는 낙엽떨기나무로 줄기에 코르크질의 날개가 붙어 있어 그런 이름이 붙었습니다. 이른 봄철에 새순을 따서 나물로 무쳐 먹기 때문에 홋잎나물이라고도 부릅니다. 키는 1~3미터쯤 자라고 여름철에 연한 녹색의 꽃이 피며 가을철에 둥글납작한 열매가 갈색으로 익습니다. 줄기에 붙어 있는 날개의 생김새가 특이해서 귀전우(貴箭羽), 곧 귀신이 쏘는 화살, 또는 신전목(神箭木)이라고도 부릅니다. 화살나무와 닮은 것으로 참빗살나무, 회목나무, 회잎나무 등이 있는데 다같이 약으로 씁니다.

화살나무는 우리나라 민간에서 식도암, 위암 등에 효과가 있다고 하여 널리 알려진 식물입니다. 화살나무를 달여서 열심히 복용하고 암이 나았거나 상태가 좋아졌다는 사례가 더러 있으므로 항암작용이 상당히 강한 것으로 짐작됩니다.

한방에서는 산후 피멎이약, 정신 불안, 여성의 자궁출혈, 대하, 어혈을 치료하는 약으로 쓰고 민간에서 열매로 고약을 만들어 피부병 치료약으로 썼습니다.

화살나무는 원인을 알 수 없이 시름시름 아픈 병, 단전호흡을 잘못하여 기(氣)가 위로 치밀어올라 생긴 병, 귀신들린 병, 크게 놀라서 생긴 병을 낫게 하는 것으로 민간에 전해지고 있습니다. 또 혈액순환을 좋게 하고 어혈을 풀어 주며 염증을 없애 주고 정신을 안정시켜 주는 효과가 있는 것으로 알려졌습니다. 화살나무에 대한 『동의보감』의 기록은 다음과 같습니다.

"성질은 차며 맛은 쓰고 독이 없다(독이 조금 있다고도 한다). 고독, 시주, 중악으로 배가 아픈 것을 낫게 한다. 사기나 헛것에 들린 것〔邪殺鬼〕, 가위눌리는 것을 낫게 하며 뱃속에 있는 벌레를 죽인다. 월경을 잘 통하게 하고 징결을 헤치며 붕루, 대하, 산후 어혈로 아픈 것을 멎게 하며 풍독종(風毒腫)을 삭이고 유산시킨다. 민간에서는 태워서 좋지 못한 기운을 없앤다."

화살나무는 당뇨병에 혈당량을 낮추고 인슐린 분비를 늘리는 작용이 있습니다. 당뇨병 환자가 화살나무 어린줄기 5~10그램을 물로 달여 하루 세 번씩 나누어 먹고 효과를 본 예가 더러 있습니다.

『동의학사전』에 적힌 화살나무의 약성은 다음과 같습니다.

"맛은 쓰고 성질은 차다. 간경에 작용한다. 혈을 잘 돌게 하고 어혈을 없애며 달거리를 통하게 하고 벌레를 죽인다. 약리실험에서 주요 성분인 싱아초산나트륨이 혈당량 낮춤 작용을 나타낸다는 것이 밝혀졌다. 주로 달거리가 없는 데, 징가, 산후 어혈로 배가 아픈 데, 기생충으로 배가 아픈 데 등에 쓴다. 하루 6~9그램을 달임약, 알약, 가루약 형태로 먹는다. 임산부에게는 쓰지 않는다.”

어성초

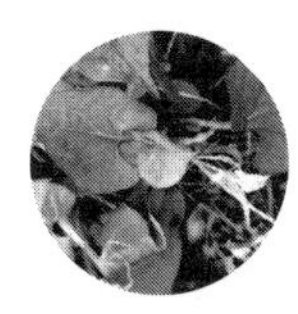

어성초는 우리나라 중부와 남부 지방의 낮은 산이나 들, 길 옆의 물기 많은 땅에 드물게 자라는 여러해살이풀입니다. 키는 15~30센티미터쯤 자라고 달걀꼴, 또는 심장꼴의 잎이 어긋나게 붙고 줄기 윗부분에 꽃대가 돋아나 작은 노란 꽃들이 모인 꽃이삭 밑에 4개의 흰 꽃이 열십자 모양으로 핍니다. 줄기와 잎에서 물고기 비린내가 난다고 하여 어성초(魚腥草)라는 이름이 생겼습니다. 우리나라에서는 약모밀이라고 부르고 즙채, 중약, 십약 등의 여러 이름이 있습니다.

어성초의 비린내 성분은 테카노일아세트히드와 라우린알데히드라는 성분인데 신선한 것에만 들어 있습니다.

어성초는 강한 오줌내기 작용과 강심작용이 있고 대장균, 티푸스균, 파라티푸스균, 적리균, 임균, 포도알균, 사상균에 대한 항균작용과 모세혈관을 강화하는 작용이 있습니다. 또 무좀균, 백선균에 대한 항균작용도 있는데 포도알균에 대한 항균작용은 항생제 설파민보다 강합니다.

어성초는 염증약, 이뇨 해독약으로 임질, 요도염, 방광염, 자궁염, 폐염, 기관지염, 복수, 무좀, 치루, 탈홍, 악창, 갖가지 암 등에 씁니다. 어성초는 암치료 처방에 보조약으로 흔히 씁니다.

어성초는 암으로 인한 복수를 빼는 데 상당한 효력이 있습니다. 어성초 30그램과 붉은팥 90그램을 달여서 하루 2~3번에 나누어 복용합니다. 그리고 갖가지 암에는 어성초 20~30그램에 물 400밀리미터를 넣고 달여서 차처럼 수시로 마십니다. 어성초의 약성에 대해서는 『동의학사전』에 이렇게 적혀 있습니다.

"맛은 맵고 성질은 차다. 간경, 폐경에 작용한다. 열을 내리고 독을 풀며 오줌을 잘 누게 하고 부은 것을 내린다. 약리실험에서 강심 · 이뇨작용, 모세혈관 강화 작용, 억균작용 등이 밝혀졌다. 폐염, 폐농양, 임질, 요도염, 방광염, 자궁염, 젖앓이, 치루, 무좀, 헌데 등에 쓴다. 하루 9~15그램을 달임약으로 먹는다. 외용약으로 쓸 때는 즙을 내어 바른다. 차처럼 늘 마시면 동맥경화를 예방할 수 있다."

삼백초

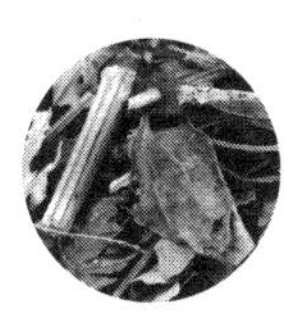

삼백초는 어성초를 닮은 여러해살이풀입니다. 잎에 흰 반점이 생기고, 꽃이 희고, 뿌리가 희다 하여 삼백초(三白草)라고 부릅니다. 우리나라에서는 제주도의 들이나 물가에 자랍니다.

삼백초는 일본에서 부종, 각기, 염증, 암 등에 쓰는 민간약입니다. 최근의 연구에서 항암작용이 있다는 것이 밝혀졌습니다.

뱃속에 있는 덩어리를 풀고 가래를 삭이며 간장의 기능을 활성화하여 황달을 치료하며 갖가지 독을 풀고 말초의 혈액순환을 좋게 하는 작용이 있습니다. 이뇨작용이 뚜렷하고 근육과 뼈를 튼튼하게 하며 변비를 없애고 장을 깨끗하게 하는 효과도 있다고 합니다. 요즘은 비만증을 치료하는 약으로도 쓰고 있습니다.

아직 삼백초의 약리작용이나 항암효과에 대해서는 분명하게 과학적으로 밝혀진 것이 없습니다. 다만 민간에서 삼백초와 짚신나물, 엉겅퀴 등을 달여 먹고 폐암, 간암 등을 고쳤다거나 호전시켰다는 사례가 여럿 있는 것으로 보아 상당히 높은 항암활성을 지녔을 것으로 생각됩니다.

백화사설초

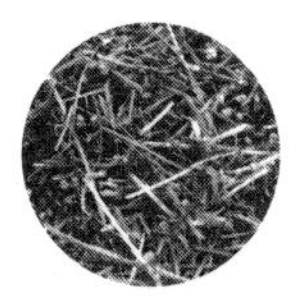

백화사설초는 우리나라 남쪽 지방의 산골짜기나 들에 자라는 한해살이풀입니다. 꽃빛깔이 하얗고 잎모양이 뱀 혓바닥을 닮았다고 해서 백화사설초(白花蛇舌草)라고 부릅니다. 우리나라에서는 전라남도의 백운산에서 처음 발견되었다고 해서 백운풀이라고 부릅니다. 키는 10~30센티미터쯤 자라고 잎은 바늘모양이며 가는 줄기들이 한데 엉켜서 자랍니다.

백화사설초는 열을 내리고 독을 풀며 염증을 삭이고 오줌을 잘 나가게 하며 피를 잘 돌게 하고 통증을 멎게 하는 작용이 있습니다. 실험에서 간암 세포를 죽이고 박테리아를 억제하는 것으로 나타났습니다. 생쥐를 이용한 실험에서 암세포를 억제할 뿐만 아니라 암세포를 괴사시키고 백혈구의 탐식작용을 좋게 한다고 했습니다.

백화사설초는 갖가지 종양에 널리 씁니다. 특히 소화기계와 임파계 종양에 잘 듣는다고 합니다. 중국 강소성 오현 동산 인민의원에서 악성 임파종 23예를 치료하여 임상적으로 다 나은 것이 5예, 효과를 본 것이 7예로 총 유효율이 82퍼센트에 이르렀습니다. 또 중국 남창 시 인민병원에서 위암 81예를 치료한 결과, 임상적으로 다 나은 것이 15예, 현저한 효과를 본 것이 7예, 약간 효과를 본 것이 39예로 총 유효율 75.3퍼센트였습니다. 직장암 3예에서는 다 나은 것과 현저한 효과를 본 것이 각 1예씩이었습니다. 이밖에 직장염, 간염, 기관지염, 편도선염, 후두염 등의 갖가지 염증에도 좋은 효과가 있었습니다.

쑥

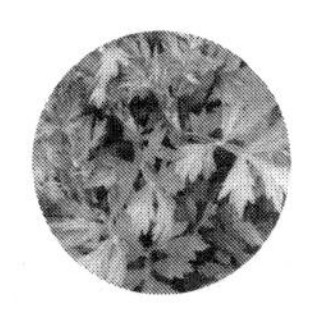

쑥은 흔하면서도 여러 가지 좋은 약효가 있는 식물입니다. 오랫동안 민간에서 잎과 뿌리를 갖가지 약으로 써 왔습니다. 옛 의학책을 보면 거의 모든 질병에 안 쓰는 데가 없다고 할 만큼 많이 썼습니다. 쑥은 몸을 따뜻하게 하고 출혈을 멎게 하며 염증을 없애고 통증을 없애며 기침을 멈추고 마음을 안정시키는 등 다양한 약리작용이 있습니다.

쑥은 항암효과도 있습니다. 일본의 민간에서도 쑥잎을 달여 먹어 여러 가지 암을 치료하고 있으며 우리나라에서도 쑥 등 기타 산야초를 이용하여 암을 비롯한 난치병 치료에 많이 활용하고 있습니다.

쑥에 대한 옛 문헌의 기록을 몇 가지 인용합니다.

"쑥은 백가지 병에 뜸을 뜬다. 달여 먹으면 피를 토하는 것, 설사, 음창, 자궁 출혈 등을 낫게 한다. 음기(陰氣)에 이롭고 기육(肌肉)을 나게 하며 풍한을 물리친다. 쑥을 달일 때 바람을 맞으면 좋지 않다. 날것을 짓찧어 마시면 상혈(傷血)을 그치고 회충을 죽인다." 『명의별록』

"쑥은 코피, 항문 출혈, 피똥을 누는 것을 그치게 한다. 물로 달여 먹거나 알약이나 가루로 만들어 쓴다." 『당본초』

"쑥은 자궁 출혈, 치질로 인한 출혈을 멎게 한다. 배아픔을 낫게 하고 태아를 안정시킨다. 식초와 함께 달여 옴이나 피부병을 치료하는 데 쓰면 좋다. 짓찧어 즙을 먹으면 뱃속의 모든 냉기와 찬기운을 물러가게 한다. 씨는 눈을 밝게 하고 갖가지 냉기를 다스린다." 『약성본초』

"쑥은 대하증을 다스리고 곽란과 이질 뒤에 열이 나는 것을 멈춘다. 씨는 양기를 돕고 신장을 도우며 자궁을 따뜻하게 한다." 『일화본초』

"마른 쑥 3그램을 1회 분량으로 하여 물 3홉을 넣고 반쯤 되게 달여서 마시면 배아픔에 특효가 있다. 또 이 즙을 계속 마시면 요통, 천식, 치질 출혈, 창독(瘡毒) 등에 효과가 있다. 하루 세 번 차 대신 마시면 좋다. 고혈압에는 생잎을 즙을 내어 한 잔씩 밥 먹기 전에 먹으면 특효가 있다. 쑥잎을 물에 푹 삶아서 찌꺼기를 건져 버리고 그 물을 다시 끓여 고약처럼 될 때까지 달인다. 이것을 조금씩 뜨거운 물에 풀어 마시면 만성 위장병에 특효가 있다." 『약이 되는 식물』

“성질은 따뜻하고(뜨겁다고도 한다) 맛은 쓰며 독이 없다. 오래된 여러 가지 병과 부인의 붕루(崩漏)를 낫게 하고 안태(安胎)시키고 복통을 멎게 하며 적리(赤痢)와 백리(白痢)를 낫게 한다. 5장치루(五藏痔瘻)로 피를 쏟는 것과 하부의 악창을 낫게 하며 살을 살아나게 하고 풍한을 없애고 임신하게 한다.”『동의보감』

『동의학사전』에는 쑥에 대해 이렇게 적혀 있습니다.

“맛은 쓰고 성질은 따뜻하다. 간경, 비경, 신경에 작용한다. 경맥을 잘 통하게 하고 풍한을 없애며 비위를 덥혀 주고 아픔을 멈춘다. 또한 피나는 것을 멈추고 태아를 안정시킨다. 약리실험에서 피응고 촉진 작용, 억균작용이 밝혀졌다. 비위가 허한하여 아픈 데, 한성이질, 여러 가지 출혈, 이슬, 월경 부조, 태동 불안, 불임증 등에 쓴다. 하루 3~9그램을 달임약, 알약, 가루약 형태로 먹는다. 열증에는 쓰지 않는다.”

머위

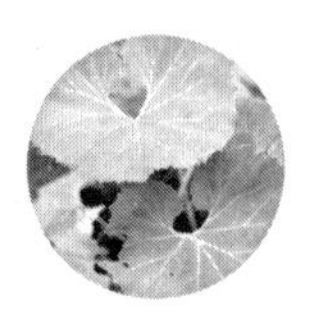

머위는 국화과에 딸린 여러해살이풀입니다. 산과 들의 물기 있는 곳에 저절로 나서 자라며 간혹 집에서 심어 가꾸기도 합니다. 이른 봄철에 뿌리줄기에서 꽃봉오리가 나와 연한 노란색의 꽃이 덩어리로 핍니다. 꽃이 진 다음에 뿌리에서 널찍한 콩팥모양의 둥근 잎이 돋아납니다. 잎꼭지의 길이가 40~70센티미터, 잎은 지름이 10~20센티미터쯤 됩니다. 잎줄기를 뜨거운 물로 우려서 껍질을 벗겨 들깨즙과 무쳐서 나물로 흔히 먹습니다. 또 잎을 삶아 물에 불려 쓴맛을 빼고 양념으로 먹기도 합니다.

머위는 단백질, 지방, 당질, 섬유질, 회분, 칼슘, 철, 인이 고루 들어 있는 훌륭한 영양채소입니다. 특히 칼슘이 100그램당 718밀리그램이나 들어 있고 비타민 A와 C도 풍부합니다.

머위는 독일, 스위스, 프랑스 같은 유럽에서 가장 탁월한 암치료약으로 인정받고 있습니다. 스위스의 자연요법 의사 알프레드 포겔 박사는 머위야말로 독성이 없으면서도 강력한 항암작용이 있는 식물이라고 했습니다. 그는 머위의 항암효과에 대해서 『포겔 박사에게 물어보세요』라는 책에서 이렇게 썼습니다.

"여러해 동안 페타시테스(머위)를 암환자에게 투여해서 좋은 결과를 얻었기 때문에 연구가들은 이 실험을 계속하고 있다. 미래를 보장할 수 없는 절망적인 암환자가 페타시테스의 도움을 얻어 결국에는 회복이 가능할지도 모르며, 이러한 가능성은 우리에게 희망과 가능성을 안겨 준다. 많은 약국에서 화제를 일으키며 언론에 보도되었던 소위 암치료제들을 판매하고 있으나 이 약들 중 대부분은 갑자기 나타난 속도만큼이나 빨리 사라져 갔다. 그러나 페타시테스 추출물이 갖고 있는 치료효과에 대한 관찰은 이 식물이 암의 전반적인 성장에 특정한 영향을 미친다는 사실을 수십 년에 걸쳐 변함없이 보여주고 있다.

한 예로 어느 큰 병원의 고참 상담원이 내게 이야기해 준 것 가운데 수술 후의 모든 환자들에게 페타시테스 추출액을 투여한 결과 변화가 일어났으며(암이 확산되지 않았다) 환자의 상태도 양호했다는 내용이 있다. 또 다른 예는 60세 할머니 환자에 관한 것으로 그녀는 악성 종양이 이미 진행되어 계속 퍼지는 상태에서 병원을 찾았다. 의사는 아무런 희망도 주지 못했으며, 환자의 아들에게 오래 살지 못할 것이라고 알려 주었다. 그런 상태에서 환자에게 페타시테스를 사용하였더니 의사가 깜짝 놀랄 일이 생졌다. 몇 주 뒤에 환자가 퇴원하게 된 것이다.

머위가 모르핀 주사도 소용이 없을 만큼 병이 진행된 단계에 있는 암환자들이 겪고 있는 참을 수 없는 통증도 분명히 완화시켜 준다는 사실은 경험으로 알 수 있다. 모든 암환자들에게 의사들의 통상적인 치료 외에도 페타포스를 처방하라고 권하고 싶다. 이것은 머위 추출 성분으로 만든 제재이다. 그것은 암이 전이되는 위험을 줄여 주며, 환자의 상태 및 치료 전망을 개선하고 통증을 완화한다. 게다가 페타포스는 전혀 부작용이 없는 무해 · 무독성의 식물치료제이다. 일반적으로 상태가 호전되는 것은 페타포스 치료를 시작하고 세번째 날로서 이때부터 환자의 상태는 개선되고 통증도 심하지 않게 된다. 간암의 경우에도 만족스러운 결과가 나타났는데, 이것은 다른 치료제로는 환자에게 희망이 거의 없을 경우일 때였다."

포겔 박사가 말하는 머위와 우리나라에 자라는 머위가 똑같은 종은 아닙니다. 서양 머위는 학명이 Petasites officinalis이고 우리나라에서 자라는 것은 Petasites japonicus(S.ef.z) Max로서 생김새가 약간 다릅니다. 그러나 우리나라의 머위도 옹종, 암, 기관지염, 편도선염 등에 쓴 기록이 있고 민간에서 암치료에 활용하고 있습니다. 서양 머위에 못지않은 효과가 있는 것으로 생각됩니다.

머위와 닮은 것으로 제주도를 비롯한 남부 지방의 물기 많은 땅에 자라는 털머위(Farfugiun japonicun)가 있습니다. 이것 역시 머위와 비슷한 약효가 있습니다.

이밖에 머위와 닮은 것으로 우리나라에는 자라지 않고 중국이나 몽고에 많이 자라는 관동(款冬)이라는 것이 있습니다. 이른 봄에 꽃이 피므로 관동이라 부르는데 기침에 특효가 있으며 암을 치료하는 데에도 씁니다. 우리나라에서는 몇 군데에서 심어 가꾸고 있으며, 머위를 관동이라 부르기도 합니다.

관동에 대해서는 『동의보감』에 이렇게 적혀 있습니다.

"성질은 따뜻하고 맛은 맵고 달며 독이 없다. 폐를 눅여 주고 담을 삭이며 기침을 멎게 하고 폐위와 폐옹(肺癰)으로 피고름을 뱉는 것을 낫게 하며 번열을 없애고 허로를 보한다. 기침을 낫게 하는 데 가장 중요한 약이다. 『신농본초경』에 우리나라에서 난다 하였는데 지금은 없다."

『동의학사전』에는 약효를 이렇게 적었습니다.

"관동화는 귀중한 약으로 기침에 특효가 있고 암을 치료하는 데도 쓴다. 이른봄 꽃봉오리를 따서 그늘에 말린다. 맛은 맵고 달며 성질은 따뜻하다. 폐경에 작용한다. 폐를 보하고 담을 삭이며 기침을 멈춘다. 기침 멎이 작용, 가래 삭임 작용, 기관지 이완 작용(적은 양에서) 등이 실험에서 밝혀졌다. 폐허로 기침이 나는데, 가래가 나오면서 기침이 나는 데 쓴다. 기관지염, 천식, 기관지 확장증, 폐농양, 후두염 등에도 쓴다. 하루 10~15그램을 달여 먹는다. 관동잎도 기침약으로 쓴다."

돌나물

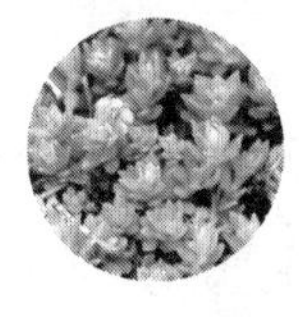

돌나물은 경천과에 딸린 여러해살이풀로 봄철에 흔히 물김치를 담가 먹기도 하는 나물입니다. 다육식물로 잎이나 줄기가 채송화를 닮았고 5~6월에 노란 꽃이 핍니다. 물기가 있는 땅에나 햇볕이 잘 드는 돌 위에 흔히 자랍니다.

돌나물은 간염이나 황달, 간경변증 같은 간질환에 매우 좋은 효과를 가진 것으로 알려져 있습니다. 봄부터 가을 사이에 채취하여 생즙을 내어 먹을 수도 있고, 물김치를 담가 먹을 수도 있으며 나물로 무쳐 먹을 수도 있습니다. 말려서 달여 먹기도 합니다. 종기나 종양을 치료하는 데 민간에서 흔히 씁니다.

『동의학사전』에는 돌나물이 전염성 간염에 효과가 좋다고 적혀 있습니다.

"맛은 달고 심심하며 성질은 서늘하다. 열을 내리고 독을 풀며 부은 것을 내린다. 목 안이 붓고 아픈 데, 열림, 옹종, 덴 데, 뱀에 물린 데 등에 쓴다. 전염성 간염에도 쓴다(전염성 간염 환자에게 쓰면 임상 증상이 좋아지고 GPT가 정상으로 회복된다). 하루 15~30그램을 달임약으로 쓰거나 신선한 것 60그램을 짓찧어 즙을 내어 먹는다. 외용약으로 쓸 때는 짓찧어 붙이거나 즙을 내어 먹는다."

돌나물은 성질이 차기 때문에 몸에 열이 많은 체질인 소양인들한테 좋고, 소음이나 태음 체질에는 이롭지 않습니다. 소음인이나 태음인이 쓸 때에는 성질이 더운 식품이나 약재와 같이 쓰는 것이 좋습니다. 청석 위에서 자란 돌나물이 약성이 가장 높다고 합니다.

달래

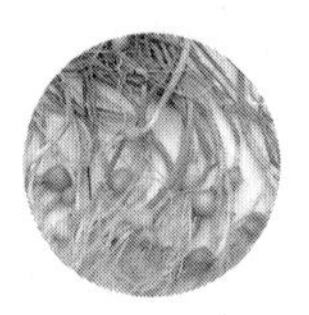

달래는 봄철에 입맛을 돋워 주는 들나물로 된장찌개에 넣거나 초장에 무쳐서 먹으면 별미가 있습니다. 옛날부터 정신을 안정시키고 잠이 잘 오게 하며 정력을 좋게 하는 식품으로 이름이 있습니다. 또 가래를 삭이고 염증을 삭이며 소화가 잘되게 하는 효능이 있습니다. 달래는 마늘이나 파, 양파와 성질이 비슷합니다. 『본초습유』라는 책에 달래는 뱃속의 덩어리를 낫게 한다고 적혀 있고 일본 사람이 펴낸 『약용식물사전』에는 장염, 위암, 불면증과 빈혈에 달여 먹으면 효과가 좋다고 적혀 있습니다.

『동의보감』에는 달래를 소산(小蒜)이라 하여 이렇게 썼습니다.

"성질이 따뜻하고(뜨겁다고도 한다) 맛이 맵다. 비와 신으로 들어간다. 속을 덥히며 음식이 소화되게 하고 곽란으로 토하고 설사하는 것을 멎게 하고 고독을 치료한다. 뱀이나 벌레한테 물린 데도 짓찧어 붙인다."

냉이

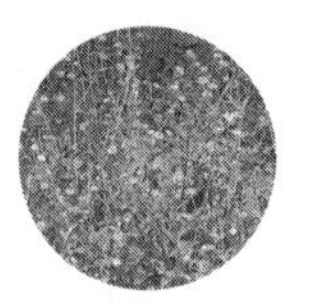

냉이는 들이나 길가, 개울가, 밭에서 흔히 자라는 한해살이풀입니다. 봄이나 가을철에 뿌리째 캐서 나물로 무쳐 먹기도 하고 쌀과 함께 죽을 끓여 먹기도 하며 김치를 담그기도 합니다. 냉이는 단백질, 당질, 섬유질, 회분, 칼슘, 인, 비타민 A, B_1, B_2, C 등이 고루 들어 있는 훌륭한 영양식품인 동시에 간장을 이롭게 하고 눈을 밝게 하며 혈압을 낮추게 하는 훌륭한 약초입니다.

냉이에 쌀을 넣고 끓인 죽은 몸이 쇠약한 사람, 노인, 부종, 만성 신장염, 각혈, 피오줌, 빈혈, 눈이 잘 보이지 않는 데 등에 아주 좋은 약죽입니다. 아침저녁으로 먹으면 여러 가지 만성병 환자들의 체력을 돋우는 데 매우 좋습니다.

냉이를 한자로 제채(薺菜)라고 하는데 『동의보감』에는 그 약효를 이렇게 기록했습니다.

"성질이 따뜻하고 맛이 달며 독이 없다. 간기를 잘 통하게 하고 속을 편하게 하며 5장을 편안하게 한다. 냉이로 죽을 쑤어 먹으면 그 기운이 피를 간으로 이끌어 가기 때문에 눈이 밝아진다. 냉이씨를 오래 먹으면 모든 것이 선명하게 보인다."

『동의학사전』에 적힌 냉이의 약효는 다음과 같습니다.

"맛은 달고 성질은 평하다. 간경, 심경, 폐경에 작용한다. 피 나는 것을 멈추고 비를 든든하게 하며 오줌을 잘 누게 하고 눈을 밝게 한다. 자궁 수축 작용, 피멎이 작용, 심장 혈관 확장 작용, 혈압 낮춤 작용 등이 실험에서 밝혀졌다. 자궁 출혈, 많은 달거리, 변혈, 피를 게우는 데 등 출혈성 질병과 이질, 임증, 붓는 데, 눈이 벌개지면서 붓고 아픈 데 등에 쓴다. 하루 10~15그램, 신선한 것은 30~60그램을 달임약, 알약, 가루약 형태로 먹는다."

취나물(참취)

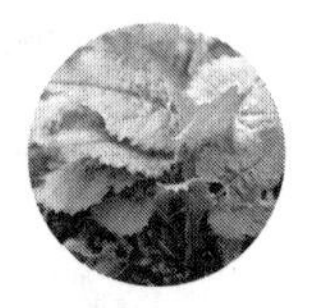

취나물이라면 대개 참취를 말합니다. 키 1미터에서 1.5미터쯤 자라는 여러해살이풀로 우리나라 산과 들 어디서나 흔히 자랍니다. 늦은봄부터 초여름까지 어린순을 채취하여 나물로 먹습니다. 날로 쌈을 싸서 먹으면 독특한 향과 맛이 있고, 살짝 데쳐서 나물로 무쳐도 맛이 좋습니다. 취나물 중에서 제일 맛있는 것이라 하여 참취라 부르며 요즘에는 재배도 합니다.

참취는 만성 간염이나 전염성 간염을 비롯 갖가지 간질환과 기침, 가래를 치료하는 약초입니다. 진통작용도 있어서 두통, 요통, 근육통 등에 참취나물을 먹거나 참취 뿌리를 날것으로 찧어 붙이면 통증이 완화됩니다.

『동의학사전』에는 참취의 약성에 대해 이렇게 적혀 있습니다.

"말린 것에 플라보노이드, 사포닌, 알칼로이드가 들어 있다. 약리실험에서 뚜렷한 담즙분비 작용, 진통작용을 나타낸다. 민간에서 황달, 간염, 기침, 소화장애, 타박상, 뱀에게 물린 것 등에 쓴다. 어린잎을 산나물로 먹는다."

민들레

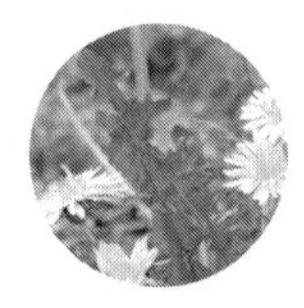

민들레는 풀밭이나 논둑, 길 옆, 마당 귀퉁이 등 흙이 있는 곳이면 어느 곳에나 뿌리를 내리는 생명력이 억척스럽게 질긴 식물입니다. 이 민들레를 잎이 달린 채 뿌리를 캐내어 말려서 약으로 쓰며, 녹즙재료나 나물채소로도 활용합니다.

민들레는 여성의 유종(乳腫)이나 유방암에 좋은 효과가 있습니다. 또 갖가지 화농성 질환에 고름을 없애는 힘도 매우 강한 약초입니다. 민들레는 맛이 쓰고 달며, 성질은 차갑습니다. 간, 위에 들어갑니다. 해열, 이뇨, 소염, 건위, 최유(催乳), 해독, 청혈 작용이 있습니다. 여성의 유방에 종기멍울이 생겨 염증이 된 것과 젖에 종기가 나서 쑤시고 아픈 것을 낫게 합니다. 또 종기를 낫게 하고 열로 인한 독을 풀어 주며, 땀을 잘 나게 하고 변비를 치료합니다. 흰머리를 검게 하고 뼈와 근육을 튼튼하게 하고 눈병을 낫게 하며 뱀이나 독벌레에 물렸을 때에도 효과가 있습니다. 각기, 수종, 천식, 기관지염, 임파선염, 늑막염, 위염, 간염, 담낭염에도 효력이 있습니다. 식도가 좁아 음식을 먹지 못하는 것, 요로 감염, 결핵, 소화불량을 고치고 체기를 흩으며 여성의 자궁병을 치료하고 젖을 잘 나오게 합니다.

민간에서도 민들레는 종기, 식중독, 위궤양에 효과가 있다고 해서 널리 먹었고, 서양에서도 피를 맑게 한다고 하여 종기나 위장병을 고치는 데 흔히 썼습니다. 생잎을 씹어 먹으면 만성 위장병에 좋고 선장에도 좋다고 합니다.

민들레의 꽃줄기나 잎을 꺾으면 끈끈하고 쓴내 나는 우윳빛 즙이 나옵니다. 이것을 유액(乳液)이라고 하지요. 이 유액은 식물이 상처를 입었을 때 상처를 보호하고 치료하기 위해 내는 물질입니다. 유액이 나오는 식물은 민들레뿐만 아니라 고구마, 무화과, 상추, 애기똥풀, 고들빼기, 양귀비 같은 것들이 있지요.

민들레는 이 흰빛 유액 때문에 여성의 젖을 잘 나오게 하는 데에도 씁니다. 동양의학에는 상사이론(相似理論)이라는 것이 있는데 이것은 이를테면 동물의 간을 먹으면 간장에 좋다는 식의 이론입니다. 쇠무릎처럼 관절마디가 뚜렷한 식물은 관절염 같은 관절의 병에 좋고 산딸기, 참깨, 호박씨 같은 것은 사람의 씨앗, 곧 신장이나 출산 기능에 좋다는 것으로, 현대 서양의학의 새 분야인 분자교정의학(分子矯正醫學)에서 치료에 활용하여 그 효과를 입증하고 있습니다. 민들레, 상추, 고들빼기 등 흰 유액이 나오는 풀은 대개 젖을 잘 나오게 하는 효능이 있습니다.

민들레는 항암효과도 상당합니다. 특히 여성의 유방암과 남자들의 폐암에 효과가 좋은 것으로 여러 임상결과에서 증명되고 있습니다. 중국의 상민의가 쓴 『항암본초』에는 민들레를 달인 물이 폐암세포에 뚜렷한 억제작용이 있다고 했고, 백혈병, 치근암, 자궁암, 위암, 유선암, 비인암 등에 민들레를 활용하는 방법을 적었습니다. 민들레는 금은화, 곧 인동꽃과 함께 쓰면 항암효과가 더 커진다고 합니다.

민들레 잎에는 간의 지방 변성을 억제하는 이눌린이라는 성분이 들어 있어서 황달치료에 효과가 높습니다. 가을철에 뿌리째 캐서 흙을 씻어내고 달여서 하루 3~4번 먹거나 생즙을 내어 먹으면 웬만한 황달은 낫습니다. 황달뿐 아니라 위염이나 위궤양 같은 것도 잘 낫습니다.

민들레는 세계 각처에 200~400가지 정도가 있는데 우리나라에는 흰민들레, 민들레, 산민들레, 좀민들레, 키다리민들레, 서양 민들레의 6가지가 자랍니다.

그런데 보통 도시 근교나 길 옆, 잔디밭 같은 데서 흔히 볼 수 있는 것은 애석하게도 서양 민들레입니다. 이것은 유럽에서 들어온 것으로 토종 민들레보다 번식력과 적응력이 강하여 토종을 쫓아내면서 맹렬하게 퍼져 나가고 있습니다. 토종 민들레는 서양 민들레에 밀려 지금은 인적이 드문 산 속에서나 볼 수 있게 되었습니다.

서양 민들레와 토종 민들레는 그 생김새와 성질이 조금 다릅니다. 토종 민들레들은 꽃이 4~5월에 피지만 서양 민들레는 3월부터 11월까지 계속 피고 잎의 생김새도 토종은 점잖고 의젓하지만 서양종은 톱니가 깊게 갈라져서 조잡하게 보입니다. 그러나 가장 뚜렷한 차이점은 꽃받침에 있습니다. 꽃받침에 붙어 있는 총포엽이 토종은 곧게 서고 서양종은 뒤로 젖혀져 있습니다. 민들레 역시 대부분의 다른 약재들과 마찬가지로 우리나라에서 난 토종 민들레가 약효가 높습니다. 중국 의학책에도 조선에서 난 흰 꽃 피는 민들레가 약성이 으뜸이라고 적혀 있습니다.

표고버섯

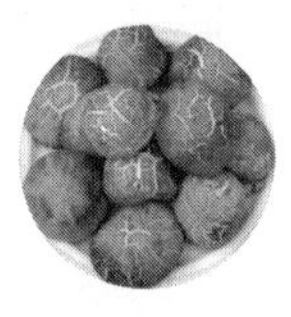

표고버섯은 참나무, 떡갈나무, 밤나무, 오리나무, 박달나무, 느티나무, 뽕나무 등이 썩는 데서 영양을 얻어 자라는 버섯입니다. 우리나라 곳곳에서 재배하는데, 맛과 향이 좋아서 인기가 있습니다.

표고는 영양이 풍부합니다. 조단백 15.3퍼센트, 조지방 1.0퍼센트, 조섬유 10.8퍼센트, 회분 4.3퍼센트가 들어 있고 에르고스테린이 0.3퍼센트, 비타민 B_2가 1퍼센트 넘게 들어 있습니다.

이 버섯에서 갈라낸 다당류 성분은 동물에 옮겨 심은 사르코마-180암을 80.7퍼센트 억제합니다. 또 이 버섯에서 갈라낸 다당류가 면역부활 활성이 있는 것으로 밝혀졌습니다. 표고버섯에 대해 『동의학사전』에는 이렇게 적혀 있습니다.

"약리실험에서 혈청 지질을 낮추고 물에 녹는 다당류 성분은 항암작용을 나타낸다는 것이 밝혀졌다. 그러므로 면역부활성이 있는 항암약으로 쓰며 고지혈증에도 쓴다. 하루 6~9그램을 달여 먹는다. 나물로 먹거나 국을 끓여 먹기도 한다."

몸이 쇠약하거나 대변에 피가 섞여 나오는 치질이 있을 때는 표고버섯으로 죽을 끓여 먹으면 좋습니다. 표고버섯에 쌀, 대추를 넣고 죽을 끓이는 것으로 허약한 사람의 기운을 돋우는 데 효과가 있습니다.

송이버섯

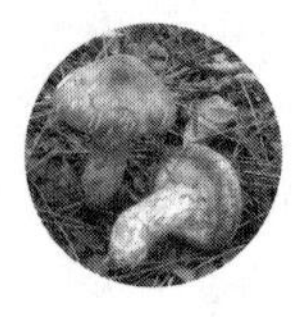

송이버섯은 9월이나 10월에 20~100년쯤 자란 소나무숲의 양지 바르고 바람이 잘 통하며 물이 잘 빠지는 땅에 잘 자라는 버섯입니다. 버섯갓이 퍼지지 않았을 때 따서 식품으로 이용하는데 향기가 좋아서 인기가 높습니다. 우리나라의 강원도 고성, 양양 등에서 많이 채취하여 대부분을 일본으로 수출합니다.

북한에서 연구한 자료에 따르면 송이는 지금까지 알려진 버섯 중에서 항암활성이 제일 높습니다. 송이버섯의 다당류인 -1.4-1.6 글루칸은 사르코마-180 암세포에 대한 강한 억제작용이 있습니다. 동물에게 5~30mg/kg씩 10번 먹였을 때 100퍼센트의 항암활성이 있는 것으로 나타났습니다.

또 송이버섯을 뜨거운 물로 우려내어 얼려 말린 가루는 동물에 옮겨 심은 사르코마-180 이식암을 200mg/kg씩 10번 먹였을 때 91.3퍼센트 억제하거나 소실시켰다고 합니다. 이밖에 팽이나무버섯은 86.5퍼센트, 아카시아버섯은 암세포를 77.5퍼센트 억제합니다. 이밖에 지의류에 들어 있는 다당류도 항암작용을 하는 것으로 나타났습니다.

송이버섯에 대해 『동의학사전』에는 이렇게 적혀 있습니다.

"맛은 달고 성질은 평하다. 많은 양의 다당류가 있는데 이것이 항암활성을 나타낸다. 임증이나 암치료에 하루 3~9그램을 달임약, 가루약 형태로 먹는다."

느타리버섯

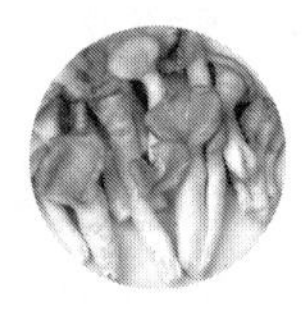

느타리버섯은 본디 자작나무, 팽나무, 느티나무 같은 활엽수의 썩은 부위에 기생하는 것이지만, 요즘은 볏짚이나 톱밥을 이용하여 재배합니다. 쫄깃쫄깃한 맛이 있어서 우리나라 사람들한테 인기가 있는 버섯입니다.

느타리버섯은 그 성질이 따뜻하여 몸을 따뜻하게 덥혀 주고 손발이 저린 것, 신허로 인한 요통을 낫게 합니다.

느타리버섯을 민간에서 위암에 써서 효과를 본 사례가 있습니다. 실험에서도 흰생쥐의 사르코마-180암에 대해 75.3퍼센트의 억제효과가 있는 것으로 나타났습니다.

버섯류에는 항암활성이 있는 것이 꽤 많습니다. 떡다리버섯이나 기와버섯, 자작나무버섯 등에도 항암성분이 있는 것으로 밝혀졌습니다. 특히 자작나무버섯을 달인 물은 종양의 증식을 억제하며 환자의 일반 증상을 좋게 합니다. 위암 환자에게 쓰면 밥맛이 좋아지고 소화가 잘된다고 합니다. 외과수술이나 방사선 치료를 할 수 없을 때 써서 효과를 보았다는 사례가 있습니다.

다음의 도표는 북한에서 펴낸 『약초의 성분과 이용』에 실려 있는 것으로 갖가지 버섯의 항암효과를 실험한 것입니다. 이것은 각각 300그램의 버섯을 물 1리터에 넣고 8~15시간 끓여 우려낸 액을 졸여 냉동 건조한 것을 사르코마-180암을 이식한 흰 생쥐에게 200mg/kg씩 10일 동안 뱃속에 주사한 다음 한 주일 간격으로 암의 크기를 재고 마지막에는 암을 떼어내어 무게를 달아 대조 · 비교해 보고 억제율을 계산한 것입니다. 이 실험에서 송이버섯과 팽이나무버섯, 표고버섯이 가장 항암작용이 강한 것으로 나타났습니다.

버섯 이름	암이 줄어든 수 / 실험 동물 수	암의 무게 시료 / 대조	종양 억제율 (%)
넙적떡다리버섯	5 / 10	2.4 / 6.9	64.9
기와버섯	4 / 8	1.5 / 6.4	77.5
털기와버섯	2 / 10	4.0 / 11.5	65.0
비로도조개버섯	1 / 10	5.0 / 9.8	49.2
조개버섯	0 / 8	10.6 / 13.9	23.9
밤색주름조개버섯	4 / 7	4.1 / 13.9	70.2
떡다리버섯	3 / 10	5.2 / 9.4	44.2
보라색구멍버섯	1 / 10	5.4 / 9.4	45.5
검정버섯	0 / 9	4.9 / 8.3	42.6
팽나무버섯	3 / 10	2.1 / 11.4	81.1
송이버섯	5 / 9	0.76 / 9.3	91.8
표고버섯	6 / 10	2.2 / 11.4	80.7
느타리버섯	5 / 10	2.3 / 9.4	75.3

다슬기

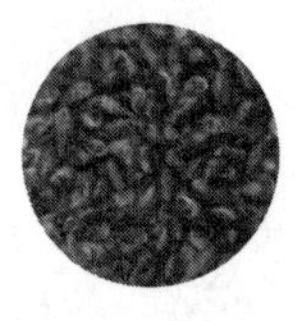

다슬기는 우리나라 냇물에 흔한 연체동물입니다. 심산유곡의 깨끗한 냇물에서부터 강, 호수, 민물과 바닷물이 섞이는 강 하구에 이르기까지 흐르는 물이 있는 곳에는 어디든지 서식합니다. 이름도 많아서 고둥, 민물고둥, 골뱅이, 고디, 소라, 달팽이 따위로 부르고 있습니다.

다슬기는 우리나라에 2속 9종이 서식하고 있으며 고둥류 가운데서 가장 작은 무리에 듭니다. 길이가 35밀리미터, 직경 15밀리미터를 넘는 것이 드물지요. 껍질에 나사모양의 띠가 10개나 되는 것도 있으나 대개 뾰족한 끝부분이 부식되어 없어지고 3~4층만 남습니다. 껍질의 빛깔도 다양하여 황색, 황갈색, 암갈색, 갈색, 검정색 따위가 있고 껍질의 표면도 매끈한 것, 우툴두툴한 것, 혹이 있는 것, 세로줄이 있는 것, 가로주름이 있는 것 등이 있습니다.

다슬기는 강이나 냇가에서 사람들이 흔히 잡아서 국을 끓여 먹습니다. 다슬기국은 뱃속을 편안하게 하고 소화가 잘되게 하며 간을 보한다고 하여 찾는 사람이 많습니다. 괴산이나 영동, 충주 등 남한강이나 금강 상류에 있는 작은 도시에는 다슬기국을 끓여 파는 전문음식점도 꽤 여러 군데 있습니다.

다슬기를 끓이면 파란 물이 우러나는데, 이는 다슬기를 비롯한 조개류의 피에 사람이나 포유동물과는 달리 푸른 색소가 많이 들어 있기 때문입니다. 그런데 이 푸른색 색소가 사람의 간질환을 치료하는 데 매우 좋은 효과가 있다고 합니다. 간염이나 간경화, 간암 등 갖가지 간병에 좋은 치료효과가 있다는 것이지요.

『신약(神藥)』이라는 의학책을 쓴 민간의학자 인산 김일훈 선생은 『신약본초(神藥本草)』라는 자신의 어록에서 다슬기에 들어 있는 푸른 색소가 사람의 간색소와 닮았기 때문에 갖가지 간병에 훌륭한 약이 된다고 했습니다. 『신약본초』의 한 부분을 옮기면 다음과 같습니다.

"민물고둥이라고, 다슬기가 있어요. 그것이 심산(深山)에서 나오는 건 상당한 비밀이 있어요. 달이게 되면 파란 물이 나오는데 어머니가 흡수한 호흡에서 흡수한 간을 이루는 세포조직이 그 청색(靑色)인데 그 새파란 물이 인간의 간을 이루는 원료라. 그 청색소의 힘을 빌어 간이 정화작업을 하는데 그 간의 조직체인 색소가 고갈돼서 간암이나 간경화가 생겨요. 이 간의 조직원료가 되는 청색소를 공급해 주는 것이 민물고둥이라."

다슬기는 민간요법에서도 간염이나 간경화를 고치는 약으로 흔히 썼습니다. 다슬기 300~500그램쯤으로 날마다 국을 끓여 먹으면 간염이나 간경화로 복수가 찼을 때 상당히 좋은 효과가 있다고 했습니다.

다슬기는 성질은 약간 차고 맛은 달며 간장과 신장의 기능을 좋게 하는 효능이 있습니다. 대소변을 잘 나가게 하고 위통과 소화불량을 낫게 하며 열독과 갈증을 풀어 줍니다. 다슬기의 살은 신장에 이롭고 껍질은 간과 쓸개에 이롭다고 합니다.

암이나 관절염, 산후통, 디스크 치료약에는 다슬기를 같이 씁니다. 이렇게 난치병 약에 들어가는 것은 모든 질병을 치료할 때 간과 위장의 기능을 회복시켜 주는 것이 무엇보다도 우선되어야 하기 때문입니다.

다슬기는 냇물 속의 바위나 자갈에 붙어 있는 조류(藻類)나 물고기의 배설물 같은 것을 먹고 삽니다. 그러나 요즈음에는 우리나라 도시 근교의 냇물과 강물이 오염되어 다슬기를 채집해 보면 껍질 속이 완전히 썩은 것, 껍질이 뒤틀린 것, 죽은 것들이 적지 않게 나옵니다. 그러므로 약으로 쓸 다슬기는 오염되지 않은 인적 없는 맑은 냇물에서 난 것을 써야 합니다. 겉으로 봐서 껍질에 갯흙이나 물이끼 따위의 이물질이 묻어 있지 않고 죽거나 상한 것이 없으며 냄새가 나지 않는 것이 깨끗한 물에서 자란 것입니다. 삶아 보면 더러운 물에서 자란 것과 깨끗한 물에서 자란 것은 차이가 많이 납니다.

깨끗한 물에서 난 것은 맑고 파란 물이 우러나오고 그 맛이 담백하고 시원한 데 견주어, 오염된 물에서 난 것은 물빛이 탁하고 맛도 이상하며 좋지 않은 냄새가 나기도 합니다. 농약이나 중금속 등에 오염된 물에서 난 다슬기는 도리어 몸에 해로울 수도 있으므로 반드시 오염이 안된 맑은 물에서 난 것을 써야 합니다.

다슬기는 우리나라에 아홉 종류가 있는데 어느 것이나 다 똑같이 약으로 쓸 수 있습니다. 가장 깨끗한 물에서 자라는 것이 구슬알다슬기라는 종류이고 상당히 오염된 물에서도 살 수 있는 것이 곳체다슬기라는 종류입니다. 이밖에 주로 깨끗한 물에 사는 것으로는 주머니알다슬기, 참다슬기, 좀주름다슬기, 염주알다슬기, 주름다슬기가 있고 약간 오염된 물에도 살 수 있는 것은 곳체다슬기가 있습니다. 다슬기는 우렁이와 약효가 비슷하지만 그보다는 약성이 더 강한 것으로 생각됩니다. 다슬기의 약성에 대한 옛 문헌기록은 거의 없고 다만 우렁이에 대해서는 황달이나 부종 등에 좋다고 적혀 있습니다. 참고로『동의학사전』에 적힌 우렁이의 약성에 대한 부분을 옮겨 적습니다.

"우렁이는 각지의 논, 늪, 저수지 등에 산다. 여름과 가을에 잡아서 흙을 게우게 한 다음 익혀서 햇빛에 말린다. 맛은 달고 성질은 차다. 열을 내리고 갈증을 멎게 하며 독을 풀고 오줌을 잘 누게 한다. 당뇨병, 황달, 붓는 데, 눈병, 복수가 찬 데, 헌데, 장 출혈, 연주창, 버짐 등에 쓴다. 술독을 푸는 데도 쓴다. 껍질은 버리고 살을 끓여 먹거나 가루내어 먹는다. 또는 태워서 가루내어 먹기도 한다. 외용으로 쓸 때는 즙을 내어 바르거나 짓찧어 붙인다.

특별부록

종양환자 건강 회복 사례

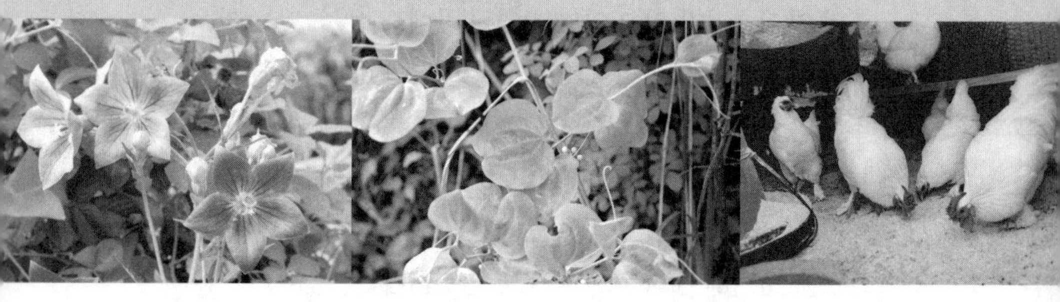

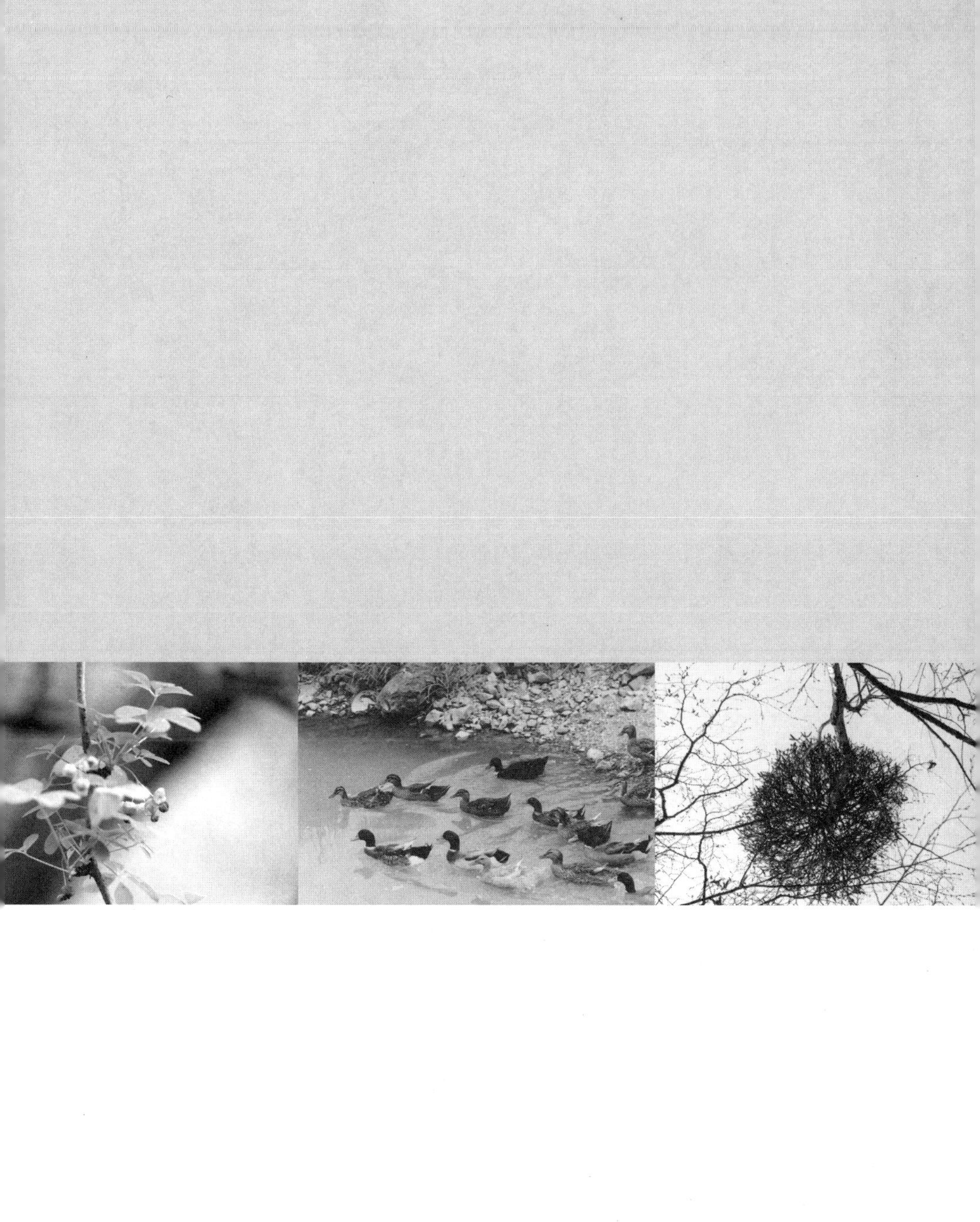

종양환자 건강 회복 사례

암이라는 병을 얻게 되면 대부분의 사람들은 실의와 좌절 속에서 가족들과 함께 정신적 · 육체적 · 경제적 고통을 겪게 됩니다. 그러나 암이라는 병은 치료가 힘든 난치병일지언정 결코 암환자 전부가 사망하는 불치병은 아니며 건강을 회복할 수 있다는 환자 본인과 가족들의 자신감을 갖는 것이 중요하다고 생각합니다.

여기에 수록하는 종양환자 건강 회복 사례는 여러 증상별로 사실을 그대로 수록하였으며 실의에 빠져있는 암환자 및 가족들에게 조금이나마 희망을 드리고자 하는 바람입니다. 회복환자의 실명 등은 공개할 수 없음을 양해바라며 별도로 연락을 꼭 해보시고 싶은 분은 저희 한의원에 연락을 주시면 본인 또는 가족과 연락하여 협조를 구해보도록 하겠습니다. 아직까지 암치료에 있어서 한 가지 치료로 100% 확실하게 암을 퇴치할 수 있는 방법이 전세계적으로 없기 때문에 환자와 가족 그리고 양방, 한방, 대체의학 등 암환자의 건강 회복에 도움이 될 수 있는 모든 분야에서 합심하여 진실로 환자를 위한 노력을 다할 때 암환자의 건강 회복과 가족들의 경제적 · 정신적 노고에도 도움이 되리라 사료됩니다.

암환자 여러분의 빠른 건강 회복을 기원합니다.

종양환자 사례 #1

- **성명** 고OO
- **성별** 남자
- **연령** 78세
- **진단병원** 전북 W대학병원
- **병명 및 증상** 폐종양(조직검사 미실시)
- **내원일** 1994년 2월
- **치료기간** 1년
- **예후** 이 환자분은 2개월 간 기침이 심하고 각혈을 하여 CT사진 검진 결과 폐 중앙에 종양이 있었습니다. 연령 등을 감안할 때 조직검사나 항암치료가 무리라는 담당의사의 소견에 따라 병원치료를 하지 않고 본원에 내원하여 회복하고 현재(2002년 9월)까지 건강한 삶을 유지하고 있습니다.

종양환자 사례 #2

- 성명　오OO
- 성별　여자
- 연령　79세
- 진단병원　전북 W대학병원
- 병명 및 증상　췌장암 말기. 병증이 깊고 나이가 많아 수술 불가 판정(의사선생님 예측 수명 3개월)
- 내원일　1995년 2월
- 치료기간　1년
- 예후　종합병원에서 1995년 1월 췌장암 말기로 진단받고 내원하여 저희 한의원의 한방자연요법 등을 이용한 치료로 건강을 회복하고 현재(2002년 9월)까지 건강한 삶을 유지하고 있습니다.

종양환자 사례 #3

- 성명　김OO
- 성별　남자
- 연령　56세
- 진단병원　서울 여의도 S병원
- 병명 및 증상　간종양(조직검사 미실시)
- 내원일　1997년 12월
- 치료기간　1년
- 예후　종합병원에서 1997년 11월 간종양(간암 추정 5~6㎝)

으로 진단받고 간 절제수술을 받기 위해 서울 여의도 S병원에 입원중 내원하여 저희 한의원의 한방자연요법 등을 이용한 치료로 건강을 회복하고 현재(2002년 9월)까지 건강한 삶을 유지하고 있습니다(1998년 CT사진상 종양이 보이지 않음).

종양환자 사례 #4

- 성명 양OO
- 성별 남자
- 연령 22세
- 진단병원 부산 B병원(종합병원)
- 병명 및 증상 급성림프성 백혈병
- 내원일 1998년 3월
- 치료기간 1년
- 예후 1997년 11월 종합병원에서 급성림프성 백혈병으로 진단받고 3개월 간 항암치료를 받은 후 계속적인 항암치료와 골수이식을 권유받았으나 항암제로 인한 고통과 경제적인 사정으로 병원치료를 중단하고 저희 한의원에 내원하여 한방자연요법 등으로 건강을 회복하고 현재(2002년 9월)까지 건강한 삶을 유지하고 있습니다(건강 회복 후 2개월에 1회씩 병원 검사 결과 이상없음 진단).

종양환자 사례 #5

- 성명 김OO

- 성별 남자
- 연령 44세
- 진단병원 서울 S의료원, 서울 J병원
- 병명 및 증상 췌장암(5㎝, 조직검사 미실시)
- 내원일 1998년 12월
- 치료기간 1년
- 예후 종합병원에서 1998년 12월 췌장종양으로 진단받은 후 수술을 포기하고 내원하여 저희 한의원의 한방자연요법 등을 이용한 치료로 건강을 회복하고 현재(2002년 9월)까지 건강한 삶을 유지하고 있습니다(2002년 10월 경북 S병원에서 CT검진 결과 이상 없음 판정).

종양환자 사례 #6

- 성명 이OO
- 성별 남자
- 연령 67세
- 진단병원 대전 K대학병원, 서울 J병원
- 병명 및 증상 췌장암(3~4기)
- 내원일 2001년 9월
- 치료기간 8개월
- 예후 대전 K대학병원에서 CT, MRI, 피검사 등을 통해 췌장암 3~4기 판정을 받고 종양이 깊숙이 있어 조직검사는 수술 후에 하자는 의사의 권유가 있었으나 민속한의원에

내원하여 한방자연요법 등을 이용한 치료로(치료 도중 환자 보호자가 대전 K대학병원의 CT, MRI 검사 결과를 가지고 서울 J병원 종양 담당의사를 면담한 결과 췌장암이 확실하다는 진단을 받음) 건강을 회복하고 현재(2002년 9월)까지 건강한 삶을 유지하고 있습니다(2002년 5월 서울 J병원 CT검사 결과 종양이 소멸됨. 2002년 5월, 7월 피검사 실시 양호 판정).

종양환자 사례 #7

- 성명 손OO
- 성별 남자
- 연령 71세
- 진단병원 부산 ㄷ대학병원
- 병명 및 증상 폐암(10㎝) 오른쪽 수술, 수술 후 조직검사시 폐암 진단. 방사선치료 후 왼쪽 폐에 폐암 재발
- 내원일 1998년 11월
- 치료기간 1년
- 예후 위 환자는 감기몸살 증상으로 1개월 간 병원치료를 하여도 효과가 없자 부산 ㄷ대학병원에서 1998년 6월 5일 정밀검사 결과 오른쪽 폐에 10㎝ 크기의 암이 있다는 진단을 받고 1998년 6월 11일 오른쪽 폐의 암 제거수술을 하였으며, 기력 회복 후 재발 방지를 위해 의사선생님의 권유에 따라 방사선치료를 45일 간 받았습니다. 1998년 11월 정기검진에서 왼쪽 폐에 재발되었으며 항암치료를 해야 한다는

의사의 권유가 있었으나 본한의원에 내원하여 한방자연요법 등을 이용한 치료를 시작한 지 4개월이 지나 같은 병원에서 검진 결과 암이 없어졌다는 진단을 받았습니다. 그후로 현재(2002년 9월)까지 부분적인 한방자연요법을 이용하면서 별탈없이 건강한 삶을 유지하고 있습니다.

종양환자 사례 #8

- 성명 최OO
- 성별 남자
- 연령 54세
- 진단병원 경북 S병원, 서울 S대학병원
- 병명 및 증상 간암 5㎝(원발성)
- 내원일 1997년 4월
- 치료기간 1년
- 예후 1996년 12월 경북 S병원에서 간암진단을 받고 1997년 2월 서울 S대학병원에서 재정밀검사 결과 원발성 간암으로 진단받고 수술을 권유받았으나 거부하고 민속한의원에 내원하여 1년 간 한방자연요법치료 후 병원 정기검진 결과 종양이 변화가 없었으며, 몸의 컨디션도 정상이었습니다. 정기검진에서 병원 의사선생님께서 종양 크기에 변화가 없는 것을 볼 때 암이 아닌 것 같다는 진단을 하였습니다. 그후 한방자연요법치료를 소홀히 하고 술을 먹는 등 1년 6개월 동안 환자의 정도를 벗어난 생활을 한 후 몸이 좋

지 않아 다시 서울 S대학병원을 찾은 결과 종양이 커져 있었습니다. 그래서 서울 S대학병원에서 혈관조형술 치료를 9회 실시해 오고 있으며 쑥뜸 등 자연요법을 병행해 오면서 현재(2002년 9월)까지 삶을 유지해오고 있습니다.

종양환자 사례 #9

- 성명 허OO
- 성별 여자
- 연령 57세
- 진단병원 전북 J대학병원
- 병명 및 증상 대장암 말기. 자궁 · 복막 전이. 변비, 설사 반복과 복막통증으로 병원에서 검진 후 진단받음
- 내원일 2000년 4월
- 치료기간 1년
- 예후 종합병원에서 2000년 2월 대장암. 자궁 · 복막 전이 말기암 진단을 받고, 대장 절제수술 및 장루시술 후 항암치료를 하지 않고 바로 내원하여 저희 한의원의 한방자연요법 등을 이용한 치료로 건강을 회복하고 현재(2002년 9월)까지 건강한 삶을 유지하고 있습니다(2002년 전주 K병원에서 검진시 전이소견 없음 진단).

종양환자 사례 #10

- 성명 최OO
- 성별 여자
- 연령 48세
- 진단병원 경북 S병원, 서울 S의료원
- 병명 및 증상 유방종양(1.2~3㎝), 겨드랑임파선 전이(조직검사 미실시)
- 내원일 1998년 8월
- 치료기간 1년
- 예후 경북 S병원에서 1998년 6월 유방종양 겨드랑임파 전이 판정 후 수술을 권유받았으나 수술을 하지 않고 저희 한의원에 내원하여 한방자연요법으로 치료중 1998년 12월 서울 S의료원에서 검진한 결과 겨드랑임파선으로 전이되어 있던 종양은 소멸되고 유방종양도 0.8㎝로 줄어들었습니다. S의료원에서는 조직검사를 권유하였으나 하지 않고 치료 도중 8개월이 지나 유방종양이 물렁물렁하고 종양덩이가 거의 소멸된 상태에서 서울 S의료원에서 조직검사 결과 이상 없음을 진단받고 현재(2002년 9월) 건강한 삶을 유지하고 있습니다.

종양환자 사례 #11

- 성명 정OO
- 성별 여자

- 연령 46세
- 진단병원 서울 S의료원(조직검사 실시)
- 병명 및 증상 위암(말티임파암) 1기
- 내원일 1996년 6월
- 치료기간 1년
- 예후 종합병원에서 1996년 6월 위암으로 진단받고, 수술을 권유받았으나 포기하고 내원하여 저희 한의원의 한방자연요법 등을 이용한 치료로 건강을 회복하고 현재(2002년 9월)까지 건강한 삶을 유지하고 있습니다(건강 회복 후 정기 내시경검사시 이상 없음).

종양환자 사례 #12

- 성명 김OO
- 성별 여자
- 연령 57세
- 진단병원 경북 S병원
- 병명 및 증상 유방종양(조직검사 미실시)
- 내원일 1996년 6월
- 치료기간 1년
- 예후 종합병원에서 1995년 5월 유방종양으로 진단받고 병원에서 조직검사를 권유하였으나 하지 않고 집에서 쑥뜸 등 전통요법을 이용한 자가치료를 1년 간 실시하다 내원하여 저희 한의원의 한방자연요법 등을 이용한 치료로 건강

을 회복하고 현재(2002년 9월)까지 건강한 삶을 유지하고 있습니다.

종양환자 사례 #13

- 성명 송OO
- 성별 남자
- 연령 59세
- 진단병원 광주 J대학병원
- 병명 및 증상 방광암 1기(1㎝, 조직검사 실시)
- 내원일 2001년 10월
- 치료기간 11개월
- 예후 종합병원에서 2001년 9월 방광암으로 진단받았으나 수술을 하지 않고 내원하여 저희 한의원에서 한방자연요법 등을 이용한 치료로 건강을 회복하고 현재(2002년 9월)까지 건강한 삶을 유지하고 있습니다(2002년 5월 7일 S병원에서 내시경 세포검사시 이상 없음).

종양환자 사례 #14

- 성명 최OO
- 성별 남자
- 연령 73세
- 진단병원 전남 J대학병원
- 병명 및 증상 위암 수술 후 직장암 재발

- 내원일 1998년 8월
- 치료기간 3년
- 예후 1996년 9월 종합병원에서 위암수술을 받고 2년 후(1998년 7월) 직장암으로 재발되어 2차 수술을 받은 후 바로 저희 한의원에 내원하여 한방자연요법 등을 이용한 치료를 하여 현재(2002년 9월)까지 재발 없이 건강한 삶을 유지하고 있습니다(위 환자는 항암제, 방사선치료를 하지 않았음).

종양환자 사례 #15

- 성명 최OO
- 성별 남자
- 연령 65세
- 진단병원 경북 K대학병원
- 병명 및 증상 간암 말기, 종양 크기 8~9㎝, 생존 예측 6개월~1년 진단
- 내원일 2000년 12월
- 치료기간 1년 6개월
- 예후 2000년 12월 경북 J대학병원에서 간암 말기 진단을 받고 색전술 1회 시술 후 저희 한의원에 내원하여 한방자연요법 등을 이용한 치료를 통해 건강이 좋아져서 2002년 3월 2차 색전술을 실시한 후 꾸준한 한방자연요법치료로 현재까지(2002년 9월) 건강한 삶을 유지하고 있습니다.

종양환자 사례 #16

- 성명　정OO
- 성별　여자
- 연령　36세
- 진단병원　경북 K대학병원
- 병명 및 증상　위암(선암), 조직검사 실시
- 내원일　2001년 12월
- 치료기간　9개월
- 예후　2001년 11월 종합병원에서 위암으로 진단받고 병원측의 수술 권유를 거부하고 내원하여 저희 한의원의 한방 자연요법 등을 이용한 치료로 건강이 좋아졌으며, 현재(2002년 9월) 재발 방지를 위해 계속 치료중에 있습니다(2002년 3월 내시경 검사 결과 암증상이 호전됨).

  *수술 거부 사유 : 환자 친구 중 위암 초기 환자가 병원에서 수술을 받고 항암치료 후 사망한 경우를 목격함.

종양환자 사례 #17

- 성명　임OO
- 성별　남자
- 연령　64세
- 진단병원　서울 J병원
- 병명 및 증상　위암. 간, 췌장 전이 말기 판정(병원 예측 수명 3개월)

- 내원일 2000년 12월
- 치료기간 1년 6개월
- 예후 종합병원에서 말기암 진단을 받고 항암치료를 받으면서 내원하여 저희 한의원 한방자연요법과 서울 J병원의 항암치료를 병행하였고 현재는 한방자연요법 치료만을 하고 있습니다. 현재(2002년 9월) 식욕도 왕성하고 활동하는데도 정상인과 별차이 없이 건강을 유지하고 있습니다(2002년 6월 CT촬영시 암 크기가 1/2로 줄어있음을 확인).

종양환자 사례 #18

- 성명 김OO
- 성별 남자
- 연령 49세
- 진단병원 부산 B병원, 서울 W병원
- 병명 및 증상 비인강암, 목, 뇌 임파 전이 3기말(병원 예측 수명 6개월)
- 내원일 2000년 5월
- 치료기간 1년 6개월
- 예후 부산 B병원에서 2000년 5월 1차 항암치료 후 저희 한의원에 내원하여 한방자연요법 등을 이용한 치료를 하면서 2차 항암치료를 하고 2000년 6월 서울 W병원에서 항암치료와 2000년 7월 목 전이 부분 수술 후 10~11월까지 방사선 치료를 받았습니다. 그동안 병원치료와 한방자연요법

을 병행 치료하였으며 2001년 6월 서울 W병원에서 CT사진상 이상 없음을 판정받았습니다. 현재(2002년 9월)도 부분적이지만 자연요법을 활용하면서 3개월에 한 번씩 서울 W병원에서 정기검진을 받으며 건강한 삶을 유지하고 있습니다.

종양환자 사례 #19

- **성명** 김OO
- **성별** 여자
- **연령** 56세
- **진단병원** 서울 S의료원
- **병명 및 증상** 신장암, 임파 대동맥 전이 말기(병원 예측 수명 2개월)
- **내원일** 1997년 10월 19일
- **치료기간** 1년
- **예후** 위 환자는 1997년 서울 S의료원에서 신장암 말기로 임파 대동맥에 전이되어 있어 수술이 불가능하고 항암치료 등을 하여도 효과를 기대할 수 없다는 진단을 받았습니다. 1997년 10월 저희 한의원에 내원하여 1년 간 한방자연요법 등을 이용한 치료로 건강이 호전되어 1999년 6월 신장암수술을 경북 D병원에서 받고 2001년 9월 같은 병원에서 2차 대동맥에 있는 암의 일부를 제거하는 수술을 받았으며 현재(2002년 9월)는 쑥뜸과 자연요법 등으로 삶을 유지하고

있습니다.

종양환자 사례 #20

- 성명　채OO
- 성별　여자
- 연령　51세
- 진단병원　대구 D의료원
- 병명 및 증상　1998년 7월 대장암 수술. 2000년 5월 간암, 폐암 재발
- 내원일　2001년 1월
- 치료기간　1년 8개월
- 예후　위 환자분은 1998년 7월 대구 D의료원에서 대장암 수술을 받은 후 항암치료를 받고 2002년 5월 병원정기검진에서 간암 재발 판정을 받았으며 간 항암치료 도중 폐암으로 전이되었습니다. 항암치료로 체력이 저하되고 식욕이 떨어지는 등 환자가 너무 힘들어하여 항암치료를 포기하고 내원하여 저희 한의원의 한방자연요법 등을 이용한 치료로 현재(2002년 9월) 건강을 유지하며 살아가고 있습니다(2002년 7월 CT사진상 암증상이 호전됨).

종양환자 사례 #21

- 성명　신OO
- 성별　여자

- 연령 69세
- 진단병원 전북 J대학병원
- 병명 및 증상 난소암 말기
- 내원일 1997년 12월
- 치료기간 2년
- 예후 전북 J대학병원에서 난소암 말기 수술을 받았으나 병증이 너무 심해서 대장 부위가 막힐 수 있다며 장루시술과 4회에 걸친 항암 치료를 받고 내원하여 한방자연요법치료로 건강을 회복하였습니다. 논밭에 나가 일을 하며 생활하다가 본원에 내원한 지 4년 8개월째인 2002년 8월 19일 사망하였습니다. 삼가 고인의 명복을 빕니다.

참고문헌

- 『동의학사전』 북한과학백과사전출판사, 까치
- 『항암본초』 상민의, 김수철 역주, 바람과 물결
- 『약초의 성분과 이용』 북한과학백과사전출판사
- 『동의보감』 허준
- 『향약집성방』 세종임금 편찬
- 『신약』 김일훈, 광제원
- 『신약본초』 김일훈, 광제원
- 『죽염요법』 김윤세, 광제원
- 『중약대사전』 상해인민출판사
- 『한방식료해전』 심상룡, 창조사
- 『동의과학연구논문집』 북한고등교육도서출판사
- 『장수학』 북한과학백과사전출판사
- 『동의비방전서』 연변인민출판사
- 『암과 싸우지 마라』 곤도 마코토, 노영민 옮김, 한송
- 『동물성동약』 고순구, 평양의학과학출판사
- 『동약법제』 북한과학백과사전출판사
- 『동의처방대전』 북한동의과학원
- 『동의학개론』 한상모 외, 북한평양의학출판사
- 『쑥뜸 치료법』 김용태, 서울문화사
- 『체질을 알면 건강이 보인다』 이명복, 대광출판사
- 『수맥과 명당 길라잡이』 안국준, 태웅출판사
- 『암백과』 김진복 외, 서림출판사
- 『국선도1,2,3』 청산선사, 도서출판 국선도
- 『단법수련』 임상수, 나눔 문화사
- 『숨쉬는 이야기』 임경택, 도서출판 명상
- 『발이 만병을 고친다』 관유모, 도서출판 북피아
- 『침구대성교역』 양계주, 의성당
- 『최신침구학』 임종국 외, 성보사
- 『의방유취』 여강 외 다수

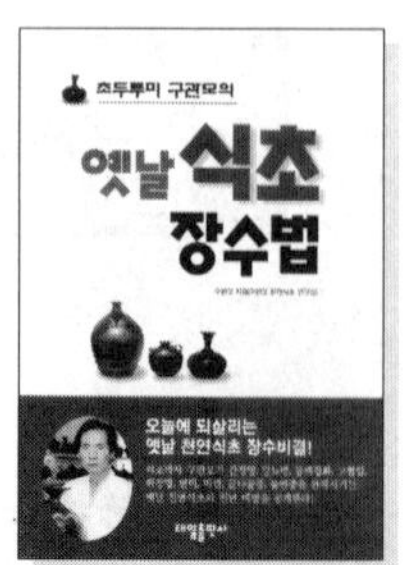
초두루미 구관모의
옛날 식초
장수법
오늘에 되살리는
옛날 천연식초 장수비결!

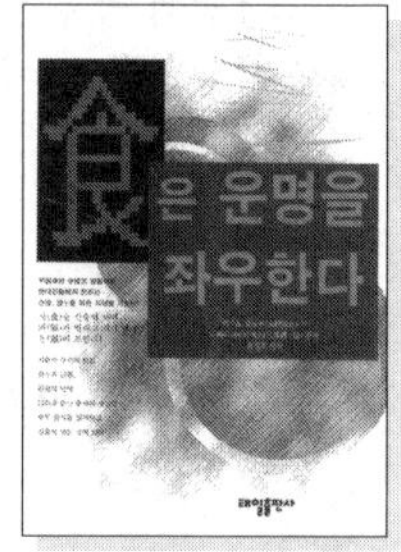
食
은 운명을
좌우한다

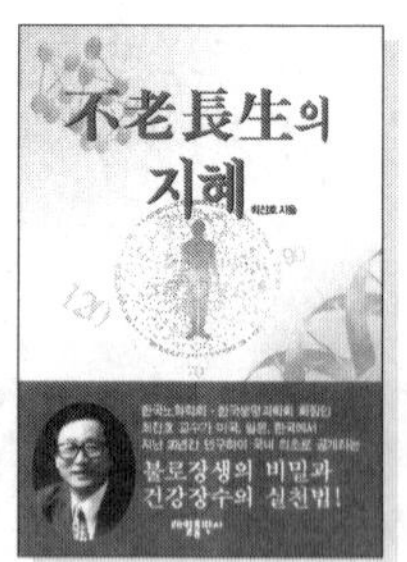
不老長生의
지혜
최진호 지음
불로장생의 비밀과
건강장수의 실천법!